"十四五"职业教育国家规划教材

中等职业学校"十四五"规划护理专业新形态一体化教材

中医护理

U0199425

主　编　魏素芳　王燕萍

副主编　丁丙干

编　者　（以姓氏笔画排序）

丁丙干　江苏省宿迁卫生中等专业学校

王燕萍　咸宁职业教育(集团)学校

牛继红　黑龙江省林业卫生学校

杜艳丽　黑龙江省林业卫生学校

李晓梅　湖北省潜江市卫生学校

蒋红丽　江苏省宿迁卫生中等专业学校

魏素芳　安阳职业技术学院

华中科技大学出版社
http://press.hust.edu.cn
中国·武汉

内 容 简 介

本书是中等职业学校"十四五"规划护理专业新形态一体化教材。

本书内容包括十个项目和附录部分。十个项目包括认识中医护理、中医学的哲学基础、中医护理基本知识、中医诊法、中医辨证、预防护理原则、方药治疗及护理、针灸推拿疗法及护理、生活护理、常见病证的整体护理。附录部分设有实训和评分标准。

本书可供护理、助产等专业学生使用,也可供其他相关专业的学生、教师和临床工作者参考。

图书在版编目(CIP)数据

中医护理/魏素芳,王燕萍主编. —武汉:华中科技大学出版社,2017.6(2024.1重印)
ISBN 978-7-5680-2744-1

Ⅰ. ①中… Ⅱ. ①魏… ②王… Ⅲ. ①中医学-护理学-中等专业学校-教材 Ⅳ. ①R248

中国版本图书馆 CIP 数据核字(2017)第 076650 号

中医护理
Zhongyi Huli

魏素芳　　王燕萍　主编

策划编辑:周　琳
责任编辑:张　琴
封面设计:原色设计
责任校对:刘　竣
责任监印:周治超
出版发行:华中科技大学出版社(中国·武汉)　　电话:(027)81321913
　　　　　武汉市东湖新技术开发区华工科技园　　邮编:430223
录　排:华中科技大学惠友文印中心
印　刷:武汉市洪林印务有限公司
开　本:787mm×1092mm　1/16
印　张:17
字　数:423千字
版　次:2024 年 1 月第 1 版第 14 次印刷
定　价:52.00 元

总 序

随着我国经济的持续发展和教育体系、结构的重大调整,职业教育办学思想、培养目标随之发生了重大变化,人们对职业教育的认识也发生了本质性的转变。我国已将发展职业教育作为重要的国家战略之一,中等职业教育成为我国职业教育的重要组成部分。作为职业教育重要组成部分的中等卫生职业教育也取得了长足的发展,为国家输送了大批高素质技能型、应用型医疗卫生人才。

为了更好地顺应我国卫生职业教育教学与医疗卫生事业的新形势,贯彻落实《国家中长期教育改革和发展规划纲要(2010—2020)》中"以服务为宗旨,以就业为导向"的思想精神,以及国家《职业教育与继续教育2017年工作要点》的要求,充分发挥教材建设在提高人才培养质量中的基础性作用,同时,也为了配合教育部"十四五"规划教材建设,进一步提高教材质量,在认真、细致调研的基础上,我们组织了全国20余所医药院校的近150位老师编写了这套以工作过程为导向的中等职业学校"十四五"规划护理专业新形态一体化教材,并得到了参编院校的大力支持。

本套教材充分体现新一轮教学计划的特色,强调以就业为导向、以能力为本位、以岗位需求为标准的原则,按照技能型、服务型高素质劳动者的培养目标,坚持"五性"(思想性、科学性、先进性、启发性、适用性)和"三基"(基本理论、基本知识、基本技能)要求,着重突出以下编写特点:

(1)紧扣新专业目录、新教学计划和新教学大纲,科学、规范,具有鲜明的中等卫生职业教育特色。

(2)密切结合最新中等职业教育护理专业课程标准,紧密围绕执业资格标准和工作岗位需要,与护士资格考试相衔接。

(3)突出体现"工学结合"的人才培养模式,以及课程建设与教学改革的最新成果。

(4)基础课教材以"必需、够用"为原则,专业课程重点强调"针对性"和"适用性"。

（5）内容体系整体优化，注重相关教材内容的联系和衔接，避免遗漏和不必要的重复。

（6）探索案例式教学方法，倡导主动学习。

这套新一轮规划教材得到了各院校的大力支持和高度关注，它将为新时期中等卫生职业教育的发展作出贡献。我们衷心希望这套教材能在相关课程的教学中发挥积极作用，并得到读者的青睐。我们也相信这套教材在使用过程中，通过教学实践的检验和实际问题的解决，能不断得到改进、完善和提高。

中等职业学校"十四五"规划护理专业新形态一体化教材
编写委员会

前　言

为贯彻党的二十大精神，办好人民满意的教育，统筹职业教育、高等教育、继续教育协同创新，推进职普融通、产教融合、科教融汇，优化职业教育类型定位，加快护理专业实用技能型人才培养，按照全国中等卫生职业教育教学大纲，融入医教协同的理念，华中科技大学出版社精心组织编写本教材，力求贴近中等卫生职业学生现状、贴近护理岗位需求、贴近执业资格考试要求，突出卫生职业教育特色。

教材遵循"以服务为宗旨、以就业为导向"的指导思想，注重与教育部对护理专业的相关要求衔接，致力于培养具有系统理论知识、较强实践能力、良好职业素养的基层护理人才。教材在保持知识系统性的基础上，以"必需、够用"为度，满足学生未来职业活动所需的最基本和最常用的理论知识。专业技能以中医临床护理实际需求为主线，突出基本知识和基本技能在病证护理中的综合应用。同时将二十大精神有机融入相关知识，润物无声，渗透人文思想，体现以服务为核心的学科特色。

本教材在编写体例上突破传统模式，按照"任务引领，项目承载"的编写思路，每个项目设立学习目标、直通护考；在任务中设立要点导航，适当使用案例导入、知识链接、思政小模块等，有利于激发学生学习兴趣。在编写形式上力求文字精练，并穿插图片、表格等，使教材图文并茂，增加可读性和趣味性。

本教材内容分十个项目。项目一认识中医护理，介绍中医护理的发展简史、基本特点、学习意义及方法。项目二中医学的哲学基础，介绍阴阳五行学说。项目三为中医护理基本知识，介绍藏象、气血津液、经络、病因、病机等生理病理知识。项目四中医诊法和项目五中医辨证为中医护理诊断知识。项目六为预防护理原则。项目七至项目九为各种中医护理技术，阐述护理原则指导下的方药、针灸推拿、生活情志等方面的护理技术。项目十为常见病证的整体护理，收载内、外、妇、儿各科常见病证的护理。附录部分设有实训和评分标准，对学习技能和护考，具有很强的实用性和针对性。

教材编写安排:项目一由魏素芳编写;项目二由蒋红丽编写;项目三由关素洁、魏素芳编写;项目四和项目五由丁丙干编写;项目六由蒋红丽、刘勤编写;项目七由牛继红、杜艳丽编写;项目八由李晓梅编写;项目九由牛继红编写;项目十由王燕萍编写;附录部分由魏素芳根据编写相关内容的老师提供的资料整理;直通护考答案和参考文献由各位编者提供。修订分工略有变化,李冰参加项目三修订。

本教材的编写参阅了大量文献资料,在编写和修订过程中,得到了各参编单位的领导和编委的大力支持,在此向各位原作者、作者和相关单位表示感谢。在教材编写中虽然我们作出了很大的努力,但限于我们的学术水平和编写能力,错误及不足之处在所难免,恳请广大师生批评指正。

本书中方剂组成尽量与原方保持一致,但需关注国家重点保护野生药材的应用,此类药物在临床应用中应灵活处理,不可照搬照抄原方。

魏素芳　王燕萍

目 录

Contents

项目一 认识中医护理

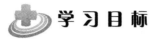 学习目标

扫码看课件

知识目标：掌握中医护理的基本特点。熟悉对中医护理的发展做出突出贡献的医学家及其著作。了解学习中医护理的意义和方法。

能力目标：

1. 对中医护理产生浓厚的学习兴趣。
2. 具备对所关注的疾病进行文献检索的能力。
3. 具备中医整体思维和辨证施护观念。

素质目标：培养严谨的学习态度和为患者无私奉献的精神。

任务一 中医护理发展简史

 要点导航

重点：历代中医名家的代表著作和突出贡献。

难点：四大经典著作对中医护理的影响。

中医护理是在中医药理论指导下，研究中医护理理论、护理技术在临床护理中应用的学科。它是中医学的重要组成部分，有着悠久的发展历史。数千年以来，在历代医家的不断努力下，中医护理的内容不断完善，它不仅对中华民族的繁衍昌盛作出了巨大的贡献，而且对世界护理相关研究的发展也产生了深远的影响。

一、中医护理的起源

（一）原始社会时期

人们用树叶、兽皮遮蔽身体，群居洞穴。在抗击猛兽、获取食物受伤后，用树叶包扎、舌头舔舐，以止血缓解症状。学会用火后，人们烤制熟食，抵御寒冷，预防疾病。骨折时，甚至会用

树枝固定肢体,减轻疼痛,以利康复。氏族社会时期,妇女担任了照顾老弱病残、孕妇分娩等工作,是早期生活护理的萌芽。

（二）夏商周时期

殷商时期,人们已经形成定期沐浴和洗涤食具的卫生习惯。甲骨文记载有"疾年"、"雨疾",说明人们对流行病和传染病已有了初步认识。周代宫廷出现"食医"、"疾医"、"疡医"、"兽医"的医学分科。其中"食医"类似于现代的营养师,非常注重饮食调护,明确记载:食医掌和王之六食、六饮、六膳、百羞百酱八珍之齐。凡食齐视春时,羹齐视夏时,酱齐视秋时,饮齐视冬时。凡和,春多酸,夏多苦,秋多辛,冬多咸,调以滑甘。

二、中医护理的形成阶段

（一）春秋、战国时期

随着社会经济和科学文化的迅速发展,医护理论体系逐步形成。

春秋战国时期的《黄帝内经》,包括《素问》、《灵枢》两部分,共18卷163篇。全书系统阐述了人体的组织结构、生理病理,疾病的诊断、治疗原则、预防养生等,奠定了中医护理的理论基础。在生活起居方面提出"法于阴阳,和于术数,饮食有节,起居有常,不妄作劳"的护理原则。告诫人们要遵循自然界阴阳变化规律,注重春生夏长秋收冬藏的阳气活动规律,规范人们的生活起居,避免疾病的发生。在饮食护理方面,《灵枢·五味》指出:肝病禁辛,心病禁咸,脾病禁酸,肾病禁甘,肺病禁苦。在情志护理方面,《黄帝内经》提出了情志相胜的护理方法,即"悲胜怒"、"怒胜思"、"思胜恐"、"恐胜喜"、"喜胜悲"等。此外,对针灸、热熨、导引等护理技术也有较为详尽的论述。

《难经》是继《黄帝内经》后的一部中医经典著作,全书用问答的形式解难答疑,论述了人体脏腑、经络、腧穴、脉学、针法等内容,补充了《黄帝内经》的不足。

《神农本草经》是我国现存最早的药物学专著,对中国早期临床用药护理做了第一次系统性的总结。书中共收载药物365种,详细记载了每一味药物的产地、性质、采集时间、入药部位和主治病证。根据性能不同,将药物分为上、中、下三品,寒、凉、温、热四性。在药物配伍方面,提出了"七情和合"学说。对服药时间和服药方法也相当重视,指出病在胸膈以上者,先食后服药;病在心腹以下者,先服药而后食;病在四肢血脉者,宜空腹而在旦;病在骨髓者,宜饱满而在夜。这些论述,对于指导临床用药护理具有重要意义。

（二）两汉、三国时期

东汉末年张仲景的《伤寒杂病论》,确立了中医辨证论治的理论体系,同时也开创了临床上辨证施护的先河。尤其对伤寒表证的方药选择、煎药方法、服药后的反应、变证处理方法等,都有详尽的论述。如服用桂枝汤后,"须臾,啜热稀粥一升余,以助药力。"发汗以微似有汗为佳,不可令如水流漓,病必不除。桂枝汤证患者饮食宜"禁生冷、黏滑、肉面、五辛、酒酪、臭恶等物"。这为表证服药护理提供了依据。张仲景首创药物灌肠疗法,对津枯肠燥、大便秘结者用猪胆汁灌肠排出宿粪。该书还记述了熏洗法、含咽法、点烙法、坐药法、坐浴法等护理操作技术。并有对猝死、自缢死、淹溺死的急救护理措施的记载。

东汉三国时期名医华佗,创立了"五禽戏",开创了体育保健的先河。发明"麻沸散"作为麻醉剂,首次应用于外科手术,减轻患者痛苦。

知识链接

> 中医四大经典一般是指《黄帝内经》、《难经》、《神农本草经》、《伤寒杂病论》四部著作。它们的出现标志着中医理论体系的形成,在中医发展史上起着重要作用,对古代乃至现代中医都有巨大的指导作用和研究价值,具有里程碑意义。

三、中医护理的发展阶段

(一)魏晋南北朝时期

中医护理得到了全面发展,出现了众多的名家医著。晋代王叔和的《脉经》是我国第一部脉学专著。系统阐述了脉诊的原理、方法及每一种脉象的临床意义,为护理评估提供了客观依据。皇甫谧的《针灸甲乙经》是我国最早的针灸学专著,总结了秦、汉、三国以来的针灸技术及应用。葛洪的《肘后备急方》,内容涉及中医急救、传染病及其他临床各科。首创口对口吹气法抢救猝死患者,是我国最早的复苏术的记载。他倡导的间接灸法,促进了灸法技术发展。

(二)隋唐五代时期

随着临床医学专科化的发展,中医护理经验更加丰富。巢元方的《诸病源候论》是我国最早的病因病机专著。在病情观察方面较为详细,如"心中风,但得偃卧,不得倾侧,汗出,若唇赤汗流者可治,急灸心俞百壮;若唇或青或黑,或白或黄,此是心坏为水。"唐代孙思邈在《备急千金要方》"大医习业"、"大医精诚"篇中,对医护人员的职业道德提出了严格的要求。同时创立了许多护理保健方法,尤其重视妇产科疾病的护理,认为妊娠妇女应"居处简静",宜调心神、和性情;妇人产后百日,不得"纵心犯触"及行房等。他还首创葱管导尿术,并对蜡疗法、热熨法、断脐法、引流法等护理技术做了详尽的论述。

(三)宋金元时期

中医临床分科更细,中医护理得到了全面发展。宋代钱乙的《小儿药证直诀》系统阐述了小儿的生理病理特点,创立了治疗护理小儿病证的方药和方法,如用"浴体法"治疗小儿热病。陈自明的《妇人大全良方》是我国第一部妇产科专著,列有"妊娠随月数服药及将息法"、"胎杀避忌产前将护法"、"产后调理法"等妇产科护理方法。

金元四大家各抒己见,从不同角度丰富和发展了中医护理。刘完素以火热立论,用药多寒凉,被称为"寒凉派"。张从正认为病由邪生,主张"邪去则正安",善用汗、吐、下三法攻邪,被称为"攻下派"。李东垣主张"内伤脾胃,百病由生",治疗护理重在升补脾阳,被称为"补土派"。朱丹溪提出"阳常有余,阴常不足"的理论,治病养生以滋阴降火为主,因此被称为"养阴派"。

(四)明清时期

中医护理理论与实践更加充实,综合汇通学派和温病学派从各自的角度发展了中医护理,使护理知识体系逐步完整。

明代赵献可发展了《黄帝内经》、《难经》的命门理论,提出"命门学说",强调了肾阳在脏腑功能活动中的重要性。李中梓"肾为先天之本,脾为后天之本"的观点,为后世养生保健提供了理论基础。清代王清任的《医林改错》重视解剖,肯定了"灵机记性不在心在脑",纠正了古代医书中解剖方面的错误,创立了多首活血化瘀的方剂。

明代吴有性的《瘟疫论》首次提出传染病的病因是"戾气"。清代叶天士《温热论》首创卫气营血辨证,吴鞠通的《温病条辨》创立了三焦辨证,促进温病辨证论治体系形成。薛生白的《湿热条辨》、王士雄的《温热经纬》使中医在治疗护理外感温热病方面更具特色。

（五）近代和现代

近代和现代中医护理的发展主要表现为中西医结合和汇通。新中国成立后,国家高度重视中医护理,大力发展中医护理教育、规范中医护理操作、促进中医护理科研和国际交流,使中医护理在继承和发扬传统护理特色的基础上,汲取现代科学技术的成果,创建了具有中国特色的护理体系。

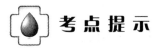

四大经典著作在中医发展史上的意义。

任务二　中医护理的基本特点

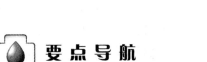

重点:整体观念和辨证施护。

难点:同病异护和异病同护。

中医护理的理论体系有两个基本特点:整体观念和辨证施护。

一、整体观念

整体是指统一性和完整性。中医护理不仅重视人体自身的统一性和完整性,同时又十分重视人与自然环境、社会环境的统一性,认为人与自然环境息息相关,人与社会关系密切。这种机体自身的整体性与内外环境的统一性思想,称为整体观念。整体观念贯穿于中医学的生理、病理、诊法、辨证、治疗、预防各个方面,同时也是中医护理的基本指导思想。

（一）人体是一个有机整体

1. 生理结构的整体性　中医认为人体是以心为主宰、以五脏为中心的有机整体。肝、脾、心、肺、肾五脏,配合胆、胃、小肠、大肠、膀胱、三焦等六腑,以及形体、官窍、四肢百骸形成人体的五大系统。每个系统内部和系统之间又通过经络相联系,经络中流动的气血津液,源于脏腑的功能活动,又通过经络运行全身,滋养全身各脏腑组织。构成人体的不同脏腑、经络组织、气血津液,通过各自的生理活动相互协调和制约,共同完成人体的生命活动。

2. 病理上的整体性　全身脏腑病变可通过经络反映于体表、官窍;体表局部病变也可以通过经络影响脏腑。脏腑之间的病变也可相互影响、相互传变。中医诊察疾病的望闻问切方法就是通过诊察形体外部的情况,来了解内在脏腑的病变和全身机能活动情况的。如出现牙龈红肿疼痛,中医认为是胃火上炎。

3. 诊断上的整体性　中医在诊断疾病时,亦从整体出发,察外知内。如脉诊不仅可以了解心脏的病变,还可以诊察其他脏腑气血的盛衰,判断疾病的部位、性质,推断疾病的进退及预后。

4. 治疗和护理上的整体性　中医学的整体观念贯穿于治疗用药和护理的全过程。在治疗和护理患者时,不能只处理局部病变,要考虑到局部与脏腑组织的关系,采取全面、整体的治疗和护理措施。如:通过泻心火治疗口舌生疮,通过泻肝火治疗目赤肿痛等。

（二）人与自然环境的统一性

中医认为,人与自然界息息相关,自然界的气候变化、昼夜更替、地域环境都对人体有影响。人体适应自然而发生的变化为生理反应,若自然界变化超出人体承受能力则表现为病理反应。

思政小模块

1. 季节气候对人体的影响　一年四季有春温、夏热、秋凉、冬寒的气候变化,自然界生物有春生、夏长、秋收、冬藏的生长和活动规律,人体也会随之发生相应的变化。生理上,春夏阳气盛,腠理开,表现为脉浮大、汗多、少尿;秋冬阳气收敛,腠理闭,表现为脉沉小、汗少、多尿。病理上,春季阳气升发太过,则多温病;冬季天气过于寒冷,则多伤寒病。

2. 昼夜晨昏对人体的影响　昼夜晨昏更替是自然界阴阳变化的结果。人体阳气也随之昼行于表,夜敛于内。白昼阳气也在不断变化。《黄帝内经》有平旦人气生,日中阳气隆,日西阳气虚的论述。昼夜晨昏影响疾病则出现旦慧昼安夕加夜甚的变化。

3. 不同的地域对人体的影响　不同地理环境和生活习惯对人体也有明显的影响。如江南地势低,气候湿热,人体腠理疏松,体格柔弱瘦小。西北地势高,气候寒冷,人体腠理多致密,体格壮实粗犷。当人们突然改变环境,就会因不适应气候、环境、水土、饮食而发生病变。不同的地理环境亦可因致病因素的不同而出现地域性的多发病、常见病,如血吸虫病、瘿瘤、疟疾等。

（三）人与社会环境的统一性

人们在社会群体中的分工不同,社会地位、经济状况的不同,都可影响人的生理和心理,改变着人的体质和对疾病的易感性。体力劳动为主的人身体多壮实,脑力劳动为主的人身体多瘦弱,劳力者耗气,劳心者伤神。随着社会的进步、物质生活的丰富,人们对生存价值的追求更高,激烈的竞争、过度的紧张、精神压力的增大正成为影响人们健康的重要因素。因此在护理患者的过程中,要引导患者正确处理生活事务,适应社会环境的变化,减轻心理、精神压力,促进身心健康。

二、辨证施护

辨证施护是按照中医学辨证论治的诊治原则确立的护理原则。

辨即辨别,证是证候,是疾病发展过程中某一阶段的病理本质的概括,

微课 1-1

它包含疾病的部位、性质和邪正关系。辨证就是将望、闻、问、切四诊所收集的病史、症状和体征等资料,加以分析、综合,辨别出属于何种性质的证候。施护就是根据辨证的结果确立护理原则和方法。

知识链接

　　辨证施护与辨病施护和对症护理不同,证、病、症三者有很大区别。证是证候,是对疾病发展过程中的某一阶段机体各种症状和体征的本质的概括。病是疾病,是指有特定病因、发病形式、病机和发展变化、转归及预后的一种完整病理过程。症是症状,是患者的某些主观感觉或体征改变,如头痛、发热等。

　　辨证施护是中医在认识疾病的过程中,针对疾病本质的护理原则。在护理过程中应注意同病异护和异病同护。

　　同一种疾病由于发病时间、地域或患者的体质差异,或处于不同的发展阶段就会出现不同的证候。证候不同,病机就不同,治疗原则就不同,故应采用不同的护理原则和方法,称为同病异护。如感冒,冬季感受寒邪,可见恶寒发热、流清涕、头身痛,中医辨证为风寒感冒,宜用辛温解表的护理方法。夏季感受热邪,出现发热重恶寒轻、口渴、咽喉疼痛、咳吐黄痰,中医辨证为风热感冒,宜选用辛凉解表的护理方法。

　　异病同护是指不同的疾病出现了相同的证候,而采用相同的护理原则和方法。异病同护的疾病不同,但证候和病机相同,所以治疗和护理原则相同。如胃下垂、子宫脱垂、脱肛均出现了中气下陷的证候和病机,皆可采用补中益气、升阳举陷的护理原则与方法。

考点提示

　　中医护理的基本特点是整体观念和辨证施护。同病异护和异病同护的根本是疾病的证候和病机是否相同。

任务三　学习中医护理

要点导航

重点:学习中医护理的方法。
难点:对中医护理优势的理解。

一、中医护理的地位和作用

1. 中医护理与中医治疗的关系

　　(1) 护理与医疗并重:中医护理是中医学的重要组成部分,中医护理贯穿于疾病预防、治疗的全过程。中医医疗实践非常重视护理环节。医生在辨证处方后的治疗措施都需要护理工作者协助完成。如行施针灸、配药煎药、观察病情等,尤其是用药护理及病情观察,常常需要向患者详细交代,取得患者及家人的配合。适当及时的护理有利于促进患者的康复。对于住院患者,更需要护理人员结合患者生活细节,收集资料,分析和制订护理措施,并督促患者落实到位。所谓"三分药,七分养"就是对中医护理重要性的概括。

(2)护理与康复保健密不可分:在疾病的预防和恢复阶段,护理起着关键的作用。中医护理在日常起居、饮食营养、情志调节、运动锻炼等生活护理方面有着丰富的理论,同时药物、针刺、推拿、拔罐、艾灸等独特的传统护理技术,更促进了疾病的痊愈和康复。

2. 中医护理在临床护理中的优势

(1)医学文化优势:中医药文化是中华民族优秀传统文化的重要组成部分,是中医护理的根基和灵魂。在中国传统文化中,医学不能简单地看作是治疗疾病的工具,而应被作为哲学、政治、社会、家国、人生等整体中的一部分来看待。护理也超出现代医学仅仅针对疾病与健康的单一主题,而有着复杂的内涵,尤其在儒家仁、义、礼、智、信的文化修养影响下,形成了仁爱救人、赤诚济世,不图名利、清廉正直,不畏劳苦、一心救治,认真负责、精勤学习,谦虚谨慎、忠于职守的中医传统护理道德。

(2)思维方式独特:中医护理受古代哲学思想——阴阳五行学说的影响,注重从宏观角度认识人的生理病理。在古代缺乏现代科技的条件下,采用以表知里、比较、演绎、取象比类、试探与反证等方法直观察验,理性思辨,反复实践,形成了独特的生物-心理-自然-社会医学模式。其中普遍联系、天人合一的整体思想,使护理工作者在观察评估病情、制订护理措施时考虑的因素更全面、更客观、更准确、更及时。随着现代医学模式和护理观念的更新、临床整体护理的开展,中医护理将发挥更大的引领作用。

(3)多元护理方法的辨证施护:方药护理采用天然动植物,依照中医君臣佐使的配方原则,严格的煎服、使用方法,最大限度发挥了高效、低毒、安全地疗护复杂疾病的作用。针灸、按摩、推拿等特色护理方法,无创伤、简便廉验、易于掌握。生活护理的饮食起居、精神情志、运动养生等方法与人们日常生活密切相关。因时、因地、因人使用这些护理方法时,中医更注重结合证候,辨证施护,为患者量身制订多元化、个体化、人性化的护理措施。

二、中医护理的学习方法

1. 正确对待两种医学理论体系 中医护理与现代护理属于两种不同的医学理论体系。学习中医护理,尤其是解剖知识时,要结合现代医学知识,对中西医不同的内容要融会贯通,不能生搬硬套,更不要将二者对立起来。

2. 灵活记忆中医基本知识 中医护理内容繁多,学习期间全部记住不容易。要分清哪些是必须掌握的内容,哪些是熟悉的内容,哪些只需要了解即可。分清主次,合理安排时间,学习起来就会事半功倍。

3. 掌握基本操作技能 中医护理是一门实践性很强的课程。实践技能内容涉及中医诊断、中药、方剂、针灸等很多中医知识,有些技术比如针灸、推拿、拔火罐等,疗效好,操作也比较简单,只要学生勤于练习,就能够熟练掌握其操作技能。有些技术比如舌诊、脉诊、辨证等诊断技术,就不是一朝一夕能熟练掌握的,需要开展多种形式的学习方法如临床见习、病案讨论乃至临床上反复观摩学习才能掌握。

考 点 提 示

两种医学体系的区别及中医护理的优势。

直 通 护 考

A1 型题

1.奠定了中医护理理论基础的是(　　)。

A.《难经》　　　　　　　　　B.《针灸甲乙经》　　　　　　　C.《黄帝内经》

D.《神农本草经》　　　　　　E.《伤寒杂病论》

2.我国最早的药物学专著是(　　)。

A.《神农本草经》　　　　　　B.《本草纲目》　　　　　　　　C.《千金要方》

D.《药性赋》　　　　　　　　E.《圣济总录》

3.中医学中确立辨证论治的第一部专著是(　　)。

A.《黄帝内经》　　　　　　　B.《难经》　　　　　　　　　　C.《神农本草经》

D.《伤寒杂病论》　　　　　　E.《小儿药证直诀》

4.药物的"四气"、"五味"是在哪部著作中首次提出的?(　　)

A.《神农本草经》　　　　　　B.《本草纲目》　　　　　　　　C.《新修本草》

D.《难经》　　　　　　　　　E.《医学纲目》

5.关于病因,提出"三因学说"的医家是(　　)。

A. 巢元方　　　B. 华佗　　　C. 张仲景　　　D. 陈无择　　　E. 扁鹊

6.中医养生注重脾肾,明确提出"肾为先天之本,脾为后天之本"的医家是(　　)。

A. 李中梓　　　B. 赵献可　　　C. 张介宾　　　D. 李东垣　　　E. 朱震亨

7.中医认为构成人体有机整体的中心是(　　)。

A. 命门　　　B. 脑　　　C. 五脏　　　D. 六腑　　　E. 经络

8.中医护理疾病,在辨证施护过程中,主要着眼于(　　)。

A. 疾病　　　B. 症状　　　C. 体征　　　D. 证候　　　E. 病因

A2 型题

1.某患者口舌生疮,中医大夫认为是心火上炎。大夫的观点最能体现的中医特色是(　　)。

A. 辨证论治　　B. 整体观念　　C. 天人合一　　D. 同病异治　　E. 恒动观

2.两个人同时患了感冒,甲患者头痛、发热、鼻塞、流清涕,乙患者发热、咽痛、流黄涕。大夫交代用不同的护理原则,体现的中医护理的特点是(　　)。

A. 辨证施护　　B. 辨证施护　　C. 辨症施护　　D. 整体护理　　E. 对症护理

(魏素芳)

项目二　中医学的哲学基础

学习目标

知识目标：熟悉阴阳学说、五行学说的基本概念和特性。掌握阴阳学说、五行学说的主要内容。了解阴阳学说、五行学说在中医学中的应用。

能力目标：

1. 具备中医认识人体组织结构的整体观，初步培养整体思想。
2. 具备运用中医阴阳、五行学说解释人体生理、病理现象的能力。
3. 具备运用阴阳、五行学说分析疾病的发生及转归的意识。

素质目标：具备科学的唯物主义世界观和辩证法思想。

扫码看课件

任务一　阴阳学说

要点导航

重点：阴阳的基本概念，阴阳学说的基本内容。

难点：用阴阳学说说明人体的病理变化。

阴阳学说，是研究阴阳的内涵及其运动变化规律，阐释宇宙间万事万物的发生、发展和变化的古代哲学理论。它是古人探求宇宙本原和解释宇宙变化的一种世界观和方法论，是中国古代朴素的唯物论和辩证法。

> **知识链接**
>
> 阴阳，是中国古代哲学的一对范畴。阴阳概念的起源，可以追溯到夏商时代，西周末年人们已用阴阳的矛盾运动来解释节气、地震等自然现象。《易经》用阳爻（—）和阴爻（- -）两种符号形式来表示阴阳。《黄帝内经》将阴阳学说和中医学理论相结合，形成了中医特色的阴阳学说。

微课 2-1

一、阴阳的基本概念和特性

（一）阴阳的基本概念

阴阳是对自然界相互关联的事物或现象对立双方属性的概括，它既可代表相互对立的事物，又可用以分析一个事物内部所存在着的相互对立的两个方面。所谓"阴阳者，一分为二也"（《类经·阴阳类》）。

阴阳最初的含义是指日光的向背，即向日光者为阳，背日光者为阴。后来随着观察面的扩展，阴阳的朴素涵义逐渐得到引申。如向日光处温暖、明亮，背日光处寒冷、晦暗。于是古人就把黑暗与光明、寒冷与温暖分属阴阳。如此不断引申，阴阳就成为概括自然界具有对立属性的事物和现象双方的抽象概念。

一般来说，凡是运动的、外向的、上升的、温热的、无形的、明亮的、兴奋的都属于阳；而相对静止的、内守的、下降的、寒冷的、有形的、晦暗的、抑制的都属于阴。对于人体来说，体内具有推动、温煦、兴奋等作用的物质和功能统归于阳，具有凝聚、滋润、抑制等作用的物质和功能归于阴。事物阴阳属性归类表见表 2-1。

表 2-1　阴阳属性归类表

属性	方位	时间	温度	湿度	亮度	形状	性状	状态
阳	上、外	昼	温热	干燥	明亮	无形	清	上升、运动、兴奋、亢进
阴	下、内	夜	寒凉	湿润	晦暗	有形	浊	下降、静止、抑制、减退

（二）阴阳的特性

阴阳具有普遍性、相关性、相对性和可分性等特性。

1. 普遍性　阴阳的普遍性指阴阳的对立统一是天地万物运动变化的总规律。凡属相互关联的事物或现象，或同一事物内部对立的双方，都可以用阴阳来概括其属性，如天与地、动与静、水与火等。

2. 相关性　阴阳的相关性指用阴阳所分析的事物或现象，应该在同一范畴、同一层次或同一交点，即在相关基础上。不相关的事物或现象不宜分阴阳。如：以一日而言，昼属阳，夜属阴。

3. 相对性　阴阳的相对性指各种事物或现象的阴阳属性不是一成不变的，在一定条件下可相互转化。如：60 ℃的水与 30 ℃的水相比属阳，而与 90 ℃的水比较则属阴。

4. 可分性　阴阳的可分性指阴阳之中可再分阴阳。如：以一日而言，昼为阳，夜为阴；白昼又可再分，上午为阳中之阳，下午为阳中之阴；黑夜亦可再分，前半夜为阴中之阴，后半夜为阴中之阳。

二、阴阳学说的基本内容

阴阳学说的基本内容包括阴阳的对立制约、互根互用、消长平衡和相互转化四个方面。

（一）阴阳的对立制约

阴阳既相互对立，又相互制约，二者不可分割，统一于一切事物和现象之中，维持着阴阳之间的动态平衡。

阴阳的对立，是指一切相关联的事物或现象，都处于相互对立的状态中，即存在阴和阳的这两个方面。如《素问·阴阳应象大论》中说：天地者，万物之上下也；阴阳者，血气之男女也；左右者，阴阳之道理也；水火者，阴阳之征兆也；阴阳者，万物之能始也。阴阳的制约，是指阴阳双方在对立的状态中相互制约着对方势力的发展。如水与火，水可以灭火，火也可以蒸发水液；寒凉与温热，寒凉可以降低高温，温热也可以驱散寒凉。

阴阳通过相互对抗达到相互制约，在相互制约中取得动态平衡。如果阴阳之间对立制约的关系失调，则会出现阴阳的失调；人体阴阳失调，阴或阳的一方偏盛或偏衰时，就会导致疾病的发生。

（二）阴阳的互根互用

互根，即相互依存，互为根本；互用，即相互资生、促进和助长。阴阳的互根互用是指阴阳之间的相互依存、相互资生、相互为用的关系。双方均以对方的存在作为自己存在的前提。如：上为阳，下为阴，没有上就无所谓下，没有下就无所谓上。《素问·生气通天论》中说：阳气根于阴，阴气根于阳，无阴则阳无以生，无阳则阴无以化。对人体而言，物质属阴，功能属阳。脏腑功能正常，才能化生气、血、精、津液等维持人体生命活动的重要物质。若人体物质化生不足，反过来就会影响脏腑功能。《素问·阴阳应象大论》说：阴在内，阳之守也；阳在外，阴之使也。即是对阴阳互根互用关系的高度概括。

（三）阴阳的消长平衡

消，即减少；长，即增多。阴阳的消长平衡，是指阴阳双方并不是静止不变的，而是始终处于此消彼长，或此长彼消的动态变化中，以保持着阴阳之间的平衡状态。如以四时气候变化为例，从冬经春至夏，寒气递减，热气日甚，是"阴消阳长"的过程；从夏经秋到冬，热气递减，寒气日甚，是"阳消阴长"的过程。但从一年的总体来说，还是处于相对的动态平衡。人体内阴阳也在不断的消长过程中保持着动态平衡，生命活动才健康有序。故《素问·生气通天论》说："阴平阳秘，精神乃治。"体内阴阳的平衡关系被打破，就会导致疾病的发生。

（四）阴阳的相互转化

阴阳的相互转化，是指阴阳对立的双方在一定的条件下，可以向其相反的方向转化。阴可以转化为阳，阳可以转化为阴。阴阳的转化，必须具备一定的条件，这种条件中医学称之为"重"或"极"。《素问·阴阳应象大论》曰："重阴必阳，重阳必阴"，"寒极生热，热极生寒"。阴阳之理，极则生变。

事物的发展变化包含着量变和质变。如果说"阴阳消长"是一个量变过程，那么"阴阳转化"便是一个质变过程。阴阳的消长（量变）和转化（质变）是事物发展变化全过程中密不可分的两个阶段，阴阳消长是阴阳转化的前提，而阴阳转化则是阴阳消长的必然结果。

阴阳的相互转化，既可以表现为渐变形式，又可以表现为突变形式。如四时的寒暑交替、一年之中的昼夜转化等，即属于"渐变"的形式；夏季酷热天气的骤冷和冰雹突袭，急性热病中由高热突然出现体温下降、四肢厥冷等，即属于"突变"的形式。

人体生命活动过程中，生理上物质与功能之间的新陈代谢过程，是阴阳消长和转化的统一，即量变和质变的统一。在疾病的发展过程中，阴阳转化常表现为在一定条件下，表证与里证、寒证与热证、虚证与实证、阴证与阳证的互相转化等。

三、阴阳学说在中医学中的应用

阴阳学说贯穿在中医理论体系的各个方面，广泛用来说明人体的组织结构、生理功能、病理变化,并指导疾病的诊断和治疗及养生防病。

（一）说明人体的组织结构

阴阳学说在阐释人体的组织结构时,认为人体是一个有机整体,人体内部充满着阴阳对立统一的现象。人的一切组织结构,都可以划分为相互对立的阴、阳两部分。故《素问·宝命全形论》说:人生有形,不离阴阳。

阴阳学说对人体的部位、脏腑、经络、气血等的阴阳属性,都做了划分。人体组织结构的阴阳属性归类表见表2-2。

表 2-2　人体组织结构的阴阳属性归类表

属性	人体部位	人体内外	脏腑	气血	十二经络分布
阳	上、背部	体外、外侧	六腑	气	四肢外侧
阴	下、腹部	体内、内侧	五脏	血	四肢内侧

总之,人体上下内外各组织结构之间,以及每一组织结构自身各部分之间的复杂关系,无不包含着阴阳的对立统一。

（二）说明人体的生理功能

人体的生理活动,是体内阴阳对立统一、协调平衡的结果。人体的生命活动,是由各脏腑、经络、形体、官窍各司其职,协调一致来完成的,而脏腑经络的功能,是由储藏和运行于其中的精和气为物质基础的。物质属阴,功能属阳。物质和功能即阴阳之间相互对立、依存、消长、转化,维持着人体正常的生理活动。

阴阳学说还可用来说明人体生命活动的基本形式。如人体内的阴阳二气:清阳主升,出上窍;浊阴主降,出下窍;清阳主出,发于腠理、四肢;浊阴主入,走于五脏、六腑。人体正是由于阴阳二气的升降出入运动,推动和维持着人的生命活动。

（三）说明人体的病理变化

人体与外界环境的适应和人体内在环境的平衡协调是人体正常生命活动的基础。疾病是在人体阴阳平衡遭到破坏后发生的。阴阳失调是疾病的基本病机之一。阴阳学说用来阐释人体的病理变化,主要表现在以下两个方面。

1. 分析疾病发生的原因　疾病是由于病邪作用于人体,导致机体阴阳失调而发生的。病邪可以分为阴、阳两大类,《素问·调经论》曰:夫邪之生也,或生于阴,或生于阳。一般而言,六淫属阳邪,饮食居处、情志失调等属阴邪。不同性质的病邪作用于机体,可致机体阴阳失调而发病。

2. 分析病理变化的基本规律　疾病的过程是阴阳失调的表现。阴阳失调的病理变化主要表现为阴阳的偏盛偏衰和互损。

（1）阴阳偏盛:即阴盛或阳盛,是属于阴或阳任何一方高于正常水平的病理状态。阳胜则热,阳偏盛表现为阳热亢盛伤阴的临床症状,如壮热气粗、面红心烦、渴欲冷饮、苔黄脉数等;阴胜则寒,阴偏盛表现为阴寒内盛、温煦不足的症状,如脘腹冷痛、大便溏泄等。

（2）阴阳偏衰:即阴虚或阳虚,是属于阴或阳任何一方低于正常水平的病理状态。阳虚则寒,表现为温煦功能减退、推动作用下降的虚寒症状,如畏寒肢冷、面色㿠白、四肢不温等;阴虚则热,表现为阴虚内热、阴虚火旺等虚热症状,如潮热盗汗、口干咽燥、小便短少等。

（3）阴阳互损:由于阴阳互根互用,故当阳虚至一定程度时,可同时出现阴虚的现象,称

"阳损及阴";阴虚至一定程度时同时出现阳虚的现象,称"阴损及阳"。阳损及阴或阴损及阳,最终会导致"阴阳两虚"。

（四）指导疾病的诊断

阴阳失调是疾病的基本病机。《素问·阴阳应象大论》曰:察色按脉,先别阴阳。阴阳学说用于诊断学中,旨在分析通过四诊而收集来的临床资料和辨别证候。

1. 阴阳是分析四诊资料之目　疾病症状、体征阴阳属性表见表2-3。

表2-3　疾病症状、体征阴阳属性表（举例）

四　　诊	属　　阴	属　　阳
望诊	面部色泽晦暗	面部色泽鲜明
闻诊	呼吸微弱、声音低微断续	呼吸气粗、声音高亢
问诊	口渴、喜温	口渴、喜冷
脉诊	沉、迟、细、涩	浮、数、洪、滑

2. 阴阳是辨别证候的总纲　八纲辨证中,表证、热证、实证属阳;里证、寒证、虚证属阴。在临床辨证中,只有分清阴阳,才能抓住疾病的本质,做到执简驭繁。

（五）指导疾病的治疗

1. 确定治疗原则　由于疾病发生的根本原因是阴阳失调,所以,调整阴阳,泻其有余,补其不足,恢复阴阳的相对平衡,是治疗的基本原则。阳偏盛的实热证,宜用寒凉药物以制其阳,即"热者寒之";阴偏盛的实寒证,宜用温热药物以制其阴,即"寒者热之"。阴虚阳亢的虚热证,则应滋阴潜阳;阳虚阴盛的虚寒证,则应助阳消阴,这就是"阳病治阴"、"阴病治阳"的治疗原则。

2. 归纳药物性能　中药的性能,是指药物具有四气、五味、升降浮沉的特性。四气（又称四性）,有寒、热、温、凉。五味有酸、苦、甘、辛、咸。四气属阳,五味属阴。四气之中,温热属阳;寒、凉属阴。五味之中,辛、甘（淡）属阳;酸、苦、咸属阴。按药物的升降浮沉特性分,具有升浮作用的属阳,具有沉降作用的属阴。治疗疾病,就是根据病证的阴阳属性,确定治疗原则,再结合药物的阴阳属性和作用,选择相应的药物,从而达到"谨察阴阳所在而调之,以平为期"（《素问·至真要大论》)的治疗目的。药物阴阳属性归类表见表2-4。

表2-4　药物阴阳属性归类表

阴　　阳	四　　气	五　　味	升降浮沉
阴	寒、凉	酸、苦、咸	降、沉
阳	热、温	辛、甘	升、浮

（六）指导养生防病

中医学十分重视对疾病的预防,不仅用阴阳学说来阐发养生学说的理论,而且养生的具体方法也是以阴阳学说为依据的。阴阳学说认为:人体的阴阳变化与自然界四时阴阳变化协调一致,主张顺应自然,春夏养阳,秋冬养阴,并确立了"法于阴阳,和于术数"的养生原则。

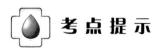
考点提示

本任务中考试重点主要为阴阳学说的基本概念和特性,其次为阴阳学说的主要内容。

任务二　五行学说

 要点导航

重点：五行的基本概念和五行学说的基本内容。

难点：五行的生克乘侮关系。

五行学说，是研究木、火、土、金、水五行的概念、特性、生克制化乘侮规律，并用以阐释宇宙万物的发生、发展、变化及相互关系的一种古哲学思想，属于中国古代唯物论和辩证法范畴。五行学说认为，宇宙间的一切事物都是由木、火、土、金、水五种基本物质所构成的，自然界各种事物和现象的发展变化，都是这五种物质不断运动和相互作用的结果。

> **知识链接**
>
> "五行"一词，最早见于《尚书》，五行学说形成于战国时期。《黄帝内经》将五行学说和中医学理论相结合，形成了中医特色的五行学说。

一、五行的基本概念、特性、归类

（一）五行的基本概念

五行，即木、火、土、金、水五种物质及其运动变化。五行中的"五"，指由宇宙本原之气分化的构成宇宙万物的木、火、土、金、水五种基本物质；"行"，指这五种物质的运动变化。

（二）五行的特性

五行的特性，是古人在长期生活和生产实践中，在对木、火、土、金、水五种物质的朴素认识基础之上，进行抽象而逐渐形成的理论概念。《尚书·洪范》曰：水曰润下，火曰炎上，木曰曲直，金曰从革，土爰稼穑。即是对五行特性的高度概括。

1. 木的特性　"木曰曲直"。曲直，是指树木的枝条具有生长、柔和、能屈能伸的特性，引申为凡具有生长、升发、条达、舒畅等性质或作用的事物和现象，皆归属于木。

2. 火的特性　"火曰炎上"。炎上，指火具有炎热、燃烧、明亮、上升的特性。引申为凡具有温热、向上、升腾、明亮等特性的事物和现象，皆归属于火。

3. 土的特性　"土爰稼穑"。稼穑即指人们在土地上进行种植谷物和收获庄稼的意思。土具有生化、载物的特性。引申为凡是具有生长、受纳、承载、化物等特性的事物和现象，皆归属于土。

4. 金的特性　"金曰从革"。从革，即指金的质地沉重，它的产生是通过变革而实现的。

引申为凡具有沉降、收敛、肃杀、清洁等特性的事物和现象,皆归属于金。

5. 水的特性 "水曰润下"。润下,即指水具有滋润和向下的特性。引申为凡是具有滋润、向下、寒凉、闭藏等特性的事物和现象,皆归属于水。

(三)事物属性的五行归类

五行学说以五行各自的特性为依据,将自然界中的各种事物和现象进行归纳总结,从而构建了木、火、土、金、水五大系统。根据五行特性的分类,亦可以阐释人体脏腑组织间的复杂联系,以及与外界环境的相互关系。

事物属性的五行归类方法,主要有取象比类法和推演络绎法。取象比类法,即找出自然界的各种事物或现象中能够反映其本质的征象,与五行各自的特性相类比,从而确定其五行属性的方法。推演络绎法,即以已知事物或现象的五行属性为依据,从而判断归纳其他相关事物或现象的五行属性的方法,如人体脏腑、组织、官窍的五行属性归类。同时,自然界的万事万物以及人体的生命活动,都可以以五行为中心,构建联系人体内外环境的五行结构系统,这一系统反映人体本身及人与外界环境之间的相互关系,体现了天人合一的中医整体观念思想。自然界及人体五行属性归类表见表2-5。

表2-5 自然界及人体五行属性归类表

自然界						五行	人体					
五味	五色	五化	五气	五方	五季		五脏	五腑	五官	形体	情志	五液
酸	青	生	风	东	春	木	肝	胆	目	筋	怒	泪
苦	赤	长	暑	南	夏	火	心	小肠	舌	脉	喜	汗
甘	黄	化	湿	中	长夏	土	脾	胃	口	肉	思	涎
辛	白	收	燥	西	秋	金	肺	大肠	鼻	皮毛	悲	涕
咸	黑	藏	寒	北	冬	水	肾	膀胱	耳	骨	恐	唾

二、五行学说的基本内容

五行学说不仅以五行特性来推演和归类事物,使同属一行的事物和现象相互联系起来,而且进一步以五行之间的相生、相克来探索和阐释事物之间的相互联系、相互协调平衡;以五行之间的相乘和相侮来探索和阐释事物之间平衡破坏后的相互影响。

(一)五行的生克和制化

五行之间存在着相生、相克的关系,两者的对立统一称为制化。生克制化是五行关系的正常状态,维持着自然界的生态平衡和人体的生理平衡。

1. 五行相生 相生,是指木、火、土、金、水之间存在着有序的递相资生、助长和促进的关系。五行相生次序:木生火,火生土,土生金,金生水,水生木。在五行相生关系中,任何一行都具有"生我"和"我生"两方面的关系。《难经》将此关系比喻为母子关系:"生我"者为母,"我生"者为子。如以火为例,由于木生火,故"生我"者为木,木为火之"母";由于火生土,故"我生"者为土,土为火之"子"。木与火是母子关系,火与土也是母子关系。

2. 五行相克 相克,是指木、火、土、金、水之间存在着有序的递相克制、制约的关系。五行相克的次序:木克土,土克水,水克火,火克金,金克木。在五行相克关系中,任何一行都具有"克我"和"我克"两方面的关系。《黄帝内经》把相克关系称为"所胜"、"所不胜"关系:"克我"

者，为我"所不胜"；"我克"者，为我"所胜"。如：木克土，故"我克"者为土，木是土的"所不胜"，土是木的"所胜"。

3. 五行制化　制化，是指五行之间既相互资生，又相互制约，维持平衡协调，推动事物间稳定有序的变化与发展。五行制化源于"亢则害，承乃制，制则生化"（《素问·六微旨大论》），属五行相生与相克相结合的自我调节。五行的相生和相克是不可分割的两个方面，没有生，就没有事物的发生和成长；没有克，就不能维持事物间的正常协调关系。五行的生克制化见图2-1。

（二）五行的相乘与相侮

五行之间正常的生克制化关系遭到破坏时，就会出现乘侮现象。相乘、相侮是五行之间的相克关系的异常变化。

1. 五行相乘　乘，即欺负。相乘，是指五行中某一行对其所胜一行的过度克制。相乘与相克的次序是一致的，即木乘土，土乘水，水乘火，火乘金，金乘木。导致五行相乘的原因有"太过"和"不及"两种情况。当五行中某一行过度亢盛时，则会对其所胜一行过度克制，导致所胜一行的虚弱。如相克关系中土克水，若土过于强盛，则会对其所胜的一行过度制约，引起水的不足，称为"土旺乘水"，属于某一行"太过"所导致的相乘关系；当五行中某一行过度不足时，则克制的一行就会乘虚而入，导致其被过度的克制。如水本身不足，土虽处于正常水平，却显得较为强盛，则会对水过度制约，导致水更加不足，称为"水虚土乘"，属于某一行"不及"所导致的相乘关系。五行的相乘相侮关系见图2-2。

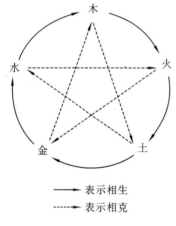

表示相生
------ 表示相克

图2-1　五行的生克制化

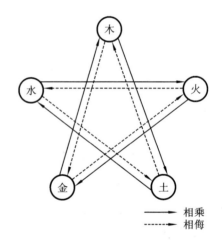

相乘
------ 相侮

图2-2　五行的相乘相侮关系

2. 五行相侮　相侮，是指五行中某一行对其所不胜的一行的反向克制，即反克，又称"反侮"。相侮的次序与相克相反，即木侮金，金侮火，火侮水，水侮土，土侮木。导致五行相侮的原因有"太过"和"不及"两种情况。当五行中某一行过度亢盛时，则正常克制它的一行不仅不能制约它，反而会受到它的反向克制。如相克关系中的火克金，若金过于强盛，则不仅不能被火所制约，反而受到金的反向克制，称为"金亢侮火"，属于某一行"太过"所导致的相侮关系；当五行中某一行过度不足时，则不能正常制约它所胜的一行，反而被其克制。如正常情况下，金克木，木克土，但当木过度虚弱时，则不仅金来乘土，而且土也会因木的衰弱而"反克"之，称为"木虚土侮"。

总之，五行的相乘和相侮，都是不正常的相克现象，两者之间既有区别又有联系。相乘与相侮的主要区别：相乘是按五行的相克次序发生的过度的克制，相侮是与五行相克次序发生相反方向的克制现象。两者之间的联系:在发生相乘时,也同时发生相侮;发生相侮时,也可同时发生相乘。

三、五行学说在中医学中的应用

五行学说在中医学中的应用,主要是用来分析和归纳人体的形体结构及其功能,阐述人体五脏系统之间的局部与局部、局部与整体,以及人与外界环境的相互关系,说明疾病的发生发展的病理机制和指导临床诊断、治疗和养生康复。五行学说的应用,加强了中医学关于人体以及人与外界环境是一个统一整体的论证,使中医学所采用的整体系统方法更进一步系统化。

(一)说明五脏之间的生理功能及其相互关系

五行学说在生理方面的应用,主要包括以五行特性类比五脏的生理特点,构建天人一体的五脏系统,以生克制化说明五脏之间的生理联系等方面。

1. 说明五脏的生理特点　五行学说将人体的五脏分别归属于五行,以五行的特性来说明五脏的生理功能。如:木性可曲可直,条顺畅达,有生发的特性,肝属木,故肝喜条达而恶抑郁,有疏泄的功能;火性温热,其性炎上,心属火,故心阳有温煦之功;土性敦厚,有生化万物的特性,脾属土,故脾有消化水谷,运化精微,营养五脏、六腑、四肢百骸之功,为气血生化之源;金性清肃、收敛,肺属金,故肺具清肃之性,肺气有肃降功能;水性润下,有寒润、下行、闭藏的特性,肾属水,故肾主闭藏,有藏精、主水等功能。

2. 构建天人合一的五脏系统　五行学说以五脏为中心,推演络绎整个人体的各种组织结构和功能,将人体的形体、官窍、精神、情志等分归于五脏,构建以五脏为中心的生理病理系统。同时又将自然界的五方、五气、五色、五味等与人体的五脏联系起来,建立了以五脏为中心的天人合一的五脏系统,将人体内外环境联结成一个密切联系的整体。如以肝为例:"东方生风,风生木,木生酸,酸生肝,肝生筋……肝主目"(《素问·阴阳应象大论》),这样把自然界的东方、春季、青色、风气、酸味等通过五行的木与人体的肝、筋、目联系起来,构筑了联系人体内外的肝木系统,体现了天人相应的整体观念。

3. 说明五脏之间的生理联系　用五行学说可以说明五脏之间的生克制化关系。

(1)用五行相生的关系说明五脏之间的相互资生、相互促进的关系。如木生火,即肝木济心火,肝藏血,心主血脉,肝藏血功能正常有助于心主血脉功能的正常发挥。火生土,即心火温脾土,心主血脉、主神志的功能正常,血能营脾,脾才能发挥主运化、统血的功能。土生金,即脾土助肺金,脾能益气,化生气血,转输精微以充肺,促进肺主气的功能,使之宣肃正常。金生水,即肺金养肾水,肺主清肃,肾主藏精,肺气肃降有助于肾藏精、纳气、主水之功能。水生木,即肾水滋肝木,肾藏精,肝藏血,肾精可化肝血,以助肝功能的正常发挥。这种五脏相互资生的关系,就是用五行相生理论来阐明的。

(2)用五行相克的关系说明五脏之间的相互制约、相互克制的关系。如心属火,肾属水,水克火,即肾水能制约心火,如肾水上济于心,可以防止心火亢烈。肺属金,心属火,火克金,即心火能制约肺金,如心火之阳热,可抑制肺气清肃太过。肝属木,肺属金,金克木,即肺金能制约肝木,如肺气清肃,可抑制肝阳的上亢。脾属土,肝属木,木克土,即肝木能制约脾土,如肝气条达,可疏泄脾气之壅滞。肾属水,脾属土,土克水,即脾土能制约肾水,如脾土的运化,能防止肾水的泛滥。这种五脏之间的相互制约关系,就是用五行相克理论来说明的。

五脏之间的生克制化,说明每一脏在功能上因有他脏的资助而不至于虚损,又因他脏的制约而不至于过亢;本脏之气太盛,则由他脏之气制约;本脏之气虚损,又可由他脏之气补之。这种制化关系把五脏紧紧联系成一个整体,从而保证了人体内环境的统一。

（二）说明五脏病变的相互影响

1. 相生关系的影响　在临床上,五脏发生病变时,可以按照相生关系发生传变,包括"母病及子"和"子病犯母"两个方面。母病及子,指疾病由母脏传于子脏,如先有肾精不足,不能滋养肝阴,导致肝肾阴虚,又叫"水不涵木",就是"母病及子"的表现。子病犯母,指疾病由子脏传于母脏,如先有心血不足,累及肝脏,导致肝血不足而成心肝血虚,就属"子病犯母",或称"子盗母气"。

2. 相克关系的影响　五脏病变时,也可出现"相乘"和"相侮"的现象。如肝气亢盛,影响脾的运化功能,叫"木乘土"。肝火上亢,灼伤肺金,使肺的宣发肃降功能失常,称为"木火刑金"或"木火侮金"。

（三）用于疾病的诊断和治疗

1. 指导疾病的诊断　依据事物属性的五行归类和五行生克乘侮规律,可确定五脏病变的部位,推断病情进展和判断疾病的预后。即所谓"视其外应,以知其内脏"（《灵枢·本藏》）。

（1）确定五脏病变部位:五行学说以事物五行属性归类和生克乘侮规律确定五脏病变的部位,包括以本脏所主之色、味、脉来诊断本脏之病和以他脏所主之色、味、脉来确定五脏相兼病变。如面见青色、喜食酸味、脉见弦象,可以诊断为肝病;面见赤色、口味苦、脉象洪,是心火亢盛之病。

（2）推断病情的轻重顺逆:五行学说根据五色之间的生克关系来推测病情的轻重顺逆。由于内脏疾病及其相互关系的异常变化,皆可从面部色泽的变化中表现出来。因此可以根据"主色"和"客色"的变化,以五行的生克关系为基础,来推测病情的顺逆。"主色"是指五脏的本色,"客色"为应视之色。"主色"胜"客色",其病为逆;反之,"客色"胜"主色",其病为顺。《医宗金鉴·四诊心法要诀》曰:肝青心赤,脾脏色黄,肺白肾黑,五脏之常。脏色为主,时色为客。春青夏赤,秋白冬黑,长夏四季色黄。常则客胜主善,主胜客恶。

2. 指导疾病的治疗　五行学说在治疗上的应用,主要体现于指导脏腑用药、控制疾病的传变、确定治则和治法、指导针灸取穴和治疗情志疾病等几个方面。

（1）指导脏腑用药:中药以色味为基础,以归经和性能为依据,按五行学说加以归类。青色、酸味入肝,赤色、苦味入心,黄色、甘味入脾,白色、辛味入肺,黑色、咸味入肾。如:白芍、山茱萸味酸入肝经以补肝之精血;丹参味苦色赤入心经以活血安神;石膏色白味辛入肺经以清肺热;白术色黄味甘以补益脾气;玄参、熟地色黑味咸入肾经以滋养肾阴等。临床脏腑用药,除色味外,还必须结合药物的四气（寒、热、温、凉）和升降浮沉等理论综合分析,辨证应用。

（2）控制疾病的传变:运用五行子母相及和乘侮规律,可以判断五脏疾病的发展趋势,在治疗时,除对所病本脏进行处理外,还应考虑有关脏腑的传变关系。《难经》曰:见肝之病,则知肝当传之于脾,故先实其脾气。应用五行生克乘侮理论阐述疾病传变规律,从而确定预防性治疗措施,防止疾病的传变。

（3）确定治则和治法:五行学说不仅以说明人体脏腑的生理功能和病理传变,指导疾病的诊断和预防,而且还以五行相生、相克规律来确定治疗疾病的原则和方法。

①依据五行相生规律确定的治则治法:临床上运用五行相生规律来治疗疾病,其基本治疗原则是补母和泻子,《难经·六十九难》曰:虚则补其母,实则泻其子。补母适用于母子关系的虚证,如肝血不足,除补肝血外,还可以用补肾精的方法,通过"水生木"的作用促使肝血的恢

复。泻子适用于母子关系的实证。如肝火炽盛,除须用清泻肝火的药物外,还可用清泻心火的方法,通过"心受气于肝"、"肝气舍于心"的机制,以消除亢盛的肝火。依据五行相生规律确定的治法,常用的有滋水涵木法、益火补土法、培土生金法和金水相生法。

②依据五行相克规律确定的治则治法:临床上运用五行相克规律来治疗疾病,其基本治疗原则是抑强扶弱。抑强,适用于相克太过引起的相乘和相侮。如肝气横逆,乘脾犯胃,出现肝脾不调、肝胃不和之证,治疗应以疏肝平肝为主;若土气壅滞,或脾胃湿热或寒湿壅脾,土反侮木,致使肝气不得疏达,治疗应以运脾祛湿为主。扶弱适用于相克不及引起的相乘和相侮。如脾胃虚弱,肝气乘虚而入,导致肝脾不和,治疗应以健脾益气为主;若脾气虚弱,反遭肾水之反克而出现水湿泛滥之证,治疗以健脾为主。依据五行相克规律确定的治法,常用的有抑木扶土法、培土制水法、佐金平木法和泻南补北法四种。

(4)指导针灸取穴:针灸上,将手足十二经四肢末端的穴位分为井、荥、俞、经、合五类,分属于木、火、土、金、水。临床根据不同的病情以五行生克乘侮规律进行选穴治疗。

(5)治疗情志疾病:情志属于五脏,五脏有生克关系,情志也有生克关系,临床上利用情志之间的制约关系来达到治疗疾病的目的。如"怒伤肝,悲胜怒……喜伤心,恐胜喜……思伤脾,怒胜思……忧伤肺,喜胜忧……恐伤肾,思胜恐"(《素问阴阳应象大论》)。

 考 点 提 示

本任务中考试重点主要为五行学说的基本概念和特性,其次为五行学说的主要内容。

直 通 护 考

A1 型题

1. 属于"阴中之阳"的时间是(　　)。
A. 上午　　　　B. 中午　　　　C. 下午　　　　D. 前半夜　　　　E. 后半夜

2. 属于"阳中之阴"的时间是(　　)。
A. 上午　　　　B. 中午　　　　C. 下午　　　　D. 前半夜　　　　E. 后半夜

3. "阴在内,阳之守也"主要说明的阴阳关系是(　　)。
A. 阴阳交感　　　　　　　B. 阴阳互根互用　　　　　　　C. 阴阳对立制约
D. 阴阳消长　　　　　　　E. 阴阳转化

4. 由冬至春到夏气候由寒逐渐变热是阴阳的(　　)。
A. 阴消阳长过程　　　　　B. 阳消阴长过程　　　　　　　C. 寒极生热过程
D. 热极生寒过程　　　　　E. 阴阳转化

5. "热极生寒"、"寒极生热"属阴阳的(　　)。
A. 相互对立　　B. 相互消长　　C. 相互转化　　D. 互根互用　　E. 阴阳平衡

6. 以下导致虚热证的阴阳失调是(　　)。
A. 阳偏衰　　B. 阴偏衰　　C. 阳偏盛　　D. 阴偏盛　　E. 以上均非

7. 属阳的事物或现象是(　　)。
A. 面色晦暗　　B. 声低无力　　C. 脉象细沉　　D. 心烦不宁　　E. 精神萎靡

8. 五行中具有"润下"特性的是(　　)。

A. 水　　　　B. 火　　　　C. 木　　　　　D. 土　　　　E. 金

9. 按五行配属关系,哪项属于木?(　　)

A. 青　　　　B. 赤　　　　C. 黄　　　　D. 白　　　　E. 黑

10. 下列属于五色的是(　　)。

A. 酸苦甘辛咸　　　　　　B. 青赤黄白黑　　　　　　C. 心肝脾肺肾

D. 东南西北中　　　　　　E. 风暑湿燥寒

11. 五行相生关系中,水之子是(　　)。

A. 木　　　　B. 土　　　　C. 火　　　　D. 金　　　　E. 水

12. 按五行生克规律,木克(　　)。

A. 金　　　　B. 木　　　　C. 水　　　　D. 火　　　　E. 土

13. 五行中的某一行对其所克一行的过度克制属于(　　)。

A. 相生　　　B. 相克　　　C. 相乘　　　D. 相侮　　　E. 制化

14. 滋水涵木法体现的是五行的(　　)。

A. 相生　　　B. 相克　　　C. 相乘　　　D. 相侮　　　E. 制化

15. 在中医五行归类中,人体五官是(　　)。

A. 筋、脉、肉、皮毛、骨　　　　B. 筋、脉、肉、气血、髓

C.目、舌、鼻、唇、耳　　　　　D. 目、舌、鼻、唇、喉

E.目、舌、鼻、口、耳

(蒋红丽)

项目三 中医护理基本知识

扫码看课件

学习目标

知识目标：

1. 生理方面：掌握五脏的生理功能和生理联系，熟悉脏腑之间关系，经络、气血津液的功能及关系。

2. 病理方面：掌握六淫、七情内伤的致病特点，熟悉其他病因的致病特点及基本病机。

能力目标：

1. 具备中医认识人体组织结构的整体观，初步培养辨证思维能力。

2. 具备根据病证特点判断病位的能力。

3. 具备根据病因特点分析病机的能力。

素质目标： 培养中医认识人体生理病理的独特思维方式。

任务一 藏 象

要点导航

重点： 五脏的生理功能和生理联系。

难点： 对五脏和五体、五官、五窍、五液、五志生理联系的理解和应用。

藏象又名脏象，藏是指藏于身体内部的脏腑组织，即内脏。象，其意义有两种：①脏腑的解剖形态。②脏腑的生理功能、病理变化表现在外的征象。藏象是藏于身体内部的脏腑组织表现于外的生理病理现象。

藏象学说是研究人体脏腑的解剖形态、生理功能、病理变化及其相互之间关系的学说，是中医学以整体观察的方法认识脏腑生理、病理活动规律的系统理论，是中医学理论体系的核心。内容包括三部分：①脏腑的解剖、生理和病理。脏腑与现代医学名称相同，生理病理含义完全不同。②五脏与形体官窍的联系。全身皮肉、筋骨、五官九窍以五脏为中心，形成一个有机整体。③脏腑之间的关系。脏与脏、脏与腑、腑与腑都存在着密切的生理、病理联系。

中医学的脏腑分为五脏、六腑和奇恒之腑。五脏即心、肝、脾、肺、肾。五脏共同的生理特点是化生和储藏精气。《黄帝内经》谓之"藏而不泻"。六腑即胆、胃、大肠、小肠、膀胱、三焦,六腑共同的生理功能特点是受盛和传化水谷。《黄帝内经》谓之"泻而不藏"。奇恒之腑是脑、髓、骨、脉、胆、女子胞的合称。因其形态结构多中空,与腑相似,其功能多主藏精气,类似于脏,故称为奇恒之腑。

知识链接

《素问·五脏别论》曰:所谓五脏者,藏精气而不泻也,故满而不能实。六腑者,传化物而不藏,故实而不能满也。所以然者,水谷入口则胃实而肠虚,食下则肠实而胃虚。故曰实而不满,满而不实也。所以病理上脏病多虚,腑病多实,治疗上大多五脏宜补、六腑宜泻。

一、五脏

案例导入

患者素体肥胖,因情绪激动,突感胸前区疼痛,疼痛从胸骨后,向上放射至左肩、臂和无名指,休息后缓解。面色灰暗,唇舌紫暗,心律不齐。该患者病位在何脏?为什么?

(一) 心

心位于胸中,膈膜之上,两肺之间,脊柱之前,外有心包卫护,其形圆而下尖,如同未开之莲蕊。五行属火,为"阳中之阳",与自然界的夏气相通。心的主要生理功能为主血脉、主神志。具有主宰人体生命活动的功能,故称其为"君主之官"、"五脏六腑之大主"、"生之本"。心与小肠构成表里关系,即手少阴心经与手太阳小肠经相互络属,心在体合脉,其华在面,在液为汗,开窍于舌,在志为喜。

1. 心的生理功能

1) 心主血脉　心脏具有推动血液在脉管中运行并流注全身,营养和滋润全身各脏腑组织的作用。包括主血和主脉两个方面。

(1) 主血:推动血液在脉管中运行和生成血液。①运行血液:心脏搏动产生心气,心气推动血液运行,将营养物质输送至全身脏腑形体官窍起营养作用。人的脏腑形体官窍及心脉系统得到血液的濡养,才能发挥其正常的生理功能而维持生命活动。②生成血液:饮食物通过脾胃的运化,形成水谷精微,水谷精微再化生为营气和津液,二者并入脉中,经心阳的"化赤"作用,转换成红色的血液。

(2) 主脉:心气通过推动和调控心脏的搏动使脉管舒缩,脉道通利,血流通畅。心、脉、血液形成一个密闭循环的管道系统,心起主导作用。心脏有规律的搏动,脉管也随之有规律地舒缩搏动,称为脉搏。中医学通过触摸脉搏跳动来了解全身气血盛衰,称为脉诊,是中医诊断疾病的重要依据。

心主血脉功能正常,则心脏搏动正常,胸部舒畅,脉象和缓而有力、节律均匀,面色红润光泽,舌色淡红荣润。若心脏发生病变则可通过心脏搏动、胸部感觉、脉搏、面色、舌色等方面反映出来。若心气不足,心血亏虚,则心悸,面色无华,舌色淡白,脉细弱无力。若心脉瘀阻,脉道不利,则胸前区憋闷刺痛,面色灰暗,唇舌青紫,甚至出现瘀点、瘀斑、脉涩或结代。

2)心主神志 又称心主藏神,是指心具有统帅和协调人体一切生理活动和心理活动的功能。神有广义和狭义之分。广义之神,是指人体整个生命活动的外在表现;狭义之神,是指人的精神、意识、思维和情感活动。

心主神志功能正常,则精神振奋,神志清楚,思维敏捷,反应灵敏。若心主神志功能异常,则会出现精神、意识、思维活动的异常,如失眠多梦、神志不宁、谵语,或反应迟钝、精神萎靡,甚至昏迷、不省人事等,也可以影响其他脏腑的功能而危及生命。

心主血脉和心主神志的功能是密切相关的。心主血脉是心藏神的物质基础,心主血脉的功能同时受心神的主宰,心神清明,则能调控心血的运行。

2. 心的生理联系

(1)在体合脉,其华在面。在体合脉,是指全身的脉管都统属于心的管控。其华在面,是指心的生理功能正常与否,可通过面部的色泽反映出来。中医认为,五脏精气盛衰,可反映于与之相应的某些体表组织器官上。心主血脉,人面部血脉分布较为丰富,故其华在面。心的气血充盈,则面色红润光泽。若心气不足,心血亏少,则面白无华。

(2)开窍于舌:心的精气盛衰及功能变化可以从舌的变化中得以反映,又称舌为"心之苗",舌为心之外候。舌具有感受味觉和表达语言的功能,有赖于心所主的血脉和神志。心的功能正常,则舌体柔软、红润,味觉灵敏,语言流利。若心血不足,则舌质淡白;若心脉瘀阻,则舌紫暗,或有瘀点、瘀斑。

(3)在液为汗:汗液的生成和排泄与心有密切关系。汗是津液通过阳气的蒸化经汗孔排泄于体表的液体。心与汗液的关系主要体现在两个方面:①心血为汗液化生之源。②汗液的生成与排泄受心神的主宰和调节。因此有"汗为心之液"、"血汗同源"之说。临床上,心气虚可见自汗,心阳暴脱可致大汗淋漓,汗出过多可伤心阳。

(4)在志为喜:心的生理功能与情志中的喜有密切关系。《素问·举痛论》说:喜则气和志达,荣卫通利。但是,喜乐过度损伤心神,使心神涣散,注意力不集中,故有"喜伤心"之说,并且五志过极都可能损伤心神。

(二)肺

肺位于胸腔,左右各一,居横膈之上,上连气道,与喉、鼻相通。肺在五脏六腑中位置最高,故称"华盖"。肺有分叶,质地疏松,肺叶娇嫩,不耐寒热,易被邪侵,故又称"娇脏"。肺五行属金,为"阳中之阴",与自然界的秋气相通。肺的主要生理功能:主气、司呼吸,主宣发肃降,通调水道,朝百脉而主治节。肺与大肠构成表里关系,即手太阴肺经与手阳明大肠经相互络属。肺在体合皮,其华在毛,在液为涕,开窍于鼻,在志为忧。

1. 肺的生理功能

1)肺主气、司呼吸 肺主气的功能包括主呼吸之气和主一身之气。

(1)主呼吸之气:肺通过呼吸运动,不断吸入自然界的清气,呼出体内的浊气,实现体内外气体的交换,故肺是体内外气体交换的场所。通过不断的呼浊吸清,吐故纳新,促进气的生成,调节气的运动,从而保证人体新陈代谢的正常进行。

（2）主一身之气：一身之气都归属于肺，由肺所主，即肺具有主持、调节全身各脏腑之气的作用。具体体现在两个方面：①气的生成方面。肺参与一身之气的生成，特别是宗气的生成，主要依靠肺吸入的清气与脾胃运化的水谷精气相结合。因此，肺的呼吸功能健全与否，直接影响着宗气的生成，也影响着全身之气的生成。②全身气机的调节作用。肺有节律地一呼一吸，对全身气机有重要的调节作用。

肺主气、司呼吸的功能正常，则气道通畅、呼吸调匀。若肺主气、司呼吸的功能异常，则可见胸闷、咳嗽、气促之候。

2）肺主宣发肃降　宣发和肃降是肺气运动的两种基本形式。宣发，是指肺气向上的升宣和向外周的布散；肃降，是指肺气向内向下的清肃和通降。

肺的宣发主要体现在三个方面：①呼出体内浊气。通过肺气的向上向外运动，将体内产生的浊气经口鼻排出体外。②输布精微和津液。肺将脾所转输的水谷精微和津液，布散到全身，外达皮毛，以滋润和濡养全身。③宣发卫气。卫气源于脾所运化的水谷精微，赖肺气之宣发而布散全身，外达肌表，以发挥温分肉、充皮肤、肥腠理、司开合的作用，并将代谢后的津液化为汗液排出体外。若肺气失于宣发，则可导致胸闷、咳痰、易外感等病证。

肺的肃降主要体现在三个方面：①吸入自然界之清气。通过肺气向下向内的运动，将自然界的清气吸入，并向内向下布散。②向下输布精微和津液。肺通过向下的通降作用，将脾转输来的水谷精微和津液向下向内布散于脏腑组织。肺将多余的水液和脏腑代谢后所产生的浊液下输于肾，形成尿液。③肃清呼吸道内的异物。肺气的肃清作用，能及时清除肺和呼吸道的异物，保持呼吸道洁净。若肺气失肃降，肺气上逆，则会出现呼吸短促、咳喘、气逆等。

肺的宣发和肃降，是相反相成的矛盾运动。没有正常的宣发，就没有正常的肃降；反之，没有正常的肃降，必然也会影响正常的宣发。

3）肺主通调水道　肺具有疏通和调节体内水液的输布、运行和排泄的功能。人体的水液代谢过程是由多脏腑共同完成的。肺主通调水道的功能是通过肺气的宣发和肃降运动实现的。肺气的宣发，将水液向上、向外输布，上至头面诸窍，外达全身皮毛，滋润各脏腑器官，代谢后以汗的形式由毛孔排出。肺气的肃降，使水液向下、向内布散，经脏腑代谢后所产生的浊液和剩余的水液下输至肾，经过肾和膀胱的气化，生成尿液排出体外。

肺气的宣发与肃降平衡协调，则肺通调水道的功能可发挥正常。若外邪袭肺，肺宣发肃降功能失常，水液代谢障碍，则产生水湿、痰饮等病理改变，出现小便不利、水肿等病变。

4）肺朝百脉、主治节　肺朝百脉，是指肺与百脉相通，全身的血液都通过血脉会聚于肺，经肺的呼吸作用，进行体内外气体的交换，然后将富含清气的血液通过百脉输布全身。肺气的运动有助心行血的功能，心气是血液运行的基本动力，但同样需要肺的宣发肃降运动相助。肺主治节是指肺对全身起着治理调节作用：调节肺气的宣发与肃降，维持呼吸通畅，使体内外气体得以正常交换，全身气机协调；助心行血，通过肺朝百脉作用，推动和调节血液的循环；通过肺的宣发肃降运动，推动和调节全身水液的输布与代谢。

2. 肺的生理联系

（1）在体合皮，其华在毛。皮毛，乃一身之表，是抵御外邪的屏障，有调节津液代谢、调节体温和辅助呼吸的作用。肺合皮毛能输布津液、宣发卫气于皮毛，使皮肤润泽、肌腠致密，抵御外邪的能力增强。

（2）开窍于鼻：鼻与肺直接相通。鼻在肺系之最外端，是清浊之气出入的通道，具有通气功能。若肺气和，呼吸利，则鼻窍通畅，嗅觉灵敏。若肺失宣降，则鼻塞不通，呼吸不利，嗅觉失灵。

（3）在液为涕：涕即鼻涕，有润泽鼻窍的作用。肺的生理功能是否正常能从鼻涕的变化中反映出来。肺的功能正常，则鼻涕润泽不外溢。反之，若肺寒，则鼻流清涕；若肺热，则涕黄浊；肺燥，则鼻干。

（4）在志为悲（忧）：悲忧这类情志活动与肺的功能密切相关。忧和悲同属于肺志。过度悲哀或忧伤，最易消耗肺气，肺气不足，肺脏更易受外邪侵袭；反之，肺虚容易产生悲忧而情绪低落。

案例导入

　　张某，女，30岁。经常感觉少气懒言，倦怠无力，食少腹满，大便溏薄，舌淡苔白，脉缓弱。该患者病位在何脏？为什么？

（三）脾

脾位于中焦，横膈之下，脾与胃以膜相连。主要生理功能是主运化、主升清、主统血。《黄帝内经》称脾胃为"仓廪之官"。足太阴脾经与足阳明胃经相互络属，脾与胃互为表里。脾在五行属土，开窍于口，其华在唇，在志为思，在液为涎，主肌肉四肢。

1. 脾的生理功能

1）脾主运化　运是指转运、输送；化是指消化、吸收。脾主运化，是指脾具有把水谷化为精微，并将精微物质转输至全身的生理功能。脾的运化功能，包括运化水谷和运化水液两个方面。

（1）运化水谷：脾对饮食物具有消化、吸收和转输作用。脾对水谷精微的消化和吸收功能的具体表现为：将水谷化为精微，通过"散精"作用，将水谷精微上输于肺，再经肺的宣发与肃降输送到全身。

水谷精微是维持生命活动的物质来源，是生成气血的物质基础，而水谷化为精微需依赖于脾的运化功能，故脾为"后天之本"、"气血生化之源"。脾运化水谷的功能正常，称为"脾气健运"。脾气健运，才能化生充足的水谷精微，维持各脏腑的生理功能。脾的运化水谷功能失常称为"脾失健运"。若脾失健运，则见腹胀、便溏、食欲不振、神疲倦怠、消瘦及气血生化乏源等病变。

（2）运化水液：脾有吸收和转输水液、调节水液代谢的作用。人体的水液代谢与肺、脾、肾关系密切。脾在运化水谷精微的同时，还把人体所需要的水液吸收、转化布散至全身各脏腑组织器官，以起到滋养濡润的作用。同时，脾又把脏腑组织器官代谢和利用后的多余水液及时地转输给肺和肾，通过肺的宣发肃降和肾的气化，形成汗液和尿液，最后排出体外，从而维持体内水液代谢平衡。因此，脾运化水液功能正常，水液在全身各脏腑组织器官运行正常，就能防止水液在体内发生不正常的停滞。反之，若脾失健运，必然会导致水液在体内停聚而产生水、湿、痰、饮等病理产物，甚者导致水肿。

2）脾主升清　升，即上升之意。脾主升清是指通过脾气上升运动，将水谷精微等营养物质向上输送至心、肺、头、目，通过心、肺化生气血，以营养全身；同时，脾气的升清作用，可以维持内脏位置的相对恒定，防止内脏下垂。

脾的升清功能正常使水谷精微等营养物质能被正常地吸收和输布,并能使人体内脏位置恒定而不至于下垂。反之,脾虚不能升清,水谷不能运化,气血生化乏源,可见神疲乏力、头目眩晕、腹胀、泄泻等病证。脾气(中气)下陷,则见久泻脱肛,甚或内脏下垂等。

3) 脾主统血　统,即统摄、控制之意。脾主统血,是指脾统摄、控制血液在脉管内正常运行,防止其溢出脉外。脾主统血的作用是通过气的固摄功能实现的。脾气健运,血液能循脉运行而不溢出脉外。反之,若脾气虚弱,固摄功能减弱,则可使血溢脉外,导致各种出血证,如便血、尿血、崩漏及肌衄等,称为"脾不统血"。

2. 脾的生理联系

(1) 在体合肌肉,主四肢。脾在体合肌肉,是指脾的运化功能与肌肉、四肢的壮实及其功能发挥之间有着密切的联系。脾运化功能正常,全身肌肉得到水谷精微的营养,才能使肌肉发达,丰满壮实,收缩运动灵活自如。若脾的运化功能失常,则可见四肢瘦弱无力,甚至痿废不用。

(2) 开窍于口,其华在唇。脾开窍于口,是指人的食欲及口味与脾的运化功能有密切关系。脾气健旺,则口味正常,食欲旺盛。脾失健运,可见口淡乏味,食欲不振;脾虚生湿,则见口甜、纳呆等。脾其华在唇,是指口唇的色泽可以反映脾气的盛衰。脾气健旺,则口唇红润而有光泽。若脾失健运,则口唇淡白少华。

(3) 在志为思:思为思虑。指脾脏与思的情志有密切关系。若思虑太过,会影响气的运行而导致气机郁结,易影响脾胃的运化功能,导致消化吸收失常,从而出现纳差、脘腹胀闷等症,称"思伤脾"。

(4) 在液为涎:涎为唾液中较清稀的部分,具有润泽口腔、保护口腔的作用。在进食的时候分泌增多,有助于水谷的吞咽和消化。脾功能正常,则涎液化生正常,上行于口而不外溢。若脾气不摄,则涎液分泌异常,口淡乏味,涎流不止。若脾胃阴虚,则涎液减少,口干舌燥。

(四) 肝

肝位于腹部,横膈之下,右胁之内。肝分为左右两叶,其色紫赤,下附有胆。肝的主要生理功能是主疏泄和主藏血。肝为阴中之阳,五行属木,与自然界的春气相通。足厥阴肝经与足少阳胆经相互络属,故肝胆互为表里。肝在体合筋,其华在爪,开窍于目,在志为怒,在液为泪。

1. 肝的生理功能

1) 肝主疏泄　疏即疏通;泄即发泄、升发。肝主疏泄是指肝气具有疏通调畅全身气机的作用。肝主疏泄功能主要表现在调畅气机、调达情志、助脾运化、调节生殖功能四个方面。

(1) 调畅气机:气机,即气的升降出入运动。气的升降出入运动是人体生命活动的基本形式,人体各脏腑功能皆有赖于气机的协调。肝的疏泄功能正常,维持全身气机疏通畅达。肝的疏泄功能失常,气机郁滞,临床多见胸胁、两乳或少腹胀痛等症状。

(2) 调达情志:情志由心所主,但与肝的疏泄功能密切相关。正常的情志活动,主要依赖于气血的正常运行。肝的疏泄功能正常,气机调畅,气血和调,精神愉快,心情舒畅。若肝失疏泄,气血失和,会引起情志异常,主要表现为抑郁和暴躁。

(3) 助脾运化:肝的疏泄对脾胃的消化吸收具有促进作用,体现在以下几方面。①调节脾升胃降。脾气以升为健,胃气以降为和,肝的疏泄功能正常,可助脾之运化,又能助胃之受纳腐熟,保证消化吸收功能正常。若肝的疏泄功能失常,致脾胃气机升降失常,脾失健运,可见腹胀、纳呆、便溏等肝脾不调证;若肝气犯胃,致胃失和降,可见嗳气脘痞、恶心呕吐等肝胃不和证。②促进胆汁的分泌和排泄。肝的疏泄功能正常,胆汁能正常分泌和排泄,有助于饮食物的消化吸收。若肝失疏泄,影响胆汁的分泌和排泄,则见胁痛、口苦、纳食不化,甚则黄疸等。

（4）调节生殖功能：女子排卵和月经来潮、男子精液排泄均与肝的疏泄功能密切相关。女子月经受肝主疏泄功能的调节,男子精液正常排泄是肝肾二脏相互协调的结果。肝的疏泄功能正常,女子则月经正常,男子则精液排泄有度。若肝失疏泄,可致女子月经失常,男子排精失常,从而影响生殖功能。

2）肝主藏血　肝具有储藏血液、调节血量、防止出血的功能。肝脏是人体储藏血液的主要器官,肝有"血库"之称。肝储藏血液一方面供脏腑需要,另一方面营养肝脏本身。当身体处于安静状态时,身体对血液的需求量相对减少,此时部分血液就归藏于肝。当身体处于活动状态时,对血液的需求量相对增加,此时肝脏就将所存血液向外输送到全身,以供身体活动之需。肝还具有收摄血液、防止出血的功能。

2. 肝的生理联系

（1）在体合筋,其华在爪。筋是连接关节、肌肉,主司关节运动的一种组织。肝主筋,是因为全身筋膜的功能有赖于肝血的滋养。肝血充足,则关节运动灵活有力。若肝血不足,则关节屈伸不利,动作迟缓,甚则手足震颤、抽搐、角弓反张。爪,爪甲是筋的延续,有"爪为筋之余"之说。肝血充足,则爪甲明亮坚韧,红润富有光泽。若肝血不足,则爪甲软薄,色泽枯槁,甚至变形、脆裂。

（2）开窍于目。目具有视物功能,目的视物功能赖于肝气之疏泄和肝血之濡养。肝气调和,肝血充足,则眼睛明亮,视物清楚。肝血不足,目失所养,可致两目干涩、视物不清、夜盲等；肝经风热,则目赤肿痛；肝阳上亢则头晕目眩；肝风内动,则两目斜视、目睛上吊等。

（3）在志为怒。怒是人体的一种情志变化。适度的情绪发泄,是肝疏泄功能的体现,怒而不过,有所节制。但大怒属于一种不良刺激,可致肝气上逆,临床表现为头晕目眩、烦躁易怒、面红目赤,甚至发生咯血、呕血、中风、昏厥等。

（4）在液为泪。肝开窍于目,泪从目出,故泪为肝之液。泪有濡养、滋润眼睛的功能,为肝血、肝精所化。如风火赤眼、肝经湿热时,可见目眵增多、迎风流泪等；如肝血不足,泪液分泌减少,可见视物模糊、两目干涩等症状。

（五）肾

肾位于腰部,脊柱两侧,左右各一,《素问·脉要精微论》说：腰者,肾之府。肾的外形椭圆弯曲,状如豇豆,其外有黄脂包裹。肾的主要功能是主藏精、主水、主纳气。肾在五行属水,与自然界的冬季相通。足少阴肾经与足太阳膀胱经相互络属,故肾与膀胱相表里。肾主骨生髓、其华在发,开窍于耳及二阴,在志为恐,在液为唾。

1. 肾的生理功能

1）肾主藏精　肾藏精,是指肾具有储存、封藏精气的作用。精,又称精气,是构成人体和维持人体生命活动的基本物质,有先天之精和后天之精之分。先天之精,是来源于父母的生殖之精,禀受于父母,与生俱来,藏于肾中,故称为"先天之精"。出生之后,"先天之精"得到后天之精的不断充实,成为人体生长发育和生殖的物质基础,故又称"生殖之精"。后天之精,来源于脾胃运化的水谷精微。人出生以后,水谷入胃,机体通过脾胃运化的作用摄取营养物质,称为"后天之精"。先天之精和后天之精来源不同,但同藏于肾,两者相互依存,相互为用。先天之精为后天之精准备了物质基础,后天之精不断地充养先天之精。先天之精只有得到了后天之精的不断培育和充养,才能充分发挥其生理作用。后天之精也只有得到先天之精的资助,才能源源不断地化生,以输布全身,营养脏腑及形体官窍。即所谓"先天生后天,后天养先天",两者相辅相成,在肾中密切结合而组成肾中所藏的精气。

肾中精气不仅能促进生长发育和生殖,还能参与血液的生成,主一身之阴阳。

(1)主生殖。肾精是胚胎发育的原始物质,又能促进生殖机能的成熟。肾精的生成、储藏和排泄,对繁殖后代起着重要的作用。人体生殖器官的发育及其生殖能力,均有赖于肾。人出生之后,由于先天之精和后天之精相互滋养,从幼年开始,肾中精气逐渐充盛,到了青春期,便产生了一种促进生殖器官发育成熟和维持生殖功能的物质,称为天癸。于是,男子排精,女子月经来潮,生殖器官发育成熟,具备了生殖能力。随着年龄的增长,从中年进入老年,肾精也由充盛逐渐趋向亏虚,天癸减少,甚至衰竭,生殖能力消失。故有男子"二八肾气盛,天癸至,精气溢泻,阴阳和,故能有子……七八肝气衰,筋不能动,天癸竭,精少,肾脏衰,形体皆极",女子"二七而天癸至,任脉通,太冲脉盛,月事以时下,故有子……七七任脉虚,太冲脉衰少,天癸竭,地道不通,故形坏而无子也。"肾精的生成、储存和排泄,对繁殖后代起着重要的作用。

(2)促进身体生长、发育。肾藏精,精化气,肾精化为肾气,肾精足则肾气充,肾精亏则肾气衰。"丈夫八岁,肾气实,发长齿更……八八则齿发去""女子七岁,肾气盛,齿更发长。"人出生后,到幼年期,肾精和肾气逐渐充盛,表现为头发生长快而稠密,更换乳牙,骨骼逐渐增长,身高增长;青年期,肾精和肾气充盛至极,表现为筋骨坚强,头发黑亮,身体壮实,精力充沛;老年期,肾精和肾气逐渐衰减,表现为头发脱落、牙齿松动等。因而人体生长壮老已的生命过程,取决于肾精及肾气的盛衰。

(3)化生血液,生髓,充脑。精与血,相互资生,精充则血旺,精亏则血虚。肾藏精,精生髓。髓有骨髓、脊髓、脑髓之分。脊髓上通于脑,脑为髓聚而成,故称"脑为髓之海"。

(4)主一身之阴阳。肾中精气的生理功能可概括为肾阴和肾阳两个方面。肾阴是人体阴液之根本,对身体各脏腑组织起着滋养、濡润作用。肾阳主一身之阳,对各脏腑组织起着推动、温煦作用;二者相互制约,又相互依存、相互为用,维持着身体阴阳的相对平衡。若肾阴不足,则见五心烦热、眩晕耳鸣、腰膝酸软、男子遗精、女子梦交等症状;若肾阳不足,则见精神疲惫、腰膝冷痛、形寒肢冷、小便不利或遗尿失禁,以及男子阳痿、女子宫寒不孕等症状。

微课 3-1

2)肾主水　肾具有主持和调节人体水液代谢的生理功能。人体水液代谢主要在肺、脾、肾、胃、膀胱、大肠、小肠、三焦等脏腑的参与下共同完成,而肾起着主要作用。在生理情况下,由肺之肃降而下归于肾的水液,经肾阳的气化作用,使清者吸收再利用,重新回到心肺以滋养全身,浊者化为尿液,经膀胱排出体外。肾藏精,为元气生化之所,元气具有激发、促进脏腑功能的作用,对肺的行水、脾的运化水液等具有推动作用。肾司开阖,通过肾气的固摄作用,将津液封藏于膀胱;通过肾气的气化作用,使膀胱开放,化为尿液排出体外。若肾气不足,无力气化,水液代谢障碍,则见尿少、水肿或小便清长、夜尿增多、尿频等。

3)肾主纳气　肾有摄纳肺所吸入的自然界清气而调节呼吸的作用。人体的呼吸运动,虽由肺所主,但吸入的清气,必须下归于肾,由肾气为之摄纳,呼吸才能通畅、调匀。正常的呼吸运动是肺肾之间互相协调的结果。故有"肺为气之主,肾为气之根,肺主出气,肾主纳气,阴阳相交,呼吸乃和"之说。若肾的纳气功能减弱,则见呼吸表浅、动则气喘。

2. 肾的生理联系

(1)主骨生髓,其华在发。肾藏精,精生髓,髓藏于骨中以营养骨骼。肾主骨生髓,指肾脏具有促进骨骼生长发育和资生骨髓、脑髓和脊髓的作用。肾精充足,骨骼得到髓的滋养而坚固有力。若肾精不足,骨骼失养,骨髓空虚,引起骨骼发育不良,如小儿囟门迟闭、骨软无力,老年人出现骨质疏松,易于骨折。其华在发,指头发的生长与脱落、润泽与枯槁,与肾中精气盛衰有关。肾精足则血旺,毛发黑而润泽。若肾中精气衰弱,则头发转白枯槁,容易脱落。

(2)开窍于耳及二阴。耳的听觉功能与肾中精气的盛衰密切相关。肾中精气充盛,髓海得养,则听觉灵敏。若肾中精气不足,髓海失养,则见耳鸣、听力减退,甚至耳聋等。二阴,指前阴和后阴。前阴是指外生殖器和尿道,后阴是指肛门。二阴主司二便。尿液的储藏和排泄依赖肾气的固摄和蒸化作用完成;大便的排泄,也与肾气的气化作用相关。若肾阴不足,可致肠液津枯而便秘;肾阳虚损,气化无权而致阳虚便秘或阳虚泄泻;肾失封藏,则见久泻滑脱。故说肾开窍于二阴。

(3)在志为恐:恐即恐惧、害怕的一种精神状态,与肾的关系密切,即肾在志为恐。恐伤肾,人在恐惧的精神状态下,气迫下焦,可致下焦胀满,甚则二便失禁、遗精。

(4)在液为唾:唾是唾液中较稠厚的部分,能润泽口腔,帮助食物下咽,并能滋养肾中精气。中医认为唾为肾精所化,因此主张咽而不吐,以养肾中精气。如果多唾或者久唾会耗伤肾精。

二、六腑

(一)胆

胆位于右胁之下,附于肝之短叶间。胆为六腑之首,有"奇恒之腑"、"中精之腑"、"清净之腑"之称,为"中正之官"。其主要生理功能是储存、排泄胆汁和主决断。

1.储存和排泄胆汁 胆汁由肝生成,储存于胆。肝疏泄能调节胆汁的排泄,将其泄于小肠,帮助饮食物的消化和吸收。肝的疏泄功能正常有助于胆汁的排泄及脾胃的运化。若肝的疏泄功能失常,致胆汁分泌与排泄异常,则见胁痛、厌食油腻、腹胀、腹泻等;若胆汁上逆,则见呕吐黄绿苦水、口苦等;胆汁外溢于皮肤,则发为黄疸。

2.主决断 胆与人的正确决断及秉性勇怯有关。胆气虚弱,可见失眠多梦、胆怯怕事、善恐易惊等。

(二)胃

胃位于腹腔上部,分上、中、下三部,即上脘(包括贲门)、中脘、下脘(包括幽门);胃上接食管,下通小肠,与脾相表里。又有"水谷之海"、"太仓"之称。其主要生理功能有受纳、腐熟水谷,主通降。

1.主受纳、腐熟水谷 受纳有接受、容纳之意。水谷入口,经食管,纳于胃,经胃腐熟形成食糜,下传于小肠,其精微物质经脾之运化而营养全身。若胃的受纳、腐熟功能异常,则见食积、胃脘胀痛、多食善饥等。

2.主通降,以降为和 胃气以通畅下降为顺,胃将食物残渣向下传于小肠,进一步消化吸收。通降是受纳的前提,而胃不受纳就失于通降,两者密不可分。若胃失通降,则见口臭、脘腹胀满疼痛、食欲减退;若胃气上逆,则出现恶心、呕吐、呃逆、嗳气等。

(三) 小肠

小肠又称"受盛之官",位于腹中,上与胃相通,下与大肠相接。其主要生理功能是受盛化物和泌别清浊。

1. 主受盛化物　受盛,即接受,以器盛物;化物,即消化食物。小肠受盛化物主要表现在小肠盛受由胃下传的初步消化的食糜,并进一步消化,将水谷化为精微。若化物失常,则见腹痛、腹胀、腹泻、便溏等。

2. 主泌别清浊　指小肠对食糜在做进一步消化的同时分清别浊,即将水谷化为精微吸收,并由脾运送至全身,将食物残渣及糟粕下送至大肠。小肠在吸收水谷精微的同时,吸收了大量水液,故又有"小肠主液"之称。小肠泌别清浊功能正常,则二便正常。若小肠泌别清浊功能异常,清浊不分,则见小便短少、大便稀溏。

(四) 大肠

大肠位于腹中,上接小肠,下连肛门。大肠的主要功能是传化糟粕,有"传导之官"之称。此外,"大肠主津",在承接由小肠下传的饮食残渣的同时,再次吸收水分,形成粪便,并将其传送至肛门排出。若大肠功能异常,可见腹痛、腹胀、便秘、泄泻等。

(五) 膀胱

膀胱位于下腹部,有储存尿液和排泄尿液的作用,又有"州都之官"之称。

1. 储存尿液　津液经肾的气化作用,形成尿液,经输尿管下送至膀胱,膀胱赖于肾气的固摄作用,将尿液储存在其中。若肾气不固,则见遗尿、尿失禁等。

2. 排泄尿液　膀胱的排尿功能是通过膀胱及肾的气化作用完成的。若膀胱气化失司,则见小便不利、尿少、尿闭等;若膀胱失约,则见遗尿、尿失禁等。

(六) 三焦

三焦又称为"孤腑"、"决渎之官",是分布于胸腹腔内的一个大腑,包含上焦、中焦、下焦三个部分。上焦,位于膈以上,包括心与肺;中焦为膈以下到脐部,包括脾与胃;下焦为脐以下至二阴,包括肝、肾、大肠、小肠、膀胱等。

1. 三焦的生理功能

(1) 通行元气:三焦为元气运行的通道。元气根于肾,藏于丹田,通过三焦将元气充养全身,激发并推动各个脏腑组织的功能活动,完成人体的生命活动。

(2) 运行水液:全身的水液代谢是以三焦为通道,由脾、肺、肾等多个脏腑协同作用而完成,通过三焦正常地输布与排泄。若三焦水道不利,则脾、肺、肾输布调节水液的功能将难以实现。

(3) 运化水谷:三焦具有运行水谷、协助输布精微、排泄废物的作用。三焦运化水谷协助消化吸收的功能,是对脾胃、肝肾、心肺、大小肠等脏腑对水谷物消化吸收与排泄功能的概括。

2. 三焦的生理特点

(1) 上焦如雾:心肺输布水谷精微布散于全身,如雾露之灌溉,营养滋润全身脏腑组织的作用。

(2) 中焦如沤:脾升胃降的消化、吸收、转输水谷精微,生化气血的作用。

(3) 下焦如渎:主泌别清浊、排泄糟粕的作用。

三、奇恒之腑

脑、髓、骨、脉、胆、女子胞总称为奇恒之腑。其形态上多属中空,与腑相似,功能上储藏精气,与脏相似。其中脉、髓、骨、胆之生理前已论述,这里仅论述脑与女子胞。

(一)脑

脑位于颅内,由髓汇集而成,是精神的发源地,同时也是生命的枢机,主宰生命及精神活动。有"髓海"及"元神之府"之称。

1. 脑主感觉 脑与人体的听觉、视觉、嗅觉、触觉等都有密切的关系,髓海充足,则视物清明,听觉及嗅觉灵敏;脑失所养,则见失聪、视物不明、嗅觉不灵、感觉迟钝等。

2. 脑主运动 髓海充盈,则反应敏捷,动作灵巧,肢体刚劲有力。髓海不足,则反应缓慢,动作迟钝,目无所见,懒怠安卧。

(二)女子胞

女子胞又有"子宫"、"胞宫"之称。位于小腹部,居直肠之前,膀胱之后,胞门与阴道相连,有主月经和孕育胎儿的作用。

1. 女子胞主月经 青春期时,女子肾气充盛,化生天癸,任脉通,子宫发育完全,月经开始来潮。女子进入五十岁左右,肾气渐衰,天癸竭绝,冲、任二脉气血渐少,则绝经。因此,天癸及冲任二脉直接影响着女子月经的变化。

2. 女子胞主孕育胎儿 女子胞是孕育胎儿的重要场所。受孕之后,女子胞聚血养胎。因此,"女子以血为本"。心、肝、脾对全身血液的产生及调节作用,对女子胞孕育胎儿都有直接的影响。

四、脏腑之间的关系

人体是一个有机统一的整体,各脏腑之间都有着密切的关系,主要体现在脏与脏之间的关系、脏与腑之间的关系、腑与腑之间的关系。

(一)脏与脏之间的关系

1. 心与肺 心主血,肺主气,二者的关系主要表现在气与血的关系。血的运行赖于气的推动,而血液又是气运行的载体,即"气为血之帅"、"血为气之母"。在病理上,若肺气虚弱,行血无力,日久则心血瘀阻。若心气不足,血运不畅,则影响肺的宣降,见喘息、咳嗽、气促等。

2. 心与脾 主要表现在血液生成及血液运行两个方面。

(1)血液的生成方面:脾主生血统血,为气血生化之源。脾主运化水谷精微,上输于心,在心气作用下化赤为血。若脾气健运,化源充足,则心血充盈;若脾失健运,气血生化无源,可致心血虚,见心悸、失眠多梦等。

(2)血液的运行方面:心主行血生血,在心气的推动和脾气的统摄作用下,血液才能正常地运行。若脾气虚弱或心血不足,则可见气虚失血或气虚血瘀等证。

3. 心与肝 主要表现在血液运行与精神情志两个方面。

(1)血液运行方面:心主行血,肝主藏血。心血充足,肝有所藏;肝血充足,疏泄正常,才能保证心血正常运行。因而只有心、肝两脏功能正常、相互配合,才能维持血液的正常循行。

(2)精神情志方面:心藏神,肝主疏泄、调畅情志。人的精神情志在两脏相互为用,一收一放,才能使情志舒畅,精神饱满。若肝气郁结或心神不宁,可见情绪抑郁、心烦失眠、精神恍惚等。

4. 心与肾 主要体现在心肾相交、精神互用、精血互生等方面。

(1)心肾相交:心属阳,属火,居于上;肾属阴,属水,居于下。根据阴阳、水火的升降规律,下者以上升为顺,上者以下降为和。因此肾水上济于心,使心阳不亢,心火下潜于肾,使肾水不寒,心肾阴阳相互沟通、彼此协调的关系,又称为"水火既济"、"心肾相交"。若肾阴虚于下,心火亢于上则会出现以心悸、失眠为主的心肾不交证。

(2)精神互用、精血互生:心主血而藏神,肾藏精而生髓。肾精是心神活动的物质基础,同时受心神的支配,精神互用。肾精能化生心血,心血能资助肾精,精血互生。病理上精与神、精与血相互影响。

5. 肺与脾 主要体现在气的生成和水液代谢两个方面。

(1)气的生成:肺吸入的清气与脾化生的水谷精气相结合,在胸中形成宗气,宗气充足可促进血行,因此"脾为生气之源,肺为主气之枢"。

(2)水液代谢:脾肺二脏均为调节水液代谢的重要脏器。脾主运化,将人体水液上输于肺。肺气宣降行水,将水液布散于全身并排泄多余水液。

6. 肺与肝 主要体现在气机升降的调节方面。

肺主肃降,肝主升发,二者相互协调,对全身的气机调畅与气血调和起着重要的调节作用。若肝郁化火,循经上行,影响肺的宣降,则见咳嗽、喘促、咯血、胸胁胀痛等。若肺失清肃,燥热内盛,累及肝脉,则见头痛头晕、面红目赤、胸胁隐痛等。

7. 肺与肾 主要表现在水液代谢及呼吸运动两个方面。

(1)水液代谢:肺为水之上源,肾为主水之脏,肾的气化有助于肺通调水道,同时肾主水依赖于肺通调水道的功能。因此,肺肾协调,对人体水液的正常代谢起着重要作用。

(2)呼吸运动:肺主呼吸,肾主纳气,肺肾相互配合,才能完成正常的呼吸。若肾气不足,摄纳无权,或肺气久虚,伤及肾气,则导致"肾不纳气",而见动则气喘、自汗、神疲乏力等。故有"肺为气之主,肾为气之根"的说法。

8. 肝与脾 主要体现在消化吸收及血液运行方面。

(1)消化吸收:肝主疏泄,脾主运化,脾胃的气机升降有赖于肝的疏泄调畅;肝分泌胆汁,可促进饮食物消化,从而实现脾胃的运化健全,完成食物的消化吸收。

(2)血液运行:肝主藏血,脾主统血,共同维持血液的正常运行。若脾气虚弱,运化失司,或脾不统血,失血过多,则会累及肝,形成肝血不足。

9. 肝与肾 主要体现在精血同源、阴阳承制及藏泄互用等方面。

(1)精血同源:肝藏血,肾藏精。精能生血,血能化精,精血相互资生、相互转换,故有"精血同源"、"肝肾同源"之称。

(2)阴阳承制:肝肾的阴阳相互制约、相互资助。肾阴能滋养肝木,制约肝阳,使肝阳不亢;肾阳能资助肝阳,温煦肝脉,防肝脉寒滞。肝肾阴阳之间互制互用,维持着相互之间的阴阳平衡。

(3)藏泄互用:肝主疏泄,肾主封藏,两者相互制约。肝气疏泄可使肾气闭藏,开合有度,肾气闭藏可防肝气疏泄太过,二者相互制约、相互协调,从而调节男子排精和女子的月经。

10. 脾与肾 主要体现在水液代谢过程中相互协同和先后天相互资助两方面。

(1)相互协同:肾阳的温煦作用有助于脾气运化水湿功能的正常发挥,而脾气及脾阳的作用有助于肾主水液代谢,因而脾肾两脏相互协作,共同完成水液代谢。

（2）先后天相互资助:脾主运化水谷精微,为后天之本;肾主藏精,为先天之本。肾阳的温煦有助于脾的运化,脾气化生的水谷之精有助于肾藏精。因此,脾与肾相互资助,相互促进。

（二）脏与腑之间的关系

五脏与六腑的关系主要是阴阳表里配合的关系。脏属阴,腑属阳;阴在里,阳在表。脏腑经脉互为络属,使脏腑之间在生理功能上相互联系,病理变化上相互影响。

1. 心与小肠　二者通过经脉络属而构成表里关系。病理方面,心有实火,可累及小肠,而见尿赤、排尿灼热、尿少、尿痛等;小肠有热,可上炎于心,而见口舌生疮、心烦、失眠、舌尖红赤等。

2. 肺与大肠　二者通过经脉络属而构成表里关系。生理上,肺气的肃降有助于大肠的传导,而大肠的传导功能也促进了肺气的肃降。病理上,肺气肃降失职,影响大肠传导,可见大便秘结;大肠壅滞不通,也会影响肺的肃降,引起咳喘、胸闷等。

3. 脾与胃　二者通过经脉络属而构成表里关系。生理上,脾胃又称"后天之本",脾主运化,胃主受纳;脾主升清,胃主降浊;脾属湿土,喜燥而恶湿,胃属燥土,喜润而恶燥。二者共同完成对饮食物的消化、吸收和转输。病理上,脾不健运,为湿所困,清气不升,影响胃的受纳通降,可见纳呆、脘腹胀满、恶心呕吐等;若饮食失节,食滞胃脘,浊气不降,则会影响脾的运化功能而见腹胀、肢体困倦、头晕目眩、腹泻等。

4. 肝与胆　胆附于肝,二者通过经脉络属构成表里关系。生理上,胆汁来源于肝,储存于胆,并在肝的疏泄作用下排泄于小肠。胆汁排泄通畅,又有助于肝的疏泄。在病理上,肝胆之间,相互影响,如肝胆火旺、肝胆湿热等。

5. 肾与膀胱　二者通过经脉络属构成表里关系。生理上,肾气的固摄有助于膀胱的储尿、排尿。病理上,若肾气不足,固摄无权,则膀胱之开阖失度,则见尿少、小便不利等。

（三）腑与腑之间的关系

腑与腑之间的关系,主要体现在对食物的消化、吸收和对糟粕的排泄过程中。饮食入胃,在胃内受纳、腐熟形成食糜,下传至小肠,通过小肠的泌别清浊,进一步消化,清者即水谷精微,经脾的转输,濡养全身;一部分水液,经肾脏气化形成尿液进入膀胱排出体外;浊者为糟粕,下传于大肠,经传导与变化,燥化后形成粪便排出体外。肝的疏泄及三焦的气化运行,在饮食的消化、吸收和排泄过程中起着非常重要的作用。因此,六腑以通为用。

六腑之间在病理上也相互影响。若大肠燥结、便秘,可影响胃的和降,使胃气上逆,见呕吐苦水、恶心等。若胃有实热,耗损津液,可引起大肠传导受阻,见大便干结等。

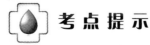
考点提示

本任务中考试重点主要为五脏各自的生理功能和生理联系,其次,六腑、奇恒之腑、脏腑之间的关系应适当兼顾。

任务二 气血津液

 要点导航

重点：气、血、津液的功能及其关系。
难点：对气、血、津液关系的理解和应用。

气、血、津液是构成人体和维持人体生命活动的基本物质，是脏腑、经络等组织器官进行生理活动的物质基础，也是脏腑生理活动的产物。同时，人体的脏腑、经络等组织器官，必须得到气、血、津液的充养，才能发挥正常功能；而气、血、津液的生成与代谢，又依赖脏腑、经络等组织器官的功能正常。

一、气

（一）气的基本概念

气是人体内不断运动着的具有很强活力的精微物质，是构成人体和维持人体生命活动的最基本物质。人体中精、血、津液等生命基本物质，也均由气所化生。气的含义有两种：①构成人体和维持人体生命活动的精微物质，如水谷之精气、呼吸之气等；②指脏腑经络的功能活动，如脏腑之气、经络之气等。二者相互联系，相互促进，前者是后者的物质基础，后者是前者的功能表现，共同发挥着重要的生理功能。

（二）气的来源与生成

1. 气的来源　气主要来源于先天之精气、自然界的清气和水谷精气。先天之精气是构成胚胎的原始物质，来源于父母的生殖之精，因其先身而生，故称先天之精气。来源于自然界的清气通过肺的呼吸进入人体，并同体内之气在肺内不断地交换，呼出浊气，吐故纳新。水谷精气又称水谷精微，是饮食物中的营养物质。水谷精微滋养脏腑，化生气血。自然界的清气和水谷精气合称为后天之精气。

2. 气的生成　气的生成有赖于全身各脏腑组织的综合作用，其中与肾、肺、脾胃关系密切。"肾为气之根"。肾所藏精气，包括先天之精气和后天之精气，为元气生化之所。"肺为气之主"。肺主气，司呼吸，通过呼吸将清气吸入体内，清气与水谷精气在肺内结合而积于胸中，形成宗气。脾胃为气血生化之源。胃纳脾运，胃降脾升，将饮食物化生为水谷精气，由脾的运化转输于肺，进而布散全身，营养脏腑经络，并化生为脏腑经络之气。

（三）气的运动及形式

气在人体内一直处于不断的运动之中，流行于全身各脏腑经络等组织器官，激发和推动人体的生理功能，维持人体的生命活动。气的运动称为气机，气运动的基本形式是升、降、出、入。五脏六腑的功能活动与气机有密切的联系，如肺呼气是出，吸气是入，宣发是升，肃降是降；脾主升清,胃主降浊等。人体的生命活动,依赖气的运动和全身气机的协调平衡,如肝、脾主升,肺、胃主降。

气的升降出入运动之间的协调平衡称为气机调畅。升降出入的平衡失调,即是气机失调。气机失调有多种表现形式:气的运动受阻,称为气机不畅;受阻较甚,局部阻滞称为气滞;气上升运动太过,称为气逆;气下降太过,称为气陷;气不内守,大量外逸,称为气脱;气不外达,闭塞于内,称为气闭。

(四) 气的分类

气运行全身,无处不在。根据来源、分布和功能可分为元气、宗气、营气、卫气四种。

1. 元气　又称原气、真气,根源于肾,是人体最基本、最重要的气,是人体生命活动的原动力。元气由先天之精化生,赖后天之精充养,以三焦为通道循行全身,内达五脏六腑,外至肌肤腠理,无处不到。元气能促进人体的生长发育和生殖,与身体的生、长、壮、老、已息息相关。元气充沛,脏腑、经络等组织器官的功能健旺;反之,若因先天禀赋不足,或后天失养,或久病损伤元气,致元气不足,则身体抗邪无力、生长发育迟缓,或体弱多病。

2. 宗气　宗气是由肺吸入的自然界清气与脾胃运化的水谷精气相结合而成,聚于胸中,上出咽喉,贯注心脉,通过心肺的作用布散周身。宗气的功能表现有两个方面:①走息道以行呼吸,即助肺呼吸。②贯心脉以行气血,即助心行血。故凡语言、声音、呼吸的强弱以及心搏的强弱、节律均与宗气的盛衰有关。《灵枢·邪客》曰:宗气积于胸中,出于喉咙,以贯心脉,而行呼吸焉。

3. 营气　营气又称荣气,是由脾胃运化的水谷精微中的"精华"部分所化生,输布于血脉之中,是血液的组成部分。营气运行全身,与血液关系密切,可分不可离,故称为"营阴"。营气的功能:①注入血脉化生血液。②流注全身,营养全身脏腑、经络、四肢百骸等组织。

4. 卫气　卫气又称卫阳,是由脾胃运化的水谷精微中的"剽悍"部分,输布于血脉之外而成。其运行外达皮肤肌腠,内达胸腹脏腑。与营气相对而言,性质属阳,又称"卫阳"。卫气的功能:①护卫肌表,抵御外邪。②温煦脏腑,温养肌肉,润泽皮毛。③调节、控制肌腠的开阖及汗液的排泄,以维持体内外动态平衡。

(五) 气的生理功能

1. 推动作用　气是活力很强的精微物质,不仅能够激发人体的生殖、生长发育和脏腑、经络、器官的生理功能,还具有推动血液的运行、生成,促进津液的输布、排泄的作用。若气的推动作用减弱,则脏腑功能活动减弱,影响生长、发育,影响血液及津液的生成、输布及排泄。

2. 温煦作用　气是人体热量的来源,故《难经·二十二难》说:"气主煦之。"人体体温的恒定、血液和津液的正常运行,均依赖气的温煦作用;五脏六腑的生理活动在气的温煦下进行。若气的温煦作用减弱,常表现为畏寒,四肢不温,血液、津液运行迟缓,脏腑功能减弱。

3. 防御作用　气具有护卫肌表、抗御外邪和驱邪外出的作用。《素问·刺法论》说:"正气存内,邪不可干。"气的防御功能正常,邪气不易侵入人体,即使有外邪侵入,也不易发病,或即使发病,也易治愈。如果气的防御功能下降,则人体抗病能力随之减弱,不但外邪易于侵入人体而致病,而且患病后难以痊愈。

4. 固摄作用　气对体内的血液、津液、精液等液态物质具有统摄、固护,防止其无故流失的作用。主要体现在五个方面:①固摄血液的运行,使之不溢于脉外。②固摄汗液、尿液、唾液等,控制其分泌、排泄,防止流失。③固摄精液,使之不妄泄损耗。④固摄冲任,防止经血妄行,稳固胎元。⑤维持脏腑器官居于正常位置,而不下垂。若气的固摄功能减退,则可导致体内液态物质流失、脏器下垂。如气不摄血的各种出血证,气不摄津的自汗、多尿,气不摄精的滑精、早泄,冲任不固的滑胎,以及胃下垂、子宫下垂、脱肛等。

5．气化作用 通过气的运动而产生的各种变化,具体指精、气、血、津液各自的新陈代谢及相互转化。如饮食入胃,经脾胃化生为水谷精微,然后又转化为气、血、津液;津液在不同的部位转化为泪、唾、涎、涕、胃液、肠液等,最后主要以汗液、尿液的形式排出体外;饮食物经消化、吸收后,转化为糟粕。气化是物质和能量的转化,体现在新陈代谢的全过程。若气化作用失常,则能影响整个物质代谢过程,形成各种复杂的病变。

二、血

(一) 血的概念

血是运行于脉中具有营养和滋润作用的红色液体,是构成人体和维持人体生命活动的基本物质之一。脉是血液运行的管道,又称血府。血液在脉中运行,不断地为生命活动提供营养物质。

(二) 血的生成

水谷精微、营气、津液、精等均为化生血液的物质来源。水谷精微所化生的营气和津液进入血脉,变化而赤,成为血液。肾中所藏之精亦可转化为血。

血液生成主要有两条途径:①水谷精微化血。饮食物经过脾胃的气化作用,化生为水谷精微,转化为营气和津液,上输于肺,与肺吸入的清气结合,通过心肺的气化,灌注心脉而为血。《灵枢·决气》曰:中焦受气取汁,变化而赤,是谓血。这里的"气"指营气,"汁"是津液。心主血,将水谷精微、营气和津液变化而赤为血。②精化为血。肾精归于肝,经肝之气化而转化为血。肾精能化为血,同时肾中的元气也能促进脾胃运化水谷精微生成血液。

(三) 血的运行

血能顺利地到达全身,营养脏腑经络,维持身体的生理活动,必须有正常的运行机制。血液的正常运行,必须具备三个条件:①脉管系统完整而通畅。②血液充盈。③脏腑生理功能正常,尤以心、肺、脾、肝最为重要。血液的正常运行,取决于气的推动作用和固摄作用的协调平衡。心主血脉,心气推动是血液运行的基本动力;肺主气和朝百脉,推动和调节血液运行;脾统血,脾气的统摄作用使血液运行于脉道之中;肝藏血,调节血量,肝主疏泄有利于血液顺畅地运行。血液的运行是在心、肺、肝、脾四脏的相互配合、协调作用下完成的。

(四) 血的生理功能

1．营养作用 血液中的营气随血液循行全身,为全身各脏腑组织器官的功能活动提供营养物质,使之发挥正常的生理功能。《素问·五脏生成篇》说:肝受血而能视,足受血而能步,掌受血而能握,指受血而能摄。

2．滋润作用 血液中的津液发挥着滋润作用。血液充盈,则面色红润、肌肉丰满、壮实,皮肤、毛发润泽。血液亏虚,常可见面色无华、肌肤干燥、毛发枯槁。

3．养神作用 血是神志活动的物质基础,精神活动的正常进行,离不开血液对脏腑的营养。血液充足,气血调和,则人精力充沛、神志清晰、思维敏捷、反应灵活。血虚者常见失眠、惊悸、多梦等;大量失血者可出现精神恍惚、神志昏迷等。

三、津液

（一）津液的概念

津液是构成人体和维持人体生命活动的基本物质之一，是人体内一切正常水液的总称。包括各脏腑组织器官内的液体及其正常的分泌物，如胃液、肠液、涕和泪等。津液可分为津和液，津与液虽同属于水液，同源于水谷精微，但其分布、性状、功能等又有差别。一般来说，质地清稀，流动性大，分布于体表皮肤、肌肉和孔窍并能渗注于血脉，起滋润作用的，称为津；质地相对稠厚，流动性小，灌注于关节、某些脏腑的空腔、脑、髓等组织，起滑利、濡养作用的，称为液。因为津液均来源于饮食水谷，代谢过程中常相互补充、相互转化，病理过程中相互影响，一般不予严格区分，所以常津液并称。

（二）津液的生成、输布和排泄

津液的生成、输布和排泄是涉及多个脏腑的、复杂的生理代谢过程。故《素问·经脉别论》曰：饮入于胃，游溢精气，上输于脾，脾气散精，上归于肺，通调水道，下输膀胱，水精四布，五经并行。这是对津液代谢过程的概括。

1. 津液的生成　津液来源于饮食物。胃、脾、小肠、大肠吸收饮食物中的水液和营养而生成津液。具体来说，胃受纳、腐熟、吸收水谷中的部分精微，再由小肠泌别清浊，吸收大部分营养物质和水分，经脾气升清而成津液。

2. 津液的输布　津液的输布是依靠脾、肺、肾、肝和三焦等多个脏器的综合作用而完成的。脾主运化、肺通调水道、肾主水在津液输布中起主要作用。脾主运化、散精，将津液上输于肺，同时脾又直接将津液向四周布散，濡养形体。肺主行水，为水之上源，肺接受脾转输的津液，通过宣降功能布散至全身，向外向上至脏腑、经络、体表，向下至肾与膀胱。肾主水，通过肾阳的气化蒸腾将津液重新布散全身，尿液下输膀胱；同时，肾的气化蒸腾还推动着其他各脏腑对津液的输布。肝的疏泄、调畅气机和三焦决渎、通利水道功能，在津液输布中也起一定作用。

3. 津液的排泄　津液的排泄主要依赖肺、肾、膀胱、大肠和三焦等脏腑的综合作用。排泄是通过呼气、汗液、尿液、粪便等途径实现的。肺的宣发作用将津液化为汗液，呼气时带走部分水分；肾将水液气化蒸腾后的废物形成尿液。汗液和尿液的排出又与皮肤、膀胱和前阴有关。此外，有少部分津液随着粪便排出体外。

总之，津液的生成、输布和排泄，是许多脏器相互协调配合的结果，其中尤以肺、脾、肾三脏为重要。若某一脏发生病变，均可影响津液的生成、输布和排泄，破坏津液代谢的平衡，从而形成伤津、脱液等津液不足的病变，或水液停滞积聚的病理变化，如水肿、痰饮等。

（三）津液的生理功能

津液源于饮食物，富含精微营养，且遍布全身，具有重要的生理功能。

1. 滋润濡养　津液是含有丰富营养的液态物质，布散全身，滋养全身皮肤、肌腠、筋骨、脏腑。

2. 化生血液　津液是血液的成分之一，津液渗入血脉中，和营气一起化生血液。

3. 载气运行　津液为气之载体，人体之气依附于津液而存在，气运动变化于津液之中。如果津液丢失，必然会导致气的耗损，即所谓"气随液脱"。

4. 排泄浊物　津液在代谢过程中，能把身体的代谢产物通过汗液、尿液等形式排出体外，以维持脏腑、组织、器官的正常活动。否则，代谢产物潴留于体内可导致多种病变。

5. 调节平衡 人体津液的代谢,对身体的阴阳平衡起重要的调节作用。人体的津液代谢随外界环境的影响而变化,津液在天寒衣薄则为溺与气,天热衣厚则为汗。津液正是通过这种变化来调节阴阳之间的动态平衡。

四、气、血、津液之间的关系

气、血、津液均是构成人体和维持生命活动的基本物质,虽然在人体内有各自不同的运动方式与生理功能,但是它们之间在生理和病理上有着密切的关系。

微课 3-2

（一）气与血的关系

气属阳,血属阴。气和血之间存在着相互依存、相互资生、相互制约的关系,概括表现为"气为血之帅"和"血为气之母"两个方面。

1. 气为血之帅

（1）气能生血:气的运动变化是血液化生的动力。从饮食物转化为水谷精气,再转化为营气和津液,最后化生为血液,整个过程都依赖气的运动变化,因此说气能生血;同时营气直接参与血液的生成。故治疗血虚时常配以补气药物。

（2）气能行血:血液的运行有赖于气的推动。气是血液运行的动力,血液的正常运行需要心气的推动、肺气的布散、肝气的疏泄等协作完成,所以说"气行则血行"。气的功能障碍,如气滞,常可引起血行不畅,甚则血瘀。

（3）气能摄血:气对血具有固摄作用,能使血液循行于脉中而不至于溢于脉外。若气虚而固摄血液的作用减弱,可致各种出血的病证,称为"气不摄血",治疗时须补气摄血,方能止血。

2. 血为气之母

（1）血能生气:气的生成离不开血液,血不断地为气的生成和功能活动提供物质保障,故血足则气旺,血衰则气弱。

（2）血能载气:气存在于血液之中,血是气的载体,气必须依附于血而到达全身。若血不载气,气失去依附,可发生气脱之证。所以,大出血患者可见气随血脱,治疗时当益气固脱。

（二）气与津液的关系

气属阳,津液属阴,均来自于脾胃化生的水谷精微。津液的生成、输布和排泄,有赖于气的推动、固摄作用和气的升降出入运动;而气在体内的存在及运动变化也离不开津液的滋润和运载。二者生理上相互依存,病理上相互影响。

1. 气对津液的作用

（1）气能生津:气是津液生成的物质基础和动力。津液的生成主要源于饮食物经脾胃运化的水谷精微,气可推动和激发脾的运化功能。脾气健运则津液充足;脾气虚,运化无力,则津液亏少。

（2）气能行津:气是津液在体内正常输布运行的动力,津液的输布和排泄全赖于气的推动和气化作用。肺气的宣发和肃降、脾气的散精和转输、肾气的蒸腾汽化,共同完成津液在体内的输布与排泄。生理上气行则水行,病理上气停则水聚。

（3）气能摄津:气具有固摄和控制津液排泄,维持体内津液代谢平衡的作用。若气虚固摄无力,则见多汗、多尿、遗尿、流涎等。

2. 津液对气的作用

（1）促进气的生成:脾胃运化的水谷精微化生为津液之后,在体内元气的作用下蒸腾化生为气,以保证身体生理功能的发挥。

（2）津能载气:津液是气的载体之一,气既依附于血,又依附于津液而存在于体内。脉管中的津液化生血液,能运载营气,脉管外的津液流行贯注,能运载卫气。若津液大量流失,如大汗、呕吐、大泻、多尿等,可使气无所依,出现乏力、气短甚至气脱症状,故有"气随津脱"之说。

（三）血与津液的关系

血液与津液都来源于水谷精气,且相互渗透、相互转化,都有滋润和濡养的作用。血液渗于脉外者,则化为津液,津液渗注入脉内,即化为血液,故有"津血同源"之说。汗为津液所化,汗出过多则津液损耗,津液损耗则血液减少,故有"血汗同源"之说。若失血过多,脉外的津液大量渗入脉中,出现津液的不足,可见口渴、尿少、皮肤干燥等症状,称为"耗血伤津"。反之,津液大量损耗时,脉管内血的一部分渗出脉外,导致血脉空虚,称为"津枯血燥"。

考点提示

本任务中考试重点主要为气与血的关系。

任务三 经 络

要点导航

重点:十二经脉的名称、走向和交接规律。

难点:对十二经脉流注次序的理解和应用。

经络是人体气血津液运行的通路,是人体组织结构的重要组成部分。通过经络系统的联络、传导、调节,脏腑组织器官的功能活动才得以正常发挥,人体才成为一个有机整体。经络学说是研究人体经络的循行分布、生理功能、病理变化及其与脏腑相互关系的学说,是中医理论的重要组成部分,是针灸、推拿、刮痧等治疗护理方法的理论基础,在中医理论和实践中占有重要地位。

一、经络的概念和经络系统的组成

（一）经络的概念

经络是运行全身气血、联络脏腑肢节、沟通上下内外的通路。经络是经脉和络脉的总称,"经"有路径的含义,为经络系统纵行的主干,径干粗大,数目较少,主要循行于人体深部,有固定的路径;"络"有网络的含义,为经脉别出的分支,较经脉细小,数目较多,纵横交错,人体深部、浅部均有循行,网络全身。

经络内属于脏腑,外络于肢节,沟通脏腑与体表间的联系,将人体的五脏六腑、四肢百骸、五官九窍、皮肉筋骨等组织紧密地联结成一个有机的整体,人体各部的功能得以保持相对平衡与协调。

(二)经络系统的组成

经络系统由经脉、络脉和连属部分组成,在内连属于脏腑,在外连属于筋肉、皮肤。故《灵枢·海论》曰:内属于脏腑,外络于肢节。经络系统的组成见图3-1。

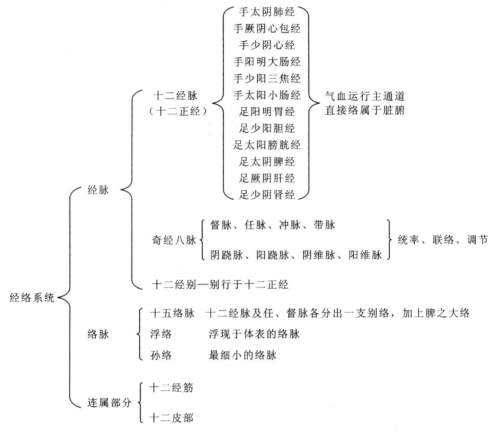

图 3-1　经络系统的组成

1. 经脉　经络系统的主干,包括十二正经、奇经八脉和十二经别。

(1)十二经脉:又称"十二正经",是经络系统的主体,包括手三阴经、手三阳经、足三阴经、足三阳经。十二正经有固定的起止点、固定的循行路径和交接顺序,在肢体的分布及走向有一定的规律,与脏腑有直接的络属关系,是气血循行的主要通道。

(2)奇经八脉:奇经有八条,即督脉、任脉、冲脉、带脉、阴跷脉、阳跷脉、阴维脉、阳维脉,合称为"奇经八脉"。奇经具有统率、联络和调节十二经脉中气血的作用。

(3)十二经别:十二经别是从十二经脉别出的重要分支,分别起于四肢肘膝关节以上部位,循行于体内脏腑深部,出于颈项浅部。具有加强十二经脉中互为表里的两条经脉的联系,补充十二正经不足的作用。

2. 络脉　经脉的分支,有别络、浮络、孙络之分。

(1)别络:络脉中较大的和主要的络脉,是十二经脉在四肢部以及躯干前、后、侧三部的重要支脉,具有加强互为表里两经之间在体表联系的作用。别络有 15 条,即十二正经与任督二脉各有 1 条,加上脾之大络,合称为"十五别络"。

(2)浮络:循行于人体浅表部位的络脉。其分布广泛,起着沟通经脉、输达肌表的作用。

(3)孙络:最细小的络脉,分布全身,难以计数。

3.连属部分　经筋和皮部,是十二经脉与筋肉和体表的连属部分。

(1)十二经筋:十二经脉之气"结、聚、散、络"于筋肉、关节的体系,具有连缀四肢百骸,约束骨骼,主司关节运动的作用。

(2)十二皮部:十二经脉功能活动反映于体表的部位。十二皮部的分布区域,是以十二经体表的分布范围为依据,把全身皮肤划分为十二部分,分属于十二经脉。

二、十二经脉

微课 3-3

1.十二经脉的名称　十二经脉是经络系统的主体,故又称"正经"。十二经脉的命名是结合阴阳、脏腑、手足三方面而定。有手三阴经、手三阳经、足三阴经、足三阳经,它们对称地分布于人体的两侧,分别循行于手、足的内外、前中后的不同部位,每一条经脉分别属于一个脏或一个腑。

凡是属于脏的经脉为阴经,循行于肢体内侧面;属于腑的经脉为阳经,循行于肢体外侧面。循行于上肢的为手经;循行于下肢的为足经。内侧有前、中、后之分,分别为太阴、厥阴、少阴;外侧也有前、中、后之分,分别为阳明、少阳、太阳。十二经脉的名称及在四肢的分布见表3-1。

表 3-1　十二经脉的名称及在四肢的分布

	阴经 (属于脏)	阳经 (属于腑)	循行部位 (阴经行于内,阳经行于外)	
手	太阴肺经	阳明大肠经	上肢	前缘
	厥阴心包经	少阳三焦经		中线
	少阴心经	太阳小肠经		后缘
足	太阴脾经	阳明胃经	下肢	前缘
	厥阴肝经	少阳胆经		中线
	少阴肾经	太阳膀胱经		后缘

注:在小腿下半部和足背部,肝经在前缘,脾经在中线,在内踝上 8 寸处交叉后,脾经在前缘,肝经在中线。

2.十二经脉在体表的分布规律　十二经脉纵贯全身,左右对称地分布于头面、躯干和四肢,在体表有一定的分布规律。

(1)头面部:头为诸阳之会,手、足三阳经皆循行于头面部。手足阳明经行于面部、额部;手足少阳经行于头侧部;手足太阳经行于面颊、头顶和头后部。

(2)四肢部:属脏的阴经,行于四肢内侧面;属腑的阳经,行于四肢外侧面。内侧三阴经,太阴在前缘,厥阴在中线,少阴在后缘。但下肢内侧内踝 8 寸以下,厥阴在前,太阴在中,少阴在后。上、下肢外侧阳经分布为阳明在前,少阳在中,太阳在后。

(3)躯干部:手三阴经均出于腋下;手三阳经循行于肩胛部;足三阳经中,阳明经循行于前(胸腹部)、少阳经循行于躯干侧面、太阳经循行于后(背部);足三阴经均循行于胸腹部。循行于胸腹部的经脉,由前正中线向外依次是足少阴肾经、足阳明胃经、足太阴脾经和足厥阴肝经。

3.十二经脉的走向和交接规律　十二经脉有一定的循行方向,并相互衔接,彼此沟通,其走向与交接是有一定规律的。《灵枢·逆顺肥瘦》说:手之三阴,从脏走手;手之三阳,从手走头;足之三阳,从头走足;足之三阴,从足走腹。

十二经脉交接规律:阴经与阳经在四肢末端交接,如手太阴肺经在食指与手阳明大肠经交接,足阳明胃经在足大趾与足太阴脾经交接。阳经同名经在头面部交接,如手阳明大肠经与足阳明胃经相接于鼻翼旁,手太阳小肠经与足太阳膀胱经在目内眦相接,手少阳三焦经与足少阳胆经相接于目外眦。阴经与阴经(指手足三阴经)在胸腹部交接,如足太阴脾经与手少阴心经交接于心中。

十二经脉的走向、交接和分布规律,可简单地概括为:手之三阴胸内手,手之三阳手外头;足之三阳头外足,足之三阴足内腹。

4. 十二经脉的表里关系 十二经脉中,阴经皆属脏主里而络腑,阳经皆属腑主表而络脏,形成了六对脏腑阴阳表里相合的关系。即手太阴肺经与手阳明大肠经相表里,手厥阴心包经与手少阳三焦经相表里,手少阴心经与手太阳小肠经相表里;足太阴脾经与足阳明胃经相表里,足厥阴肝经与足少阳胆经相表里,足少阴肾经与足太阳膀胱经相表里。十二经脉的表里关系,既加强了表里两经的联系,又促进了互为络属的脏腑在生理功能上的协调配合,在病理上也相互影响。在治疗上表里两经的腧穴可交叉互用,增强疗效。

5. 十二经脉流注次序 十二经脉是气血运行的主要通道。经脉中的气血依次循环贯注,即从手太阴肺经开始,依次传至足厥阴肝经,再传到手太阴肺经,构成一个周而复始、如环无端的流注系统,使气血得以流注全身,人体的脏腑组织、四肢百骸不断得到气血的充养。十二经脉流注次序见图3-2。

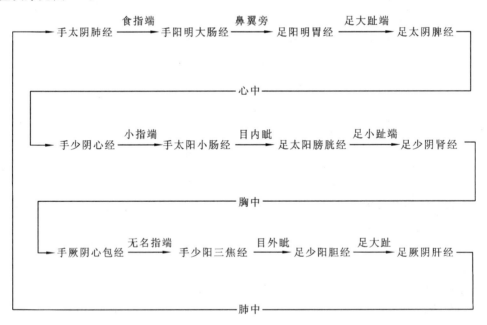

图 3-2　十二经脉流注次序

三、奇经八脉

奇经八脉是督脉、任脉、冲脉、带脉、阴跷脉、阳跷脉、阴维脉、阳维脉的总称,是十二经脉以外的特殊通路,别道奇行,是经络系统的重要组成部分。由于它们不直接与脏腑相络属,相互之间无表里配合关系,其分布又不像十二正经那样规则,不同于十二正经,故称奇经。

（一）奇经八脉的循行及生理功能

1. 督脉

（1）循行:起于胞中,下出会阴,沿脊柱上行,至项后风府穴处进入颅内、络脑,并由项沿头部正中线,经头顶、额部、鼻部、上唇,止于上唇系带(龈交穴)处。

（2）生理功能:督脉行于背部正中,能总督一身之阳经,全身阳经均与之交会,故称"阳脉之海"。督脉在循行时属肾入脑,故与脑、脊髓和肾有密切联系。

2. 任脉

（1）循行:起于胞中,下出会阴,沿腹部和胸部的正中线上行,至咽喉,上行至下颏部,环绕口唇,沿面颊分行至目眶下。

（2）生理功能:任脉行于胸腹前正中线,全身阴经均与之交会,能总任一身之阴经,故称"阴脉之海"。任与"妊"相通,与女子妊娠有关,称"任主胞胎"。

3. 冲脉

（1）循行:起于胞中,下出会阴后,在腹股沟处与足少阴肾经相并,夹脐上行,散布胸中,再上行过咽喉,环绕口唇,止于目眶下。

（2）生理功能:冲脉与十二经脉相通,能调节十二经气血,为"十二经脉之海"。冲脉又称"血海",与妇女的月经有密切关系。

冲、任、督三脉均起于胞中,同出会阴,但循行部位不同,故称为"一源三歧"。

4. 带脉

（1）循行:起于胁下,绕身一周,状如束带。

（2）生理功能:约束纵行诸经。带脉不和,可见妇女带下诸病。

5. 阴维脉、阳维脉

（1）循行:阴维脉起于小腿内侧,并足太阴脾经、足厥阴肝经上行,然后上行至咽喉,与任脉会于颈部。阳维脉起于足跗外侧,并足少阳胆经上行,至项后,与督脉会合。

（2）生理功能:阴维脉的功能是"维络诸阴",调节六条阴经之气;阳维脉的功能是"维络诸阳",调节六条阳经之气。

6. 阴跷脉、阳跷脉

（1）循行:跷脉左右成对。阴跷脉起于内踝下,伴足少阴肾经上行,到目内眦与阳跷脉会合。阳跷脉起于外踝下,伴足太阳膀胱经上行,到达目内眦,与阴跷脉会合。

（2）生理功能:跷脉有调节下肢运动、司眼睑开合的作用。跷脉从下肢内外侧分别上行于头面,具有交通一身阴阳之气的功能。

（二）奇经八脉的作用

奇经八脉除带脉横向循行外,均为纵向循行,纵横交错地分布于十二经之间,其主要作用是沟通十二经脉之间的联系,将部位相近、功能相似的经脉联系起来,达到统摄经脉气血、协调阴阳的作用。对十二经脉气血有着蓄积和渗灌的调节作用,当十二经脉及脏腑气血旺盛时,奇经八脉能加以蓄积;当人体功能活动需要时,奇经八脉又能渗灌供应。奇经与肝、肾等脏及女子胞、脑、髓等奇恒之腑的关系较为密切,在生理上与病理上均有一定的联系。

四、经络的功能及应用

（一）经络的生理功能

1. 联络沟通　人体的五脏六腑、四肢百骸、五官九窍，能够保持统一协调，有赖于经络系统的联系、沟通作用。十二经脉及其分支纵横交错，入里出表、通上达下，且有固定的络属关系和循行流注规律，这样就将人体的脏腑组织器官有机地联结起来，形成一个紧密统一的整体。

2. 运行气血　经络是气血运行的通道，人体的气血须通过经络的传注，才能布散全身，渗透灌注脏腑组织，以营养濡润脏腑器官，维持身体的生命活动。

3. 调节平衡　经络具有行气血而营阴阳的作用，其中营气行于脉中，卫气行于脉外，营卫之气密布周身，发挥抵御外邪、调节平衡的作用。外邪侵犯人体时，多由表及里，先从皮毛开始，若卫气充实于皮毛络脉，即首先发挥其抵御外邪入侵的屏障作用。

（二）经络学说的临床应用

经络学说在阐释病理变化，指导疾病的诊断、临床治疗及预防保健中有重要意义。

1. 阐释病理变化　在病理上，经络具有传注病邪、反映病候的功能。病邪可以通过经络由表达里，或由里出表。脏腑病变时可沿着所联系的经络通路反映到体表。筋骨皮肉、五官九窍与内脏之间的联系是以经络为通道，一旦经络受邪，则该经络所过或所主的器官也必然会受到影响，严重者发生病变。筋骨皮肉、五官九窍皆须依赖经络运行气血的营养，所以经络受邪，其所过的筋骨皮肉、五官九窍也会出现病变。

2. 指导疾病的诊断　经络在体表有循行部位，在体内有脏腑络属，脏腑有病可以通过经络表现在体表，因而在临床上可用于疾病的诊断。如头痛，可根据经脉在头部的循行分布而辨别病位，其痛在前额者多与阳明经有关，痛在两侧者多与少阳经有关，痛在颈项者多与太阳经有关，痛在巅顶者多与督脉、厥阴经有关。

3. 指导临床治疗　应用经络学说指导临床各科的治疗，特别是针灸、推拿和药物治疗，可使治疗方法更具有目的性、方向性。如针灸治病主要是通过针刺与艾灸等方法刺激体表腧穴，以疏通经气，调节人体脏腑气血，治疗疾病。针灸选穴，除辨证取穴以外，还要选用病变经脉、病变脏腑所属经脉或相应经脉的腧穴来治疗，即循经取穴。如《四总穴歌》"肚腹三里留，腰背委中求，头项寻列缺，面口合谷收"，临床应用非常广泛。

4. 指导预防保健　通过疏通经络来调理脏腑功能，调畅气血，平衡阴阳，从而起到强身保健、预防疾病的作用。如按摩、艾灸法自古以来就是防病治病之术，足三里穴被视为防病治病的保健强壮穴等。

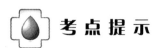

本任务中考试重点主要为十二经脉的名称、走向和交接规律，奇经八脉的名称及功能。

任务四 病 因

 要点导航

重点：六淫、七情内伤的致病特点。

难点：对痰饮、瘀血的理解。

中医学认为人体是一个有机的整体。一般情况下，人体脏腑经络、组织器官的生理活动处于正常状态，气血阴阳协调平衡，人体处于健康状态。如果人体受到致病因素影响，阴阳气血失衡，可导致脏腑经络生理活动异常，就会发生疾病。疾病发生、发展及转归过程极其复杂，与人体内外各种因素均有关系。分析病因病机的规律，对指导临床辨证、健康评估和治疗、护理均有重要意义。

引起人体发生疾病的原因多种多样、错综复杂。病因就是破坏人体相对平衡状态而引起疾病的原因，又称致病因素，包括气候异常、精神刺激、饮食失宜、脏腑功能失调、劳逸过度、外伤等。另外，在疾病过程中产生的病理产物如痰饮、瘀血等，也能成为新的致病因素，所以临床把病因分为四大类：外感病因、内伤病因、病理产物性病因及其他因素等。

外感病因来自自然界，从肌表、口鼻侵入人体而致病，包括六淫和疠气。外感病因侵犯人体引起的疾病称为外感病。外感病一般具有发病急、病程短的特点，初期具有恶寒发热、头身疼痛、脉浮等表证症状。内伤病因一般是来自人体内部的致病因素，包括七情内伤、饮食失宜、劳逸过度等。疾病过程中气血失调所产生的病理产物，滞留体内，成为新的致病因素，称为病理产物性病因，包括痰饮、瘀血等。

一、六淫

六淫，即风、寒、暑、湿、燥、火六种外感病邪的统称。风、寒、暑、湿、燥、火指自然界六种不同的气候变化，在正常情况下称六气，是万物赖以生长的条件，人体的生理活动与六气的变化规律相适应，故六气多不致病。当气候发生异常，即太过或不及，或非其时而有其气，或气候变化过于急骤等，超过了人体适应的限度，侵犯人体导致疾病发生时，就成为了致病因素，六气就转化为六淫，也称六邪。

六淫致病具有共同特点：①外感性。六淫邪气来源于自然界，多从肌表、口鼻而入，称为外感六淫。②季节性。六淫致病，有明显的季节性，如春季多风病，夏季多暑病，长夏多湿病，秋季多燥病，冬季多寒病等。③地域性。六淫致病，常与工作、生活的地域环境相关，不同的地域有不同的特点，如西北高原多寒病、燥病，东南沿海多热病、湿病，高温环境容易发生温热病。④相兼性。六淫邪气，既可单独致病，也可两种以上邪气同时侵犯人体而致病，如风寒感冒、湿热泄泻、风寒湿痹等。⑤转化性。六淫邪气在致病过程中，既相互影响，在一定的条件下又相互转化，寒邪入里可以化热，暑湿日久可以化燥伤阴等。

六淫致病又各具特点,分述如下。

1. 风 风为春季之主气,故风邪致病,春季多见。风邪的性质和致病特点如下。

(1)风为阳邪,其性开泄,易袭阳位。风为春季之主气,具有轻扬、升散、向外、向上的特性。风邪侵袭肌表,腠理疏泄,见汗出、恶风等;同时易伤人体上部,出现头晕头痛、鼻塞流涕、喉痒咳嗽等。《素问·太阴阳明论》说:"伤于风者,上先受之。"

(2)风性善行而数变。善行,指风邪善动不居,致病部位常游移不定,如行痹(也称风痹),表现为关节游走性疼痛。数变,指风邪致病,有发病急、变化快的特性,如风疹,具有发无定处、此起彼伏的特点。

(3)风性主动。动,指动摇不定。风邪致病常具有动摇不定的特点,如眩晕、震颤、四肢抽搐、颈项强直及角弓反张等。《素问·阴阳应象大论》说:"风胜则动。"

(4)风为百病之长。长,首也。风邪是外感疾病的先导,致病极为广泛,寒、湿、燥、热等邪,往往随风邪而侵犯人体,如风寒、风湿、风热等,故风为六淫之首。《素问·太阴阳明论》说:"风为百病之长也"。

2. 寒 寒为冬季之主气,故冬季多寒病,其他季节如气温骤降也可发病,或冒雨涉水、贪凉饮冷,或工作、生活于寒冷环境,或汗出当风,亦常感受寒邪。寒邪伤于肌表,阻遏卫阳,称为"伤寒";寒邪直中于里,损伤脏腑阳气,则为"中寒"。寒邪的性质和致病特点如下。

(1)寒为阴邪,易伤阳气。寒即阴寒盛,其性清冷,属阴邪。寒邪侵袭,最易损伤阳气,阳气受损,失去其正常的温煦气化作用,形成阳气衰退的寒证。如外寒袭表,卫阳被遏,可见恶寒、发热、无汗,脉浮紧;寒邪直中脾胃,脾阳受损,可见脘腹冷痛、呕吐、腹泻等症状。

(2)寒性凝滞,主痛。凝滞即凝结、阻滞不通。寒邪侵袭人体,阳气不振,经脉气血为寒邪所凝闭,失于温煦而凝塞不通,气机阻滞,不通则痛,故寒邪伤人多见疼痛症状。寒邪侵袭肌表,则见头项强痛,骨节疼痛;寒邪直中肠胃,则见胃脘冷痛。《素问·痹论》曰:"痛者,寒气多也,有寒故痛也。"寒邪致痛,多遇寒加重,得温痛减。

(3)寒性收引。收引即收缩牵引。寒邪侵袭人体可使气机收敛,腠理闭塞,筋脉收缩而挛急。如寒袭肌表,腠理闭塞,卫阳被遏,可见恶寒发热、无汗、脉紧;寒邪客于经络关节,可见筋脉拘挛作痛、关节屈伸不利等。

3. 暑 暑为夏季之主气,为火热所化。暑邪致病多发生在夏至之后,立秋之前,有明显的季节性,《素问·热论》说:"先夏至日者为病温,后夏至日者为病暑。"暑病纯属外感,无内生之说。暑病轻者为"伤暑",重者为"中暑"。暑邪的性质和致病特点如下。

(1)暑为阳邪,其性炎热。暑邪为盛夏炎热之气所化,其性炎热,故为阳邪。暑邪伤人,易致身体阳气偏盛,出现火热炽盛症状,如壮热、面赤、心烦、口渴、脉洪大等。

(2)暑性升散,易伤津耗气。暑为阳邪,其性升散、开泄,故暑邪伤人,易使腠理开泄而多汗。汗出过多,津液耗伤,则见口渴喜饮、唇舌干燥、尿少色黄。汗出伤津,气随津耗,则见体倦乏力、气短懒言,严重者气随津脱,可见突然昏倒、不省人事等危象。

(3)暑多夹湿。夏暑气候炎热,且多雨潮湿,天热地湿,湿热蕴蒸,故暑邪致病多夹湿邪,除发热、烦渴等暑热症状外,常兼四肢困重、胸闷、纳呆、呕恶、便溏等湿阻症状。

4. 湿 湿为长夏之主气。夏秋之交,暑热未消,水气蒸腾,气候潮湿,为湿气最盛的季节,故长夏易感湿邪为病。若冒雨涉水、居处潮湿等可感受湿邪而致病。湿邪的性质和致病特点如下。

(1)湿为阴邪,阻遏气机,损伤阳气。湿为水气所化,其性类水,属阴。湿邪侵犯人体,最易阻遏气机,使气机升降失常。如湿阻胸膈,则胸闷;湿困脾胃,则食少纳呆、脘痞腹胀。湿为阴邪,损伤阳气,脾阳不振,运化无力,水湿停聚,常见泄泻、水肿、尿少等。

(2)湿性重浊。表现有两方面:①重滞。湿邪致病,常有沉重或重着不移的特点,如湿邪外袭肌表,则清阳不升、营卫不和,故头昏而沉如束布帛;湿邪滞留关节,则关节疼痛重着,肌肤不仁。②秽浊。湿邪为患,多见分泌物、排泄物秽浊不清,如湿邪犯上,则见面垢、眵多;湿滞大肠,则见大便溏泄、下痢脓血;膀胱湿热,则见小便混浊;湿滞带脉,则见白带量多秽浊;湿邪浸淫肌肤,则见湿疹滋水淋漓等。

(3)湿性黏滞。黏滞即黏腻停滞。是指湿邪致病具有黏腻停滞的特点,主要表现在两个方面:①症状的黏滞性,可见排泄物黏滞不爽,如大便黏腻、排出不畅,小便涩滞,分泌物黏浊,舌苔黏腻等。②病程的缠绵性,湿性黏滞,蕴蒸不化,胶着难解,故湿邪致病多病程较长,反复发作,缠绵难愈,如湿疹、湿痹、湿温等病程较长。

(4)湿性趋下,易袭阴位。湿性类水而趋下,具有沉降之性。湿邪致病易伤及人体的下部。如淋浊、泄泻下痢、妇女带下、外阴湿疹、下肢水肿等,多由湿邪下注所致。《素问·太阴阳明论》说:"伤于湿者,下先受之。"

5. 燥 燥为秋季之主气。秋令天气收敛,气候干燥,燥邪从口鼻、皮毛侵袭人体而发燥病。燥有温燥、凉燥之分:初秋有夏热之余气,秋阳以曝,燥与热结合为温燥;深秋有近冬之寒气,西风肃杀,燥与寒结合为凉燥。燥邪的性质和致病特点如下。

(1)燥性干涩,易伤津液。干涩,即干燥、涩滞之意,燥为秋季敛肃之气所化,干燥枯涸,伤人最易耗伤津液,形成阴津亏损的干燥病证,如皮肤干燥皲裂、口唇燥裂、鼻咽干燥、大便干结、小便短少等。

(2)燥易伤肺。肺为娇脏,喜润恶燥,主司呼吸,燥邪伤人,多从口鼻、皮毛而入,可致肺津损伤,宣肃失职,出现干咳无痰,或痰黏难咯,或痰中带血、咽喉干痛等。

6. 火(热) 火(热)是夏季之主气,火、热、温均为阳盛所生,故火热或温热常并称,火、热、温同类,仅是程度的差异,热为火之渐,火为热之极;温能化热,热能化火,温热多属外感,火热常由内生。火(热)邪的性质和致病特点如下。

(1)火(热)为阳邪,其性炎热。火热燔灼,升腾上炎,为阳邪。火热之邪致病,多表现为人体上部火热症状,如面红目赤、口舌生疮、齿龈肿痛等;或可伴明显的其他热象,如高热、汗出、口渴、烦躁不安,或痈疖疔疮、红肿热痛等。

(2)火(热)易伤津耗气。火热燔灼蒸腾,迫津外泄,消灼津液,则有口渴喜饮、咽干舌燥、小便短赤、大便秘结等津液亏耗的病证;同时因为津液外泄,气随津耗,可见少气懒言、倦怠无力等气虚表现。

(3)火(热)易生风、动血。风为肝所主,火热邪气常燔灼肝经,消耗阴液,使筋失所养,引动肝风,出现高热神昏,四肢抽搐,目睛上视,颈项强直,角弓反张等,又称"热极生风"。火热之邪侵入血分,灼伤脉络,迫血妄行,导致各种出血症,如吐血、衄血、便血、尿血及妇女月经过多等。

(4)火(热)易致肿疡。火热之邪侵入血分,使气血壅聚于局部,热毒酝酿,热腐化脓发为痈肿疮疡,表现为局部红肿热痛,甚者溃破流脓。故《灵枢·痈疽》说:"大热不止,热胜则肉腐,肉腐则为脓,故名曰痈。"

(5)火(热)易扰心神。心属火,心藏神,火邪侵入营血,扰乱神明,轻则心烦失眠,重则狂躁妄动、神昏谵语等。

二、疠气

1. 疠气的概念 疠气是一类具有强烈传染性的外感病邪,又称疫气、异气、疫毒。疠气所致的疾病称为"疫病"或"瘟疫病",如天花、霍乱、鼠疫等。

2. 疠气的致病方式 疠疫致病多由口鼻侵入人体。也可由饮食、蚊虫叮咬、虫兽咬伤、皮肤接触等途径传染而发病。

3. 疠气的发生和流行因素 疠气属于外感致病因素,但有别于六淫。疠气的发生、流行常与以下因素有关:①自然气候反常变化,如久旱、酷热、涝灾、瘴气。②环境污染,如空气、水源、饮食污染。③社会因素,如战乱、社会动荡等。④医疗条件,如预防不力、隔离工作不到位等。

4. 疠气的致病特点

(1)传染性强,易于流行。疠气致病,具有强烈的传染性和流行性。这是疠气有别于其他病邪的显著特点,通过空气、食物、接触等途径,在人群中传播流行。

(2)发病急骤,病情危重。疠气致病,常发病急骤,来势凶猛,病情险恶,变化多端,传变迅速。如果治疗不及时或不恰当,死亡率较高。

(3)一气一病,症状相似。一种疫气导致一种疫病的发生,传播途径和发病症状基本相似。

微课 3-4

三、七情内伤

1. 七情内伤的概念 七情是指喜、怒、忧、思、悲、恐、惊七种情志变化,是人体对客观事物和现象作出的不同情感反应,一般不会导致疾病发生。只有突然、强烈或长期持久的情志刺激,超过了人体的自身调节范围,使人体气机紊乱、脏腑功能失调,才会导致疾病的发生。这种异常的七情变化,是导致内伤病的主要因素,故又称"内伤七情"。

2. 七情与脏腑气血的关系 人的情志活动与五脏关系密切。五脏所藏精、气、血是情志活动的物质基础,而情志活动对五脏所藏精气血也有着重要的影响。中医将人的情志变化分属五脏,即五脏藏五志,心志为喜,肝志为怒,脾志为思,肺志为忧,肾志为恐。

3. 七情致病的特点

(1)直接伤及内脏:七情过激直接影响相应内脏的生理活动而产生疾病。如怒伤肝,喜伤心,思伤脾,忧伤肺,恐伤肾。人体是一个有机的整体,七情致病不但伤及本脏,而且常会影响到他脏。如思虑过度损伤于脾,脾之运化不力,致气血化源减少,同时思虑暗耗阴血,最终而致心脾两虚。

(2)影响脏腑气机:七情内伤,致气血失和,气机紊乱,相应脏腑气机升降失常,《素问·举痛论》说:"怒则气上,喜则气缓,悲则气消,恐则气下,惊则气乱,思则气结。"怒则气上,影响肝主疏泄功能,导致肝气上逆;喜则气缓,影响心主神明,暴喜过度,可使心气涣散;悲则气消,影响肺气宣降,可使肺气抑郁,耗伤肺气;恐则气下,影响肾主闭藏,可使肾气不固;惊则气乱,主要影响心藏神功能,以致心无所倚,神无所归,虑无所定;思则气结,影响脾的运化,使脾气郁结,运化失常。

(3)影响病情变化:七情不仅是导致内伤疾病的重要因素,而且对疾病的发展、演变也有重要影响。"气和志达,营卫通利",可促进疾病康复。不良的情绪刺激、剧烈的情绪波动,可加重脏腑功能失调、气血逆乱,使病情加重,甚至恶化。如胸痹患者,由于暴喜或暴怒而出现心痛剧作、大汗淋漓、四肢厥冷、面色青紫等心阳暴脱的危候。

四、饮食、劳逸

1. 饮食失宜　正常饮食是人体进行生理活动和维持生命健康的基本条件,若饮食失宜则可损伤脾胃,导致疾病的发生。饮食失宜包括饮食不节、饮食不洁、饮食偏嗜。

（1）饮食不节:饮食有节,科学规律地安排饮食,应定质、定量、定时。饮食不节,是指饮食不规律,过饥、过饱或饥饱无常。过饥,长期摄食不足,导致营养缺乏,气血生化无源,脏腑组织失养,功能活动衰退,正气不足,抗病力弱,易致外邪入侵。过饱,长期饮食过量,超过了脾胃受纳、运化能力,饮食积滞,出现脘腹胀痛、嗳腐吞酸、呕吐泄泻、厌食纳呆等。食积停滞日久,还可以聚湿、生痰、化热,引起多种病证,如肥胖、消渴、胸痹等。饥饱无常,可导致脾胃损伤,变生他病。若大病初愈,暴食暴饮,或过食滋腻之品,则可引起疾病复发。

（2）饮食不洁:进食不清洁、不卫生或陈腐变质,或被疫毒、寄生虫等污染的食物。饮食不洁引起的病变以脾胃、大肠失调为主,可使胃肠功能紊乱,出现脘腹疼痛、恶心呕吐、肠鸣泄泻或下痢脓血等,甚至神志昏迷,导致死亡;或可患寄生虫病;或可发生某些烈性传染病。

（3）饮食偏嗜:饮食寒热适中、合理搭配、五味调和才能获得各种所需营养物质。如果长期饮食偏嗜可导致人体脏腑、气血、阴阳失调,引起疾病发生。

①偏嗜寒热:偏嗜生冷,损伤脾阳,导致寒湿内生,则腹痛、腹泻;偏嗜辛辣燥热,可使胃肠积热,则口臭、口渴、口舌生疮、大便干结或痔疮下血等。

②偏嗜五味:五味与五脏有着密切关系,长期偏嗜某种饮食滋味,可使相应的脏腑功能偏盛,而损伤他脏。如过食酸,则伤肝;过食苦,则伤心。另外,若过食肥甘厚味,或嗜酒无度,可助湿、生痰、化热,或生疮疡等。

2. 劳逸过度　适度的劳动和锻炼,有助于人体气血疏通,增强体质。必要的休息和放松,有助于消除疲劳,恢复体力和脑力,保持人体健康。劳逸过度,指劳累过度和安逸过度。

（1）劳累过度:包括劳力过度、劳神过度和房劳过度。劳力过度,是指长期从事繁重或超负荷的持续劳作,则消耗精气,导致脏气虚少,功能减退,损伤形体而积劳成疾,可见少气懒言、四肢困倦、乏力等。劳神过度,是指思虑太过、耗伤心血、损伤脾气,心神失养,可见心悸、失眠、健忘多梦、食少纳呆、脘腹胀满、四肢乏力等。房劳过度,是指房事太过,肾精耗伤,常见腰膝酸软、精神萎靡、头晕耳鸣、脱发,男子遗精、早泄、阳痿,女子月经不调、痛经、闭经等。

（2）安逸过度:过度安逸,指很少从事体力和脑力活动,包括体力过逸和脑力过逸。体力过逸导致人体气血不畅,脾胃功能减弱,常见食少乏力,精神不振,筋骨软弱;或发胖臃肿,肌肉松弛,动则心悸、气喘、汗出等。脑力过逸可使人体脏腑精气失用,神无所藏,常见精神萎靡、表情淡漠、失眠健忘、反应迟钝等。

五、痰饮、瘀血

（一）痰饮

1. 痰饮的概念　痰饮是人体水液代谢失常所形成的病理产物。一般认为质稠的为痰,清稀的为饮。因二者同出一源,故合称"痰饮"。痰饮与水湿同源而异流,津停为湿,湿聚为水,积水成饮,饮凝成痰。

2. 痰饮的分类　痰可分有形和无形。有形之痰,视之可见,闻之有声,触之可及,如咳嗽咳出的痰;无形之痰,只见病证,不见其形的痰病,如眩晕、癫狂。饮多停留于脏腑、组织间隙,根据所停滞的部位不同,有不同的名称。留于胃肠为痰饮,停于胁下为悬饮,停于四肢、肌肤为溢饮,留于胸膈为支饮。

3. 痰饮的形成　痰饮多由外感六淫,或七情内伤,或饮食不节等因素,导致肺、脾、肾、三焦等脏腑功能失常、水液代谢障碍、津液不能正常地输布运行,以致水湿停聚而成痰饮。水液代谢主要通过肺、脾、肾、三焦的气化来完成,其功能失常是形成痰饮的关键。

4. 痰饮致病的主要特点

(1)阻碍气血运行。痰饮随气流行,留滞于脏腑、经脉,阻碍气血运行,则会出现相应脏腑经络的气机升降失常的表现。如:痰阻于肺,则胸闷咳喘;痰困脾胃,则腹胀痞满、恶心呕吐;痰阻肢体,则肿胀疼痛、僵硬麻木。

(2)影响水液代谢。痰饮本是水液代谢的产物,停留某处,反过来又影响水液代谢。痰饮阻肺,影响肺的宣降功能,肺不能通调水道,则水液输布受阻。痰湿困于脾土,健运力弱,聚湿又生为痰浊,则导致水液不能正常运化。痰饮停滞下焦,可影响肾和膀胱的气化蒸腾,则水液停聚。

(3)蒙蔽清窍,迷乱心神。痰饮之邪,蒙蔽清窍,清阳不升,常见头晕目眩、精神不振等。痰饮迷乱心窍,常见神昏、痴呆、癫痫等。痰郁化火,扰乱心神,常见神昏谵语、发狂等。

(4)致病广泛,变化多端。痰饮随气流行,内至五脏六腑,外至四肢百骸,所致病证较多,一般归纳为:咳、喘、悸、眩、呕、满、肿、痛八大症状,变化复杂,常相兼出现。痰饮之邪可伤阳化寒,可郁而化火,可夹风、夹热、夹寒、夹湿,可化燥伤阴,可上犯清窍,下注足膝,且病势缠绵,病程较长。故有"百病多由痰作祟"之说。

(二)瘀血

1. 瘀血的概念　瘀血是指体内血液运行停滞不能及时消散而形成的病理产物,包括凝结于体内的离经之血,或血液运行不畅,停滞于经脉及脏腑内的血液。瘀血既是病理产物,又是致病因素。

2. 瘀血的形成　凡是能影响血液正常运行,或造成血离经脉而瘀滞于体内的内、外因素,均可导致瘀血的形成。

(1)气虚致瘀:气虚无力行血,血行迟缓涩滞;或统摄无权,血溢于脉外,不能消散而停留成瘀血。

(2)气滞成瘀:气机郁滞,不能推动血液正常运行而迟缓或停留,形成瘀血。即所谓气行则血行,气滞则血瘀。

(3)血热致瘀:火热之邪侵入营血,血热相搏,血行不畅,或热伤脉络,迫血妄行,血溢于脉外,停留体内,而成瘀血。

(4)血寒致瘀:寒邪入侵人体,阻滞气机,凝滞于经脉,气血失于温煦,血行滞涩而停留,形成瘀血。

(5)出血致瘀:跌仆、金刃所伤,脉道受损而出血;或脾不统血,肝不藏血而血外溢,离经之血未能及时清除,滞留于体内而成瘀血。

3. 瘀血的致病特点　瘀血一旦形成,停积体内不散,不仅失去血液的濡养作用,而且成为新的致病因素,产生各种病理变化,导致更复杂的疾病发生。

(1)阻滞气机:气行血,血载气,两者相互为用。瘀血停留,必然阻滞气机。气机郁滞,又可引起血液运行不畅。气滞、血瘀互为因果,而导致血瘀气滞、气滞血瘀的恶性循环。如局部外伤,血出致瘀,阻滞气机,可见局部青紫、肿胀、疼痛等。

（2）阻碍血脉运行:瘀血形成之后,无论是瘀滞于脉内还是脉外,均可导致血液运行失常。若瘀血阻滞脉内,致气血运行不利,可见口唇、爪甲青紫,皮肤瘀斑,舌有瘀点、瘀斑,脉涩不畅等;若瘀血阻滞,血溢脉外,可见出血色暗、夹有血块等。

（3）影响新血化生:瘀血阻滞体内,日久不散,阻碍气血的运行,影响正常脏腑功能,使新血的生成减少。久瘀之人,常见肌肤甲错,毛发不荣等。

（4）病位固定,病证繁多。瘀血停滞于身体脏腑组织某处,短期难于消散,所致疾病病位相对固定,常见固定性刺痛,但由于瘀血阻滞的部位不同,其具体表现也各不相同。

考点提示

本任务中考试重点主要为六淫、七情的致病特点,其次,痰饮、瘀血的致病特点应适当兼顾。

任务五 病 机

要点导航

重点:邪正盛衰的基本病机。

难点:对阴阳失调病机的理解和应用。

病机,是疾病发生、发展及转归的机制。疾病的发生、发展及转归,与正气强弱和致病邪气的性质密切相关。探究病机,是为了针对疾病的本质,合理制订预防、治疗、护理的措施。中医基本病机主要有邪正盛衰、阴阳失调、气血失常等。

一、邪正盛衰

邪正盛衰是指在疾病发展过程中,正邪斗争时所发生的盛衰变化,直接影响疾病的发展与转归。

（一）邪正盛衰与发病

正气是构成人体和维持人体生理功能的精微物质,具有推动人体生长发育、调节脏腑功能活动、抵抗外邪入侵及祛除邪气、修复身体的作用。邪气,泛指各种致病因素。疾病的发生,都是在一定条件下正邪斗争的结果。

1. 正气不足是发病的内在依据 中医重视正气在发病过程中的主导作用。人体脏腑功能正常,正气旺盛,外邪难以入侵,疾病无从发生。即使邪气入侵,也可迅速驱邪外出。当人体正气虚弱,抵抗能力低下时,邪气乘虚而入,使人体气血紊乱,阴阳失调,则疾病发生。

2. 邪气侵袭是发病的重要条件 邪气均有致病性,在某些特殊环境下,邪气也起主导作用,如高温、中毒、疫疠等,邪气入侵人体,对身体的组织器官和生理功能产生损害,导致脏腑生理机能失常,消耗体内精、气、血、津液等物质,导致人体正气虚弱,从而发生疾病。

发病是指疾病发生的过程,是邪气侵袭身体与正气抵抗侵袭之间的矛盾斗争。正气是决定发病的主导因素,邪气是发病的重要条件,正气不足是疾病发生的内在根据。

(二)邪正盛衰与病证的虚实变化

1. 虚实病机 在疾病发生、发展、变化过程中,正气旺盛则邪气容易消退;邪气亢盛则多损耗正气。随着体内邪正消长盛衰变化,形成了疾病的虚实病机。

实,指邪气盛,是以邪气亢盛为矛盾主要方面的病机变化。实证的病机是指邪气亢盛,正气未衰,正邪相搏,斗争激烈,反应明显,出现一系列剧烈的、有余的证候。实证多见于疾病的初期或中期,病程相对较短。

虚,指正气虚,是以正气虚弱为矛盾主要方面的病机变化。虚证的病机是指正气虚弱,防御能力低下,与邪气抗争无力,或者正气虚弱但无邪存在,表现出一系列衰退和不足的证候。虚证常见于疾病后期和慢性疾病过程中形体虚弱者,病程相对较长。

2. 虚实变化 邪正盛衰,不仅可以表现为虚证或实证,在复杂的疾病过程中,由于正邪力量的不断消长,还能出现多种复杂的病机变化。如虚实错杂、虚实转化、虚实真假等。

(三)邪正盛衰与疾病转归

在疾病发展过程中,正邪相争贯穿于始终,邪正双方的斗争使得各自的力量不断发生消长变化,决定着疾病的转归。

1. 正胜邪退 是疾病向好转和痊愈方向转归的一种趋势,是临床治疗、护理中最理想的结局。患者患病后得到及时的治疗和护理,正气旺盛,抗病能力增强,脏腑功能活动逐渐恢复,疾病渐愈。

2. 邪胜正虚 是疾病向加重方向转归的一种趋势。在疾病过程中,由于正气虚弱,抗病能力逐渐低下,不能抵抗邪气的损害;或邪气过盛,正气难复;或不能及时治疗和恰当地护理;或脏腑功能严重衰竭,病情均能逐渐加重或恶化。

3. 正虚邪恋 正虚邪恋是邪正相持的一种特殊病机,是指在疾病过程中,正气大虚,余邪未尽,或正气无力祛除邪气,或邪气深伏,疾病缠绵难愈的一种病机转归。一般多见于疾病后期,也可以是疾病由急性转为慢性,或慢性病久治不愈。

4. 邪去正虚 邪去正虚是指在疾病发展过程中,病邪已被祛除,但正气严重耗伤,有待恢复的一种疾病转归。邪去正虚多为大病、重病的恢复期,需要加强护理和调养,才能使正气恢复,使身体各种功能恢复正常。

二、阴阳失调

阴阳失调是指在各种致病因素的影响下,身体阴阳双方失去相对平衡而出现的阴阳偏盛、偏衰、互损、格拒、亡失等一系列病机变化与转归。

(一)阴阳偏盛

阴阳偏盛是指机体的阴或阳单方面出现偏胜的状态,主要见于"邪气盛则实"的实证。

1. 阳偏胜 即阳盛,是指在疾病发展过程中,身体出现以阳邪偏胜为主要矛盾,表现为功能亢进、阳热有余的病理状态,属于实热证。阳偏胜多由感受温热阳邪,或五志化火,或气滞、血瘀、食积等郁而化热所致。阳邪偏亢，表现多热，故阳盛则热。以热、动、燥为特点，如壮热、烦躁、面红、目赤、口干咽燥等。

2. 阴偏胜　即阴盛，是指在疾病发展过程中，身体出现以阴邪偏胜为主要矛盾，表现为功能减退、阴寒有余的病理状态，属于实寒证。阴偏胜多由感受寒湿阴邪，或过食生冷而寒邪中阻等所致。阴邪偏胜，表现多寒，故阴胜则寒。以寒、静、湿为特点，如形寒肢冷、脘腹冷痛、下利清谷等。

（二）阴阳偏衰

阴阳偏衰是指机体的阴或阳单方面出现偏衰的状态，主要见于"精气夺则虚"的虚证。

1. 阳偏衰　即阳虚，是指在疾病发展过程中，身体出现以阳气虚弱为主要矛盾，主要表现为脏腑功能减退，阳热不足，身体失于温煦的病理状态，属于虚寒证。其形成多由先天禀赋不足，或后天失养，或劳倦内伤，或久病损伤阳气所致。可见畏寒喜暖、身冷倦卧、下利清谷、小便清长等。一般以脾肾阳虚多见，肾阳虚在阳偏衰的病机中占重要地位。

2. 阴偏衰　即阴虚，是指在疾病发展过程中，身体出现以阴气虚弱为主要矛盾，主要表现为阴不制阳，阳相对亢盛的病理状态，属于虚热证。阴偏衰多由阳邪伤阴，或五志过极而化火伤阴，或因久病伤阴所致。阴液不足，阴不制阳，阳气相对偏胜，故有阴虚则阳亢、阴虚则热之说。常见五心烦热、潮热盗汗、口燥咽干、舌红少津等。一般以肝肾阴虚多见，肾阴不足在阴偏衰的病机中占重要地位。

（三）阴阳互损

阴阳互损是指机体在阴或阳任何一方偏衰的基础上，导致相应的另一方也偏衰，出现阴阳双方都虚损的病机状态。阴阳互损表现在两个方面：①阳损及阴，是指在阳偏衰的基础上，病情发展导致阴也偏衰，形成了以阳偏衰为主的阴阳俱衰的病机。②阴损及阳，是指在阴偏衰的基础上，病情发展导致阳也偏衰，形成了以阴偏衰为主的阴阳俱衰的病机。阴阳互损是阴阳的互根互用关系失调而出现的病理变化。

（四）阴阳格拒

阴阳格拒是指机体阴或阳一方偏盛而壅遏于内，将偏衰的另一方格拒于外，使阴阳之间不相维系，出现真寒假热证或真热假寒证的一种特殊而复杂的病机。阴阳格拒表现在两个方面：①阳盛格阴，指阳热偏盛郁闭于内，不能透达，而将阴寒格拒于外，使阴阳之气不相顺接，出现内真热、外假寒的病理变化。阳热盛于内是疾病的本质，外在的阴寒是假象，故又称真热假寒证。②阴盛格阳，指阴寒偏盛郁闭于内，逼迫阳气浮越于外，使阴阳之气不相顺接，出现真内寒、假外热的病理变化。阴寒盛于内是疾病的本质，在外的阳热是假象，故又称真寒假热证。

（五）阴阳亡失

阴阳亡失是指在疾病过程中机体的阴液或阳气突然大量亡失，而危及生命的一种阴阳严重失衡的病机状态。

1. 亡阳　阳气突然的大量脱失，机体失于温煦而导致阳气虚极的状态，多见大汗淋漓、面色苍白、四肢逆冷、精神萎靡、呼吸微弱、舌淡苔白润、脉微欲绝等危象。

2. 亡阴　阴气突然大量耗失，机体失于濡养而导致阴液虚极的状态，多见汗出如油、颧红、潮热而四肢温和、烦躁不安、气息粗重、舌干红、脉数疾等危象。

人体的阴和阳之间存在着互根互用的密切关系，阴亡则阳无所依附而散越，阳亡则阴无以化生而耗竭，故亡阴或亡阳均可迅速导致阴阳离决、生命终止。

三、气血失常

气血失常，指在疾病过程中，出现气血不足，或运行失常，或气血相互关系失调等一系列的病理变化。

（一）气的失常

气的失常包括气虚和气的运动失常而产生的病理变化。气的运动失常又称为气机失调。气机失调包括气滞、气逆、气陷、气闭、气脱等。

1. 气虚　指气的亏虚，致脏腑组织功能活动减退，抗病能力下降的病理状态。导致气虚的原因主要有肺、脾、肾功能失调而致气的生成不足，或劳累过度、年老体衰、久病等使气的消耗太过。常见精神不振、疲倦乏力、自汗、易感冒、舌淡、脉虚等。

2. 气滞　指气的运行不畅而郁滞的病理状态。导致气滞的原因主要有情志抑郁，或食积、瘀血、痰湿等邪气阻滞，影响气的正常运行，常见胀满、疼痛等。

3. 气逆　指气的上升太过，或下降不及而导致气逆于上的病理状态。形成气逆的原因主要有情志所伤、饮食失当、外邪侵袭、痰浊阻滞等。气逆常见于肺、胃、肝，肺气上逆发为咳嗽、气喘；胃气上逆发为恶心、呕吐、嗳气、呃逆；肝气上逆发为急躁易怒、头痛、眩晕、目赤、咯血、吐血等。

4. 气陷　指气的上升不及或下降太过的病理状态。气陷主要由气虚演变而来。气陷的病理变化主要有中气下陷。形成气陷的原因主要有过度劳累、年老体衰、久泻久痢或妇女产育过多。脾气虚损导致的气陷最为常见。脾气虚，升清乏力，水谷精微不能上输头目，可见头晕、目眩、耳鸣等清阳不升症状。脾气虚，升举无力，内脏位置不能维系固定，可见胃下垂、肾下垂、子宫脱垂、脱肛等中气下陷证。

5. 气闭　指气机闭阻、气不外达的病理状态。形成气闭的原因主要有情志刺激、外邪干扰、痰浊阻滞等。可见因情志刺激所致的气厥、因剧痛所致的痛厥、因痰阻气机所致的痰厥等。表现常有呼吸困难、面青唇紫、四肢厥冷、突然昏厥、不省人事等。

6. 气脱　指气不能内守而大量外失的病理状态。形成气脱的原因主要有出血、大汗、大吐或久病、重病慢性消耗、失治误治。临床常见面色苍白、汗出不止、二便失禁、气息微弱、脉微欲绝等。

（二）血的失常

血的失常指血液的亏虚或血液运行失常而产生的病理变化。血的失常主要包括血虚、血瘀和出血等几个方面。

1. 血虚　指血液不足，导致濡养功能减退的病理状态。形成血虚的原因主要有失血过多、新血不生、脾胃虚弱、营养不良、久病不愈、阴血暗耗等。血虚可见面色淡白或萎黄、唇舌爪甲色淡、头晕健忘、心悸、失眠、手足麻木、两目干涩、或妇女月经量少或经闭、脉细等症状。

2. 血瘀　指血液循行不畅，甚至停滞的病理状态。形成血瘀的原因主要有局部损伤、气滞、气虚、血寒、血热、痰浊等。若瘀血阻滞局部，可见固定的刺痛、拒按、肿块或出血；若瘀血影响全身，可见面色黧黑、肌肤甲错、唇紫暗及舌有瘀斑瘀点、脉涩等症状。

3. 出血　指血液溢出脉外的病理状态。形成出血的原因主要有外伤、热邪、气虚或瘀血。若外伤出血，可伴有局部疼痛、肿胀；若脏腑经络失调出血，如咯血、吐血、鼻衄、便血、月经过多、皮肤紫斑等，可伴有相应的脏腑经络失调的表现。

考 点 提 示

本任务中考试重点主要为基本病机之邪正盛衰,其次,对阴阳失调病机应适当兼顾。

直 通 护 考

A1 型题

1. 中医五脏指的是(　　)。

A. 脾、胆、胃、肺、女子胞　　　　B. 肝、胆、胃、大肠、小肠

C. 心、肝、脾、肺、膀胱　　　　　D. 心、肝、脾、肺、肾

E. 心、肝、脾、胆、胃

2. 中医情志指的是(　　)。

A. 怒、喜、思、悲、恐　　　　　　B. 酸、苦、甘、辛、咸

C. 木、火、土、金、水　　　　　　D. 风、暑、湿、燥、寒

E. 青、赤、黄、白、黑

3. 中医学中,广义的"精"是指(　　)。

A. 血　　　　　　　　　B. 津液　　　　　　　　　C. 一切精微物质

D. 生殖之精　　　　　　E. 脏腑

4. 六淫的概念是(　　)。

A. 风、寒、暑、湿、燥、火在正常情况下称为"六气"

B. 内风、内寒、内暑、外湿、外燥、外火

C. 风、寒、暑、湿、燥、火六种外感病邪的统称

D. 内风、内寒、内暑、内湿、内燥、内火

E. 外风、外寒、外暑、外湿、外燥、外火

5. 属于风邪的特点的是(　　)。

A. 易伤阳气　　　　　　B. 易耗伤津液　　　　　　C. 易伤肺脏

D. 善行而数变　　　　　E. 易致肿疡

6. 具有"主运化"功能的脏是(　　)。

A. 肝　　　　B. 心　　　　C. 脾　　　　D. 肺　　　　E. 肾

7. 具有"主肃降"生理特征的脏是(　　)。

A. 肝　　　　B. 心　　　　C. 脾　　　　D. 肺　　　　E. 肾

8. 肾为气之根与肾的哪项功能有关?(　　)

A. 藏精　　　　B. 主水　　　　C. 主纳气　　　　D. 化生元气　　　　E. 温煦全身

9. 六淫致病,具有发病急、变化快特点的邪气是(　　)。

A. 风邪　　　　B. 寒邪　　　　C. 湿邪　　　　D. 燥邪　　　　E. 火邪

A2 型题

(1～2题共用题干)

患者,女,18岁。昨天因气温骤降,晚上放学回家后,穿得较少,加之空腹,出现胃脘疼痛、恶心、呕吐清水。

1. 患者的疾病原因是感受了( )。

A. 风邪 B. 寒邪 C. 湿邪 D. 热邪 E. 燥邪

2. 患者最可能表现的疼痛性质是( )。

A. 胀痛 B. 重痛 C. 冷痛 D. 灼痛 E. 隐痛

(3~4题共用题干)

有3名小学生先后出现发热,耳下腮部漫肿疼痛,经辨证分析,中医诊断为痄腮。

3. 导致痄腮发生的原因是( )。

A. 六淫 B. 疠气 C. 七情 D. 饮食 E. 劳倦

4. 护理上采取呼吸道隔离直至腮腺完全消肿后1周,护士在宣教时,告知患者行此措施的依据为( )。

A. 发病急骤 B. 病情较重 C. 症状相似

D. 学龄儿易发病 E. 易于流行

(魏素芳)

项目四　中医诊法

学习目标

知识目标：熟悉四诊的方法及"四诊合参"在中医学中的意义。掌握四诊的内容及临床意义。了解四诊在护理评估中的应用及注意事项。

能力目标：

1. 学会望、闻、问、切四种诊察疾病的方法,培养严密观察病情发展变化的能力。

2. 能运用四诊收集病史资料,进行护理评估。

素质目标：树立透过现象看本质的观点,提高综合分析判断的能力。

诊法是中医诊察疾病、收集病情资料的基本方法,也是中医护理人员进行护理观察和评估疾病的方法。诊法包括望、闻、问、切四部分内容,简称"四诊"。"望诊"是医护人员运用视觉察看患者的神、色、形、态等全身表现以及斑疹、舌象等局部表现,以发现异常,了解病情的评估方法。"闻诊"是医护人员运用听觉评估患者的语声、呼吸、咳嗽等声音,以及运用嗅觉嗅患者发出的异常气味、排出物的气味,以了解病情的评估方法。"问诊"是医护人员询问患者有关疾病的情况,了解患者的各种病态感觉以及疾病的发生发展、诊疗等情况的评估方法。"切诊"是医护人员用手触按患者的动脉脉搏和触按患者的肌肤、手足、胸腹等部位,测知脉象变化及有关异常征象,从而了解病变情况的评估方法。

通过"四诊"所收集到的病情资料,尤其是各种症状,是判断病种、辨别证候的主要依据。因此,护理工作者首先要熟练掌握评估病情的方法,准确、全面地收集病情资料,同时还要了解各种症状、体征出现的原理,熟悉其在辨证、辨病中的意义。

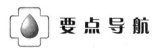

任务一　望　　诊

要点导航

重点：五色主病。正常舌象、异常舌象的特征及临床意义。

难点：得神、失神、假神的主要表现及意义。异常舌象的特征及临床意义。

望诊是医生观察患者的全身(神、色、形、态)及局部表现、舌象以及分泌物、排泄物等异常变化来诊察病情的方法。望诊在四诊中占有重要地位,因为它直观、快捷,获取的信息量大,被列为四诊之首。许多重要生命信息,如人的精神状态、形体的强弱、面部的色泽、舌象的变化等,都要通过视觉来获取。因此医护人员是否能熟练地运用望诊,对病证的诊断至关重要。望诊应注意在充足光线下进行,以自然光线为佳,充分暴露受检部位。

一、全身望诊

全身望诊是医护人员对患者的精神、色泽、形体、姿态等整体表现进行的扼要观察,以期对病情的寒热虚实和轻重缓急等能有一个估计,在评估病情时做到神形合参。

(一) 望神

望神是观察患者的目光、精神状态及意识思维活动等,来评估其精气之盛衰、病情的轻重及疾病的预后。一般有得神、少神、失神、假神几种情况。

1. 得神 又称"有神"。主要表现为目光明亮、运转灵活、面色荣润、含蓄不露、神志清楚、表情自然、肌肉不削、反应灵敏等,提示精气充盛、体健神旺,为健康的表现,或虽病而精气未衰,病轻易治,预后良好。

2. 少神 又称"神气不足"。主要表现为两目晦滞、目光乏神、面色少华、暗淡不荣、精神不振、思维迟钝、少气懒言、肌肉松软、动作迟缓,提示精气不足、机能减退,多见于虚证或疾病恢复期的患者。

3. 失神 又称"无神"。主要表现为目光晦暗、瞳神呆滞、面色无华或晦暗暴露、精神萎靡、意识模糊、反应迟钝、手撒尿遗、骨枯肉脱、形体羸瘦甚至神昏谵语、猝倒神昏等,提示精气大伤、机能衰减,多见于久病重病之人,预后不良。

4. 假神 久病、重病之人精气极度衰竭,突然出现暂时"好转"的假象为假神。如原本目光晦滞,突然目似有光,但却浮光外露;本为面色晦暗,突然面似有华,但为两颧泛红如妆;本已神昏或精神极度萎靡,突然神识似清,想见亲人,言语不休,但精神烦躁不安;原本身体沉重难移,忽思起床活动,但并不能自己转动;本来毫无食欲,久不能食,突然索食,且食量大增等。假神提示脏腑精气极度衰竭,阴不敛阳,虚阳外越,阴阳即将离决。古人比作"回光返照"或"残灯复明",为临终前的预兆。

(二) 望色

望色是通过观察皮肤(主要是面部皮肤)的颜色和光泽的变化来评估病情的方法,肤色是脏腑精气外荣之象。我国正常人的肤色是红黄隐隐,明润含蓄。病色是人体在疾病状态时的皮肤色泽,其色泽晦暗或暴露,分青、赤、黄、白、黑五种,简称五色。以五色反映疾病的不同性质和感受的邪气性质,则"青黑为痛,黄赤为热,白为寒"。这种根据患者面部五色变化来评估疾病的方法,称为"五色主病"。

1. 青色 主寒证、痛证、瘀血、惊风、肝病。青为经脉瘀阻,气血不通所致。面色苍白而青,多为风寒外袭,阴寒内盛;面色青黑,多见于疼痛剧烈;久病有气血瘀滞之候,常见面色青暗,口唇青紫;小儿高热,面部、口唇、鼻柱青紫,常是惊风的先兆。

2. 赤色 主热证。赤为热邪使血行加速,血液充盈皮肤而致。满面通红,多属实热证;午后颧红,多属虚热证;久病面如红妆者为戴阳证。

3. 黄色 主湿证、虚证。黄为湿阻气机,气血不足,肌肤失养,脾虚湿蕴的征象。萎黄、面色淡黄、枯槁无泽,多属脾胃气虚;黄胖,面黄而虚浮,多是脾虚有湿;身目俱黄为黄疸,黄色鲜明属阳黄,为湿热熏蒸所致,黄色晦暗属阴黄,为寒湿郁阻所致。

4. 白色　主虚证、寒证、失血。白为阳气不足,或气虚血少不能上充于面部脉络之候。面色白而无光泽,多为阳气不足;白而虚浮,多为阳虚水泛。

5. 黑色　主肾虚、水饮、瘀血、寒证。黑为阴寒水盛或气血凝滞的病色。颜面淡黑,多为肾阳衰微;妇女目眶色黑,多见于寒湿带下;面黑而干焦,为肾精亏虚;色黑而肌肤甲错,为瘀血。

（三）望形态

1. 望形体　主要观察患者形体的强弱及胖瘦等情况。发育良好、形体强壮,是体质壮实的表现;发育不良、形体消瘦,为体质虚弱的表现。形体肥胖、肌肉松软、少气乏力,为形盛气虚之候,多属脾失健运、痰湿脂膏积聚等所致;形体消瘦、形瘦皮皱,多属阴血不足、内有虚火等所致,俗有"肥人多痰,瘦人多火"之说。

2. 望动态　主要观察患者的行走、坐卧、站立等动静姿态及体位变化等情况。喜动、揭衣掀被及不欲近火者属阳证、热证、实证,喜静、蜷卧、添衣加被而欲近火者属阴证、寒证、虚证。咳喘,坐而仰首,多是痰涎壅盛的肺实证;坐而俯首,气短不足以息,多是肺虚或肾不纳气证。半身不遂,口眼歪斜,多是风痰阻络。颈项强直,四肢抽搐,角弓反张,是动风之象。关节肿胀,屈伸不利,多属痹证。四肢痿弱无力,行动困难,不能持物,多属痿证。

二、局部望诊

局部望诊是在全身望诊的基础上,根据评估的需要,对患者的某些局部进行深入地观察,以测知相应脏腑的病变情况。局部望诊的内容包括头面、五官、皮肤、排出物、小儿指纹、舌等。

（一）望头面、五官

1. 望头面　主要是望头的外形、动态和头发的色泽变化等。

（1）望头:头为精明之府,元神所居之处,又为诸阳之会,故望头部的情况,可以判断全身脏腑精气的盛衰。小儿头形过大或过小,伴智力不全者,多属先天不足,肾精亏损;小儿囟门凹陷,多为津液损伤、脑髓不足;小儿囟门高突,多为痰热内蕴或火邪上攻之实热;小儿囟门迟闭,多属肾精不足;头颈强直或头摇不能自主,多是风动之象。

（2）望头发:肾之华在发,发为血之余。头发稀疏易落,是肾气亏虚、精血不足;久病落发,多为精血不足;突现片状脱发,多属血虚受风。

2. 望五官

（1）望目:主要是望目不同部位的颜色和形态。目赤红肿,迎风流泪,多属风热或肝火;白睛黄染,为黄疸之征;眼睑淡白,属气血亏虚;眼窝凹陷,多为伤津脱液;小儿睡时露睛,多属脾虚气血不足;瞳孔散大,多属肾精气衰竭;两目上视多属肝风内动。

（2）望耳:主要是望耳的形态、色泽及分泌物情况。耳轮瘦薄、色淡白为肾气不足;耳轮红赤、肿胀,为邪毒壅盛;耳轮干枯,甚至焦黑,多为肾气衰竭、肾水亏极之象;耳道流脓,多为肝胆湿热。

（3）望鼻:主要是望鼻内分泌物和鼻的外形。鼻流清涕,多属外感风寒;流浊涕,则属外感风热;久流浊涕而有腥臭味的,多是"鼻渊"。

（4）望口唇:正常口唇颜色红润而有光泽。唇色深红,属实、属热;唇色淡红,属虚、属寒;

唇色淡白,多属气血两虚;唇色青紫,多属寒凝血瘀;唇色深红而干,多为热极伤津;口唇糜烂,为脾胃有实热;口唇燥裂,多为燥热伤津;口开不闭,多属虚证;牙关紧闭,多属实证;口腔黏膜近白齿处现边有红晕的白色小点为麻疹之征兆;口角流涎,多属脾虚湿盛或脾胃有热;口角歪斜,多为卒中。

（5）望齿龈:牙齿洁白润泽为肾气旺;龈色淡白,多为血虚不荣;牙龈红肿者,多属胃火上攻;牙齿光燥如石,多为胃热炽盛,津液大伤;齿燥如枯骨,多是肾精枯竭。

（6）望咽喉:正常的咽喉,色泽淡红润滑,不肿不痛,呼吸、发声、吞咽皆通畅无阻。

咽部红肿,疼痛明显,咽部一侧或两侧喉核红肿高起,甚则溃烂或有黄白色脓点,脓汁易拭去,此为乳蛾,多因肺胃热毒壅盛所致。若红色娇嫩,肿痛不甚,多为肾水亏少,阴虚火旺所致。若咽喉漫肿,色淡红者,多为痰湿凝聚。若色淡红不肿、微痛反复发作,或喉痒干咳,多气阴两亏,虚火上浮。

咽喉腐烂,周围红肿,多为实证;溃腐日久,周围淡红或苍白者,多属虚证;若腐烂分散浅表者,为肺胃之热尚轻或虚火上炎,而成片或洼陷者,为热毒壅盛。

咽部溃烂处上覆黄白色或灰白色膜,称为伪膜(或假膜)。伪膜松厚,容易拭去,去后不复生,此乃乳蛾的黄白色脓性分泌物,属肺胃热毒聚于咽喉所致。伪膜坚韧,不易剥离,重剥出血,随即复生,此乃白喉(又称"疫喉")假膜,为疫毒攻喉所致,症情险重。

咽喉局部红肿高突,有波动感,压之柔软凹陷者,多已成脓;压之坚硬则尚未成脓。脓液稠黄者,属实证;清稀或污秽者,多为正虚不能胜邪。脓液易排出,创面愈合快,属体壮正气足;若脓液难清除,溃处愈合慢,属体弱正虚。

（二）望皮肤

1. 望斑疹 肌肤表面点大成片,平摊于皮下,摸之不碍手者为斑;点小如粟,高出皮肤,摸之碍手者为疹。它是全身性疾病表现于皮肤的体征,多见于外感热病,由邪热郁于肺胃不能外泄,内逼营血所致。斑疹的色泽,以红润为顺,淡滞为逆。望斑疹应注意观察其色泽与形态的变化。

（1）斑:有阳斑、阴斑之别。凡斑色红紫,形似云片,兼见身热烦躁、舌红苔黄、脉数等实热证者为阳斑,多见于外感温热病;斑色青紫、隐隐稀少,兼见面色淡白无华、脉虚肢凉者为阴斑,多由脾气虚弱、血失统摄所致。

（2）疹:有麻疹、风疹、瘾疹之别。凡疹色紫红,形似麻粒,先见于发际颜面,渐延于躯干四肢,按发出顺序消退者为麻疹,属儿科常见传染病;疹色淡红、细小稀疏,伴有皮肤瘙痒,症状较轻的为风疹,由外感风邪所致;皮肤突然出现淡红或淡白色丘疹,形态不一,皮肤瘙痒,出没迅速,搔之融合成片者为瘾疹,多由外感风邪或过敏所致。

2. 水疱 指皮肤上出现成簇或散在性小水疱的症状。主要有水痘、湿疹等。

（1）水痘:皮肤出现粉红色斑丘疹,继而变成椭圆形的小水疱,顶满无脐,晶莹透亮,浆液稀薄,皮薄易破,大小不等,分批出现,多因外感时邪,内蕴湿热所致,属儿科常见传染病。

（2）湿疹:皮肤红斑,迅速形成丘疹、水疱,破后渗液,出现红色湿润糜烂面者多因湿热蕴结,复感风邪,郁于肌肤而发。

3. 疮疡 指发于皮肤体表部位的疮疡类疾病。主要有痈、疽、疔、疖等。

（1）痈:皮肤局部红肿热痛,根盘紧束者为痈。具有未脓易消、已脓易溃、疮口易敛的特点,多为湿热火毒蕴结、气血壅滞所致。

（2）疽:肤色不变,漫肿无头,根脚平塌,不热少痛者为疽。具有难消、难溃、难敛、溃后易伤筋骨的特点,多为气血亏虚、阴寒凝滞所致。

（3）疔：初起形小如粟,根深如钉,或麻或痒,顶白痛剧者为疔。多发于颜面和手足,多为外感风热或内生火毒所致。

（4）疖：起于浅表,形小而圆,红肿热痛不甚,根浅,容易化脓,脓溃即愈者为疖。多因外感热毒或湿热内蕴所致。

（三）望排出物

通过观察患者的分泌物、排泄物的色、质、量、形的变化,来评估疾病的方法,称为望排出物。排出物是分泌物和排泄物的总称。分泌物指官窍分泌的液体,如涕、泪、唾、涎等,其色、质、量的表现与脏腑的功能密切相关,当脏腑有病时,可引起其发生异常改变。排泄物指排出体外的代谢废物,如二便、月经等,当脏腑有病时,也可发生相应的形、色、质、量的异常改变。一般来说,排出物色白、清稀者,多为寒证、虚证;色黄、稠黏者,多属热证、实证;色泽发黑,夹有物块者,多为瘀证。

（四）望小儿指纹

望小儿指纹是观察3岁以下小儿食指指掌侧前缘浅表络脉色泽变化来诊察疾病的方法。小儿指纹分为三关,即食指桡侧近掌端第一节为风关,第二节为气关,第三节为命关。小儿指纹三关部位示意图见图4-1。

1. 方法 将小儿抱到光线充足处,医生用左手握住患儿食指末端,以右手大拇指用适中力量从命关向气关、风关直推几次,使指纹显露,便于观察。正常指纹:浅红微黄,隐现于风关之内。

2. 望小儿指纹的意义

（1）三关测轻重:络脉显于风关,为邪气入络,邪浅病轻;达于气关,为邪气入经,邪深病重;达于命关,为邪入脏腑,病情危重;若络脉直达指端,为"透关射甲",病情凶险,预后不良。

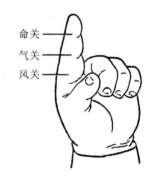

命关
气关
风关

图4-1 小儿指纹三关部位示意图

（2）浮沉分表里:络脉浮露者,多属表证;络脉沉隐者,多属里证。

（3）红紫辨寒热:紫红主热证;鲜红主表寒证;青紫主风、主痛、主惊风证。

（4）淡滞定虚实:色浅淡无泽,多属虚证;色深暗滞,多属实证。

（五）望舌

望舌,又称舌诊,是通过观察患者舌质和舌苔的变化以评估疾病的方法。舌质,又称舌体,是舌的肌肉脉络组织。舌苔,是舌体上附着的一层苔状物,由胃气所生。

1. 望舌的意义 舌与脏腑、经络、气血、津液有着密切的联系。在疾病发展过程中,舌象的变化能客观地反映人体脏腑的虚实、气血的盛衰、津液的盈亏、病邪的性质、病位的深浅、病情的进退及病证的转归与预后。

脏腑病变反映于舌面,具有一定的规律。舌尖多反映上焦心肺的病变;舌中多反映中焦脾胃的病变;舌根多反映下焦肾的病变;舌两侧多反映肝胆的病变。舌诊脏腑部位分属见图4-2。

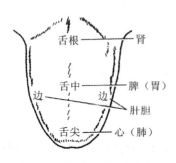

图 4-2　舌诊脏腑部位分属

2. 望舌的方法和注意事项

（1）望舌的方法：望舌时，患者取坐位或仰卧位，面向自然光线，头略扬起，自然地将舌伸出口外，充分暴露舌体，舌体放松，舌面平展舒张，舌尖自然垂向下唇。望舌的顺序是先看舌尖，再看舌中、舌边，最后看舌根部。望舌应先看舌质，再看舌苔。望舌必须迅速、全面，尽量减少患者伸舌的时间。若一次望舌判断不准，可让患者休息片刻后，再重新望舌。

（2）望舌的注意事项：以望诊为主，结合闻诊、问诊和扪摸揩刮等方法进行全面诊察。①在自然光线下进行，或在无色光源下进行。②排除饮食或药物染苔。如长期服用某些抗生素，可产生黑腻苔或霉腐苔；饮用牛乳、豆浆等可使舌苔变白、变厚；蛋黄、橘子、核黄素等可将舌苔染成黄色。一般染苔多在短时间内自然退去，或经揩舌除去，与病情亦不相符。如有疑问，可询问饮食、服药等情况进行鉴别。③注意口腔对舌象的影响。牙齿残缺，可造成同侧舌苔偏厚；镶牙可以使舌边留有齿痕。这些因素所致的舌象异常，都不能作为机体的病理征象，临床上应仔细鉴别，以免误诊。

3. 正常舌象　正常舌象为舌体柔软，活动自如，淡红润泽，不胖不瘦，舌面铺有薄薄的、颗粒均匀、干湿适中的白苔，简称"淡红舌，薄白苔"。

4. 舌诊的内容

1）望舌质　主要观察舌质的色、形、态的变化，以评估脏腑气血之盛衰等。

（1）望舌色：

①淡白舌：舌较淡红舌浅淡，主虚证、寒证。舌色淡白而舌体瘦薄者多属气血两虚；舌淡白湿润、舌体胖嫩，多属阳虚、水湿内停。

②红绛舌：舌色较正常舌色红，呈鲜红色者称为红舌；舌色深红者，称为绛舌，绛舌多为红舌进一步发展而成。两者皆主热证，舌色越红说明热势愈甚。苔黄燥或有芒刺，为实热，热入气分则舌红，热入营血则舌绛。少苔或无苔，为虚热证。

③青紫舌：全舌青紫或泛现青紫，主血瘀证、寒证、热证。舌青紫而暗，有瘀斑点，主瘀血证。舌青紫湿润，苔白而滑，多为寒凝血瘀；舌青紫深绛，苔少而干，多为热毒炽盛，热入营血证。

（2）望舌形：

①胖大舌：有胖嫩、肿胀之分。嫩舌多兼虚胖，称胖嫩舌；只胖不嫩者，称肿胀舌。舌体肿胀满口而舌色深红，多属心脾热盛；舌体淡白胖大、舌面水滑，为脾肾阳虚、水饮内停；舌体肿胀、舌色青紫而暗，多见于中毒。

②瘦薄舌：舌体瘦小而薄，称为瘦薄舌。若瘦薄色淡，属气血两虚，阴液不充；瘦薄色红绛而干燥无苔者，多属阴虚火旺，津液耗伤；舌体嫩红瘦薄，为心阴不足。

③裂纹舌：舌面上有形状各异、深浅不一的裂沟，为裂纹舌。若舌质红绛有裂纹，多属热盛伤津；舌质淡白而有裂纹，多属气血不足，阴液不充。

④齿痕舌：舌体边缘有牙齿压迫的痕迹，为齿痕舌。多由舌体胖大而受齿缘压迫所致，故齿痕舌常与胖大舌同见。

⑤芒刺舌：舌乳头增生和肥大，形如芒刺，摸之棘手，为芒刺舌。属邪热亢盛。根据芒刺所在部位，可分辨邪热所在脏腑。

（3）望舌态：

①强硬舌：多与高热伤津，风痰阻络，热入心包有关。若见于外感热病，多属热盛伤津而风动；在内伤杂病中出现，多为卒中征兆或胃气将绝。

②痿软舌：多与气血两亏，阴液亏虚，热灼津伤有关。若久病舌淡而痿，多因气血虚极，舌绛而痿，为阴亏已极；新病舌质干红而痿，是热灼津液。

③颤动舌：多与热极生风，肝阳化风，气血虚衰有关。若舌淡白而震颤者，多为血虚动风；舌色红绛少津而震颤者，多为热极生风；舌鲜红而舌体颤动，为阴虚而肝风内动。

④歪斜舌：多与痰瘀阻滞经络，肝风夹痰有关。单见舌体歪斜，多是中风先兆；舌体偏歪、舌质紫红多为肝风内动。

⑤吐弄舌：多与痫证、热盛风动等有关。舌体吐弄、舌红苔黄者，为心火亢盛；舌体吐弄、兼见四肢抽搐，为痫证；弄舌多见于小儿智力发育不全，或为动风先兆。

⑥短缩舌：多与寒凝经脉，气血亏虚，热极动风等有关。舌色淡白或青而湿润、短缩者，为寒凝经脉；舌胖苔黏腻者，为痰浊内阻；舌红干燥而短缩，是热盛津伤。

2）望舌苔　应注意苔色的变化，苔质的厚薄、润燥、腐腻等情况。

（1）望苔色：

①白苔：主表证、寒证。薄白苔，多为风寒、风湿之邪侵犯肌表；苔白腻者，多为湿浊内停或肠胃有宿食停积；苔白如积粉，为秽浊湿邪内蕴。

②黄苔：主里证、热证。苔淡黄为热轻；深黄为热重；焦黄为热极。总之，舌苔愈黄，邪热愈甚。外感病舌苔由白转黄，为表邪入里化热之征。苔黄腻为湿热或食积；舌苔焦黄，里热伤津，腑实燥结；舌尖苔黄，热在上焦；舌中苔黄，热在胃肠；舌根苔黄，热在下焦。

③灰苔：主里热证、寒湿证。苔灰而干燥，为热甚伤津，多由黄苔转化而来；苔灰而润多津，为痰饮内停，或寒湿内阻，多由白苔转化而来。

④黑苔：既主里热极证，又主阴寒内盛证。黑苔较灰苔色深，是灰苔的进一步发展，说明病情极度严重。苔黑而燥裂，多为热极津枯；苔黑而润滑，为阳虚阴寒内盛。

（2）望苔质：

①厚薄：薄苔主表证，也见于常人；厚苔主里证，内有痰湿食积，胃肠有积滞时厚苔尤为显著。一般来说，舌苔由薄转厚，邪盛病进；舌苔由厚转薄，正胜邪退或是内蕴之邪逐渐消退。

②润燥：润苔可见于常人，润苔说明津液未伤；燥苔为津液已伤，阴液亏损或阳虚气不化津。舌苔由润转燥，表示热重津伤；舌苔由燥转润，说明热退津复。

③腐腻：苔质颗粒粗大，疏松而厚，形如豆腐渣堆积舌面，刮之易去为腐苔。若苔质颗粒细腻致密，黏滑不易刮去，如涂油彩，为腻苔。腐苔属阳热有余，痰浊食积，也见于内痈。腻苔主食积、痰饮、湿浊等证。

④剥脱：舌面的苔状物部分或全部剥脱，为剥脱苔。舌苔脱落，多为气阴两伤所致。脱落的部位也与舌面脏腑相应，舌前部脱落，肺阴亏虚；舌苔中剥，胃阴不足；根部脱落，肾阴亏虚；舌面光洁如镜，为光剥苔，也称镜面舌，提示胃阴枯竭；不规则的舌苔脱落，界限清楚，形似地图，又称地图舌，多为胃之气阴两伤。

 考点提示

五色主病和舌诊中舌质与舌苔的变化及临床意义。

任务二 闻 诊

 要点导航

重点:病态语声、咳嗽、哮与喘、呕吐的特点及临床意义。

难点:咳嗽、呃逆、嗳气的一般特点及临床意义。

闻诊是通过听声音和嗅气味来评估疾病的方法。听声音包括诊察患者的语声、呼吸、咳嗽、呕吐、呃逆、嗳气等各种响声。嗅气味包括嗅病体发出的异常气味、排出物的气味及病室的气味。

一、听声音

1. 语声 主要是辨别语声的有无、强弱、清浊,语调的高低等以及分析语言的表达与应答能力有无异常。

(1)语声强弱:语声高亢有力、多言而躁动的,多属实证、热证;语声低微,少言而沉静的,多属虚证、寒证;语声重浊,常见于外感;声音嘶哑为"音哑",语而无声为"失音",如属新病,多系实证,与外感风热、风寒及痰热壅肺等有关;若属久病,多系虚证,与肺肾精气不足、阴虚火旺有关。

(2)语言错乱:言为心声,语言的异常多属心神的病变。神志不清、胡言乱语、声高有力的,称谵语,多属于热扰心神的实证;神志不清、精神衰疲、语言重复、声音低弱的,叫郑声,为心气大伤、神无所依的虚证;语声粗暴、狂躁妄动、哭笑无常,多是痰火内扰之狂证;抑郁寡欢、自言自语,多是痰气郁闭之癫证。

2. 呼吸 主要观察患者呼吸的快慢、气息的强弱、呼吸音的轻浊等。

(1)少气:呼吸微弱,言语无力,气少不足以息,称为"少气",多因内伤久病、肺肾气虚所致。

(2)气粗:呼吸有力、声高气粗,多属热邪内蕴之实热证。

(3)哮与喘:呼吸困难,短促急迫,甚则鼻翼煽动,张口抬肩,不能平卧,称为喘。呼吸急促似喘,喉中有哮鸣声,称为哮。喘以气息急迫,呼吸困难为特征,哮以喉间哮鸣声为特征,喘不兼哮,哮必兼喘。喘有虚实之分,哮有寒热之别。

3. 咳嗽 多因肺失清肃宣降,肺气上逆所致。

有声无痰谓之咳,有痰无声谓之嗽,有痰有声谓之咳嗽。咳声重浊沉闷有力的,属实证,多因寒痰湿浊停聚于肺,肺失肃降所致;咳声低微轻清无力的,属虚证,多因久病肺气虚损,失于宣降所致;咳声不扬,痰稠色黄,不易咯出,属热证,多因热邪犯肺,肺津被灼所致;咳有痰声,痰多易咯,属痰湿阻肺所致;咳声短促,呈阵发性、痉挛性,连续不断,咳后有鸡鸣样回声,并反复发作者,称为顿咳或百日咳,多因风邪与痰热搏结所致,常见于小儿;咳声如犬吠,伴有声音嘶哑、吸气困难,是肺肾阴虚、疫毒攻喉所致,多见于白喉。

4. 呕吐、呃逆、嗳气 由胃失和降,胃气上逆所致。

(1)呕吐:前人以有声有物为呕吐,有物无声为吐,有声无物为干呕。根据呕吐声音的强弱和吐势的缓急,可判断证候的寒热虚实等。吐势徐缓,声音微弱,呕吐物清稀者,多属虚寒证;吐势较猛,声音壮厉,呕吐出黏稠黄水,或酸或苦者,多属实热证;呕吐呈喷射状者,多为热扰神明,或因头颅外伤、颅内有瘀血、肿瘤等,使颅内压力增高所致;呕吐酸腐味的食糜,多因暴饮暴食、胃气上逆所致;共同进餐者皆发吐泻,多为食物中毒;朝食暮吐、暮食朝吐者,为反胃,多属脾胃阳虚证。

(2)呃逆:气逆上冲于咽喉,发出的一种不由自主的冲击声。呃声高亢而短促、响亮有力的,多属实热;呃声低沉而长、声弱无力的,多属虚寒;重病、久病呃逆,呃声短促低微、断断续续,是胃气衰败的危候。

(3)嗳气:胃中气体上出咽喉所发出的一种声长而缓的声响。多见于饱食后,可由宿食不化、肝胃不和、寒邪伤胃、胃虚气逆等原因引起。嗳气酸腐,多为食滞胃脘;嗳气频作而响亮,嗳后则舒,随情绪变化而减轻或加重,多是肝气犯胃;嗳气低沉、纳呆乏力,多是脾胃气虚。

二、嗅气味

1. 口、鼻气 口气臭秽,属胃热;口气酸馊,多是胃有宿食;口气腐臭,多属牙疳或内痈;鼻出臭气,多因风热蕴阻之鼻渊。

2. 汗气 患者身有汗气味,可知曾有汗出。汗出腥膻,是风湿热邪久蕴皮肤;腋下随汗散发阵阵臊臭气味者,是湿热内蕴所致,可见于狐臭病。

3. 痰、涕之气 咳吐浊痰脓血,腥臭异常,属肺痈;痰黄稠、味腥者,为肺热;痰涎清稀味咸,无特异气味,属寒证;鼻流浊涕腥秽如鱼脑,为鼻渊;鼻流清涕无气味者,为外感风寒。

4. 二便气 大便酸臭难闻者,多属肠有郁热;大便溏泻而腥者,多属脾、胃虚寒;小便黄赤浑浊,有臊臭味者,多属膀胱湿热;尿甜有烂苹果样气味者为消渴病。

考点提示

闻诊中患者语音、咳嗽等声高有力者多属实证,声低无力者多属虚证。

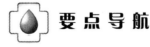

任务三 问 诊

要点导航

重点: 问寒热、问汗、问疼痛、问饮食与口味的类型和意义。
难点: 自汗、盗汗、疼痛的临床表现及意义。

问诊是通过询问患者或陪诊者,了解疾病发生、发展、治疗过程,以及现有症状和既往病史的一种诊察疾病的方法。问诊察病,要力求病史资料真实、准确和系统。在四诊中,问诊所获取的病史资料最为全面,正如明代医学家张景岳在《景岳全书·十问篇》中所记载,问诊"乃诊治之要领,临证之首务"。

知识链接

"十问歌"始见于明代医学家张景岳所著的《景岳全书》,清代陈修园将其略做修改补充为:"一问寒热二问汗,三问头身四问便,五问饮食六胸腹,七聋八渴俱当辨,九问旧病十问因,再兼服药参机变,妇女尤必问经期,迟速闭崩皆可见,再添片语告儿科,天花麻疹全占验。"

一、问寒热

寒是怕冷,热是发热,二者是临床常见的症状,是辨别病邪性质、机体阴阳盛衰的重要依据。凡患者自觉怕冷,加衣被、近火取暖,仍觉寒冷的,称为恶寒;虽身寒怕冷,加衣被或近火取暖而有所缓解的,称为畏寒。发热除指体温高于正常者外,还包括患者自觉全身或某一局部发热的主观感觉,如"五心发热"等。临床常见的寒热症状主要有以下四个类型。

1. 恶寒发热 恶寒与发热同时出现,多属外感表证,恶寒与发热并见是诊断表证的主要依据。由于感受病邪的性质不同,恶寒发热常见两种类型。

(1)恶寒重发热轻:患者自觉恶寒明显,发热轻微,这是外感风寒的特征,主风寒表证。

(2)恶寒轻发热重:患者自觉发热明显,恶寒轻微,这是外感风热的特征,主风热表证。

2. 但寒不热 患者只觉怕冷而不发热,称为但寒不热。可分为以下两种类型。

(1)新病恶寒:可见于外感病初起未发热之时、寒邪直中脏腑经络等,是为实寒证,多因感寒较重,阳气郁遏所致。

(2)久病畏寒:患者畏寒肢冷,得温可减,为里虚寒证。多因阳气虚衰,肌表失于温煦所致。

3. 但热不寒 患者只发热,不恶寒但恶热,称为但热不寒。依据发热的轻重、特点、时间长短等情况,可分为以下三种类型。

(1)壮热:患者高热不退(体温39 ℃以上),不恶寒,反恶热,称为壮热。多与风寒入里化热,风热内传有关,属阳热炽盛的里实热证。

(2)潮热:发热如潮汐之有定时,即为潮热,临床常见有以下三种类型。①阴虚潮热:每当午后及入夜发热,多为低热,且有五心烦热的特征,为阴虚火旺所致。②湿温潮热:具有午后热甚,身热不扬的特征,系湿温发热、湿遏热伏之故。③阳明潮热:于日晡阳明旺时而热甚,且多为高热,是胃肠燥热内结所致。

(3)低热:发热日期较长,而热势仅较正常体温稍高。低热大多发病时间较长,病证复杂,临床上阴虚潮热、气虚发热、温病后期、气郁化火等均可见低热。

4. 寒热往来 恶寒与发热交替而作,称为寒热往来,为半表半里证的特征。可见于疟疾、温病、少阳病。

二、问汗

问汗应注意询问汗之有无、出汗时间、部位、汗量之多少及其兼证。

1. 有汗无汗　出汗与恶寒发热、苔薄白、脉浮缓并见是表虚证；伴咽痛、舌尖红、苔薄黄、脉浮数的是风热表证；发热恶寒、无汗属表实证；大汗、壮热烦渴属里实热证。如大汗淋漓，伴脉微肢冷、神疲气弱，多属阳虚气脱。

2. 汗出时间　醒觉状态下出汗，活动后更甚的是自汗，多因气虚、阳虚所致；入睡则汗出，醒后则汗止，称为盗汗，多见于阴虚内热证。

3. 汗出部位　若头汗见于大病之后，或老年人虚喘得头额汗出，则多为虚证；重病后期，突然额汗大出，则是虚阳上越，阴不附阳，津随气脱的危象；半身出汗，或上或下，或左或右，为风痰或风湿阻滞经脉，营卫不调或气血不和所致；手足心汗出过多，兼见口燥咽干、便秘尿黄等多为阴经郁热熏蒸所致。

三、问疼痛

疼痛是临床常见的症状。疼痛有虚实之分。实性疼痛多因感受外邪、气滞血瘀、痰浊凝滞等阻滞脏腑经脉，气血运行不畅所致，即所谓"不通则痛"。虚性疼痛多因阳气亏虚，精血不足，脏腑经脉失养所致，即所谓"不荣则痛"。问痛应着重询问疼痛产生的原因、部位、性质、时间和程度等。

1. 疼痛的部位

（1）头痛：根据头痛发生的部位，可判断其病属何经，通常来说，前额痛属阳明经，两侧痛属少阳经，头项痛属太阳经，巅顶痛属厥阴经。无论外感内伤皆可引起头痛。凡头痛较剧，痛无休止，伴外感表现者，为外感头痛。如头重如裹，肢重者属风湿头痛。凡头痛较轻，病程较长，时痛时止者，多为内伤头痛。如头痛隐隐，过劳则甚，属气虚头痛。如头痛隐隐，眩晕面白，属血虚头痛。头脑空痛，腰膝酸软，属肾虚头痛。头痛如刺，痛有定处，属血瘀头痛。头痛如裹，泛呕眩晕，属痰浊头痛。头胀痛，口苦咽干，属肝火上炎头痛。

（2）胸痛：胸为心肺所居，心肺的病变，均可引起胸部疼痛。左胸心前区憋闷作痛，痛引肩臂者，多因痰、瘀等邪阻滞心脉所致，多见于胸痹等病；胸痛剧烈，面色青灰，手足青冷者，多因心脉急骤闭塞所致，可见于厥心痛等病；胸痛咳嗽，潮热盗汗，多因肺阴虚，虚火灼络所致；胸痛，咳喘气粗，壮热面赤者，多因邪热壅肺、肺络不利所致；胸痛，壮热，咳吐脓血腥臭痰者，多因痰热阻肺，热壅血瘀所致。

（3）胁痛：胁为肝胆经脉分布的部位，胁痛多与肝气郁结、瘀血停着、肝胆湿热、肝阴不足等有关。胁胀痛、太息易怒者，多为肝气郁结所致；胁灼痛，多为肝火郁滞；胁胀痛，身目发黄，多为肝胆湿热蕴结，可见于黄疸病；胁部刺痛、固定不移，为瘀血阻滞，经络不畅所致；胁痛，患侧肋间饱满，咳唾引痛，可见于悬饮病。

（4）脘痛：脘痛亦称胃痛，多因寒、热、食积、气滞等病因导致。临床应根据疼痛的性质、兼症进行辨证。如胃脘冷痛，疼势较剧，得热痛减，属寒邪犯胃；胃脘灼痛，多食易饥，口臭便秘者，属胃火炽盛；胃脘胀痛，嗳气不舒，属胃腑气滞，多是肝气犯胃所致；胃脘刺痛，固定不移，属瘀血胃痛；胃脘胀痛，嗳腐吞酸，厌食为食滞胃脘。胃脘隐痛，呕吐清水，属胃阳虚；胃脘灼痛嘈杂，饥不欲食，属胃阴虚。

（5）腹痛：问疼痛应先查明其部位，以判断病变所在的脏腑；结合疼痛的性质及其兼症，了解疼痛产生的原因，来辨病证之虚实。如腹部隐痛、便溏、喜温喜按，属脾胃虚寒。小腹胀痛，小便不利多为癃闭，病在膀胱。小腹刺痛，小便不利，为膀胱蓄血。少腹冷痛，牵引阴部，为寒凝肝脉。绕脐痛，起包块，按之可移者，为虫积腹痛。凡腹痛急剧、胀痛、拒按，得食痛甚者，多属实证。凡腹痛徐缓、隐痛、喜按、得食痛减者,多属虚证。凡腹痛得热痛减者,多属寒证。凡腹痛,痛而喜冷者,多属热证。

(6)腰痛:腰为肾之府,腰痛多为肾及局部经脉组织的病变。如腰部冷痛,以脊骨痛为主,活动受限,多为寒湿痹证。腰部冷痛,小便清长,属肾虚。腰部刺痛,固定不移,属闪挫跌仆瘀血。如腰脊骨痛,多病在骨;如腰痛以两侧为主,多病在肾;如腰脊痛连及下肢者,多病在下肢经脉。腰痛连腹,绕如带状,多病在带脉。

(7)背痛:自觉背部疼痛的症状。脊痛不可俯仰者,多因寒湿阻滞或督脉损伤所致;背痛连项者,多因风寒客于太阳经所致;肩背痛,多因寒湿阻滞,经脉不利所致。

(8)四肢痛:四肢肌肉经脉、关节疼痛,多由风寒湿邪侵袭,或风湿郁而化热,或痰瘀、瘀热阻滞气血运行所致。亦可因久病气血亏虚,四肢肌肉失养引起。如四肢关节痛、窜痛,多为风痹;四肢关节痛,周身困重多为湿痹;四肢关节疼痛剧烈,得热痛减为寒痹。四肢关节灼痛,喜冷,或有红肿,多为热痹。若疼痛独见于足跟,甚或掣及腰脊者,多属肾虚。

(9)周身痛:头身、腰背及四肢等部位皆痛的症状。新病周身痛者,多属实证,以外感风寒、风湿或湿热疫毒所致者居多。久病卧床不起身痛者,多属虚证,常因气血亏虚,形体失养所致。

2. 疼痛的性质

(1)胀痛:疼痛而胀,以胸胁、胃脘、腹部多见,是气滞作痛的特点。多因气机郁滞所致。但头目胀痛,则多因肝火上炎或者肝阳上亢所致。

(2)刺痛:疼痛如针刺,痛处固定不移,是瘀血疼痛的特点。以胸胁、胃脘、小腹、少腹部多见,多是瘀血阻滞,血行不畅所致。

(3)隐痛:疼痛不剧,绵绵不休,是虚证的特征。常见于头、胸、脘、腹等部位,多是阳气精血亏虚,脏腑经脉失养所致。

(4)重痛:疼痛并有沉重之感,多与湿邪阻遏气机有关。常见于头部、四肢、腰部及全身。

(5)冷痛:疼痛兼有冷感而喜暖,常见于腰脊、脘腹、四肢关节等处。寒邪阻络经络所致者为实证,阳气亏虚,脏腑经络不得温养所致者为虚证。

(6)灼痛:疼痛兼有灼热感而喜凉恶热。火邪窜络所致者为实证,阴虚阳热亢盛所致者为虚证。

(7)绞痛:痛势剧烈如绞割,难以忍受。多为有形实邪突然阻塞经络,闭阻气机,或寒邪内侵,气机郁闭,导致血流不畅而成。可见于心血瘀阻的心痛,蛔虫上窜或寒邪内侵胃肠引起的脘腹痛等。

(8)空痛:疼痛兼有空虚感的症状。多因气血亏虚,阴精不足,脏腑经脉失养所致。常见于头部或小腹等处。

四、问饮食与口味

问饮食与口味注意询问食欲、食量、口渴、饮水与口味等方面的情况。

1. 食欲与食量　了解患者的食欲状况,对判断其脾胃功能以及疾病的预后转归有重要的临床意义。食欲减退,为脾失健运所致;食少见于久病,多属脾胃虚弱;食少伴胸满闷,腹胀苔腻者,多是湿邪困脾;饥不欲食,多为胃阴不足;嗜食异物,是虫积的征象。

2. 口渴与饮水　口渴与否,多反映人体津液的盛衰及输布情况。在疾病的过程中口不渴,说明津液未伤,多见于寒证;若口渴,多提示津液已伤或津不上承;口渴多饮且喜冷饮,属实热证;口不渴或喜热饮,多属寒证;渴喜热饮而量少,多为痰湿内阻;大渴引饮,小便量多,是为消渴证。

3. 口味　主要询问患者口中异常的味觉与气味。口苦属热证,多见于肝胆湿热;口甜而腻,多为脾胃湿热;口中泛酸,多为肝胃蕴热;口淡乏味,常见于脾虚不运。

五、问二便

询问二便,应注意其性状、颜色、气味、时间、量的多少、排便的次数和伴随症状等。

1. 大便　正常人每日或隔日大便一次,排便通畅,成形不燥,多呈黄色,内无脓血黏液及未消化的食物。大便异常主要情况如下。

(1)便次异常:

①便秘:大便干燥,排出困难,次数减少,时间延长,或时间虽不延长但排便困难的症状。可见于胃肠积热、气机郁滞、气血津亏、阴寒凝结等证。伴腹胀痛或发热者,多属实证、热证;久病、老年人、孕妇、产后等多因津亏、血少所致者,属虚证。

②泄泻:又称腹泻。指大便次数增多,稀软不成形,甚至呈水样的症状。多由外感寒湿、湿热、食积、情志失调等损伤脾胃,运化失常所致。黎明前腹痛作泻,泻后痛减,兼见形寒肢冷,腰膝酸软者,为"五更泄",多由脾肾阳虚所致。

(2)便质异常:

①完谷不化:大便中含有较多未消化食物。久病体弱者多属脾肾阳虚,新病者多为食滞胃肠。

②溏结不调:大便时干时稀。多因肝郁脾虚,肝脾不调所致。若大便先干后稀,多属脾虚。

③脓血便:大便中含有黏液脓血。多见于痢疾和肠癌。常因湿热疫毒等邪,积滞交阻肠道,气机不畅,肠络受损所致。

④便血:血自肛门排出,包括血随便出,或便黑如柏油状,或单纯下血的症状。多因脾胃虚弱,气不统血,或胃肠积热、湿热蕴结、气血瘀滞等所致。若血色暗红或紫黑,大便色黑如柏油状,多见于胃脘等部位出血。若血色鲜红,血附在大便表面或于排便前后滴出者,多见于肛门部病变。

(3)排便感异常:

①肛门灼热:多因大肠湿热,或热迫直肠所致。

②里急后重:便前腹痛,急迫欲便,便时窘迫不畅,肛门重坠,便意频数。常见于痢疾。多因湿热内阻,肠道气滞所致。

③排便不爽:排便不通畅,有涩滞难尽之感。多由肠道气机不畅所致。可见于肝郁犯脾、伤食泄泻、湿热蕴结等证。

④滑泻失禁:久泻不愈,大便不能自控,呈滑出之状。多因久病体虚,脾肾阳虚,肛门失约所致。可见于脾阳虚衰、肾阳虚衰等证。

⑤肛门重坠:肛门有重坠向下之感,甚则肛肠脱出。多因脾气虚衰,中气下陷所致。

2. 小便　健康成人日间排尿 3～5 次,夜间排尿 0～1 次。昼夜总尿量 1000～2000 mL。尿量和尿次的多少受温度、饮水、出汗、年龄等因素的影响。问小便,主要应询问尿次、尿量及排尿时的异常感觉。

(1)尿次异常:

①小便频数:新病小便频数,尿急、尿痛、小便短赤者,多因湿热蕴结膀胱,热迫气滞所致,

常见于淋病等；久病小便频数，色清量多，夜间明显者，多因肾阳虚或肾气不固，膀胱失约所致，常见于老年人及神经衰弱、久病肾虚等患者。

②癃闭：小便不畅，点滴而出为癃；小便不通，点滴不出为闭，合称癃闭。癃闭有虚实之分。实性癃闭多由瘀血、结石或湿热等，使膀胱气化失司，尿路阻塞所致。虚性癃闭，多因久病或年老气虚、阳虚，肾之气化不利，开合失司所致。

（2）尿量异常：

①尿量增多：小便清长量多者，属虚寒证，因阳虚不能蒸化水液所致。多尿、多饮而形体消瘦者，多为消渴病，因燥热内虚，肾阳偏亢，气化太过所致。

②尿量减少：多由热盛伤津、腹泻伤津、汗吐下伤津、小便化源不足；或心阳衰竭及脾、肺、肾功能失常，气化不利，水液内停；或湿热蕴结，尿路损伤所致。常见于肾和膀胱的疾病等。

（3）排尿感异常：

①尿道涩痛：排尿时自觉尿道灼热疼痛，小便涩滞不畅。可因湿热内蕴、热灼伤津、肝郁气滞、结石阻塞等所致。常见于各种淋病类疾病等。

②余沥不尽：小便后有余沥点滴不尽。多因病久体弱，肾气不固等所致。常见于淋证、老年人及久病体弱者。

③小便失禁：小便不能随意控制而自行溢出。多因肾气亏虚，膀胱失约，或脾虚气陷及膀胱虚寒所致。尿路损伤，或湿热瘀血阻滞，使尿路失约，气机失常，亦可见小便失禁。若神昏而小便失禁，多因邪闭心包，心神失去其主宰作用所致。

④遗尿：睡眠中小便自行排出，俗称尿床。多见于儿童。多因禀赋不足，肾气亏虚或脾虚气陷及膀胱虚寒所致。

六、问睡眠

睡眠与人体卫气循行和阴阳盛衰有关。在正常情况下，卫气昼行于阳经，阳气盛则醒；夜行于阴经，阴气盛则眠。此外，睡眠还与人体气血的盛衰、心肾等脏腑的功能活动有着密切的关系。通过问睡眠时间的长短、入睡的难易程度、有无多梦等情况，有助于了解机体阴阳气血的盛衰、心神是否健旺安宁等。睡眠的异常主要有失眠和嗜睡。

1. 失眠 是以经常不易入睡，或睡而易醒不能复睡，或时时惊醒不安，甚至彻夜不眠为特征的病证。其病因病机：①阴血不足，心神失养。②火热等病邪干扰，心神不安。③七情致病直接伤及内脏，影响脏腑气机，导致失眠。营血亏虚，或阴虚火旺，心神失养，或心胆气虚，心神不安所致者，其证属虚。火邪、痰热内扰心神、心神不安，或食积胃脘所致者，其证属实。

2. 嗜睡 是论昼夜睡意很浓，经常不自主入睡，多由痰湿困遏、清阳不升所致。困倦嗜睡、头目昏沉、胸闷脘痞、肢体困重者，多是痰湿困脾，清阳不升所致。饭后困倦嗜睡、纳呆腹胀、少气懒言者，多因脾失健运，清阳不升，脑失所养所致。精神极度疲惫、神识模糊、困倦易睡、肢冷脉微者，多因心肾阳虚，神失温养所致。大病之后精神疲乏而嗜睡，是正气未复之象。嗜睡伴轻度意识障碍，叫醒后不能正确回答问题者，多因邪闭心神所致。

七、问经带

1. 月经 健康女子，从 14 岁左右开始月经来潮，称为初潮。到 49 岁左右，月经停止，称为绝经。问月经主要问周期、行经天数、经量、经色、经质及其兼症等情况。

（1）经期：正常月经周期 28 天左右行经 1 次，行经期一般 3～5 天。连续 2 个月经周期出现月经提前 8～9 天或以上,称为月经先期,多因脾气亏虚、肾气不足,冲任不固,或因阳盛血热、肝郁化热、阴虚火旺、热扰冲任,血海不宁所致;连续 2 个月经周期出现月经推后 8～9 天或以上,称为月经后期,多因营血亏虚、肾精不足,或因阳气虚衰,血虚任脉不充或寒凝、气血瘀滞所致;月经周期时而提前,时而延后 8～9 天或以上,称为经期错乱,多为肝郁气滞,气机逆乱,或脾肾虚损,冲任失调,血海蓄溢失常所致。

(2)经量:指健康女子经期排出的血量,一般为 50～100 mL。由于个体体质、年龄的不同,经量略有差异,均属正常生理范围。月经过多常因血热内扰或气虚冲任不固,或瘀血阻滞冲任,血不归经所致;月经过少常因营血不足,或肾精不足或血行不畅所致;非正常行经期间阴道流血来势凶猛,量多谓之崩,势缓量少,淋漓不断谓之漏,合称崩漏。主要是热伤冲任,或瘀血阻滞,或脾肾虚弱等所致;女子年逾 18 周岁,月经尚未来潮,或已行经,未受孕,不在哺乳期,而又停经达 3 个月以上的症状称闭经。多因肝肾不足,气血亏虚,阴虚血燥或因气血痰湿阻滞,冲任不通所致。

(3)经色、经质:正常经色暗红,质地不稀不稠,不夹杂血块。血色淡,质清稀者,多为气血亏虚;血色鲜红,质稠者,多为热;紫黑有块者多为血瘀。

2. 带下 带下是妇女阴道内的一种无色、无臭、量少的分泌物,具有滋润阴道的作用。带下量多、色黄、黏稠臭秽,多因湿热下注或湿毒蕴结所致;带下色白如涕无臭,淋漓不绝,多为脾肾阳虚、寒湿下注所致;带下清冷,质稀薄量多,多属肾虚;带下混有血液,赤白夹杂,多因肝经郁热,或湿毒蕴结所致;绝经后仍见赤白带淋漓不断者,可能由癥瘤引起。

八、问小儿

小儿科古称"哑科",不仅问诊困难,而且不一定准确。问诊时,若小儿不能诉说,可以询问其亲属或陪诊者。小儿除一般问诊内容外,应根据小儿的生理病理特点,注意询问出生前后情况,是否患过传染病及预防接种、喂养、发育情况和父母兄妹的健康状况及有无遗传性疾病等。

考点提示

常见寒热、汗出、疼痛的性质及临床意义。

任务四 切 诊

要点导航

重点:正常脉象。常见病脉及其主病。

难点:常见病脉及其主病。

切诊包括脉诊和按诊两部分,是医护人员在患者的一定部位上进行触、摸、按、压,以了解疾病的内在变化,从而获得辨证资料的一种评估方法。

一、脉诊

(一) 脉诊概述

脉诊是医护人员用手指切按患者体表的某些浅表动脉,根据脉动应指的形象,以识别疾病的病位和病性,推测病因和病证,评估疾病的预后和转归的一种诊察方法。

1. 脉诊的部位　寸口又称气口或脉口。是指单独切按桡骨茎突内侧一段桡动脉的搏动,根据其脉动形象,以推测人体生理、病理状况的一种评估方法。寸口脉分为寸、关、尺三部,正对腕后高骨(桡骨茎突)为关部,关前为寸部,关后为尺部。两手各有寸、关、尺三部,共称六脉。它们分候的脏腑:右寸候肺,右关候脾胃,右尺候肾(命门);左寸候心,左关候肝胆,左尺候肾。脉诊的部位分布见图 4-3。

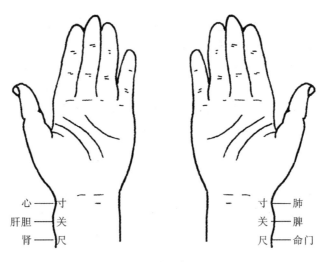

图 4-3　脉诊的部位分布

2. 脉诊的方法及注意事项

(1) 时间:诊脉的时间,以清晨(平旦)未起床、未进食时为最佳。诊脉时应保持诊室安静,且应让患者在安静的环境中休息片刻,以减少各种因素的干扰。每次诊脉时间一般不应少于 50 次脉跳的时间。每手诊脉应不少于 1 min,两手以 3 min 左右为宜。

(2) 体位:诊脉时患者的体位取坐位或仰卧位,前臂自然向前平展,手掌向上平放与心脏处在同一水平,腕下放一脉枕,使寸口部充分暴露伸展,气血畅通,便于诊察脉象。

(3) 指法:医护人员用左手按诊患者的右手,用右手按诊患者的左手。先用中指定关部,再用食指按寸部,无名指按尺部,三指呈弓形按在同一水平,以指腹接触脉体。布指的疏密要和患者的身高相适应。小儿寸口脉狭小,不能容纳三指,可用"一指(拇指)定关法",而不细分三部。

(4) 指力:切脉时常以轻、中、重三种不同指力诊察脉象。用轻指力按在皮肤上称"举",又称"轻取";用重指力按在筋骨间称"按",又称"重取";指力适中,按至肌肉,不浮不沉称"寻",又称"中取"。诊脉必须注意举、按、寻之间的脉象变化。

(5) 平息:一呼一吸称为"一息"。医护人员在诊脉时要保持呼吸均匀,全神贯注,以自己的呼吸计算患者的脉搏至数。

(二) 正常脉象

正常脉象也称为平脉、常脉。正常脉象的特点:寸关尺三部皆有脉,不浮不沉,不快不慢,一息 4～5 至,相当于 70～90 次/分,不大不小,从容和缓,节律一致,尺部沉取有力。古人将正常脉象概括为"有胃"、"有神"、"有根"。

(三) 常见病脉及主病

微课 4-1

1. 浮脉

脉象:轻按即得,重按稍弱,如按水中之木。

主病:表证。浮而有力为表实证,浮而无力为表虚证。

2. 沉脉

脉象:轻按不得,重按才显。

主病:里证。沉而有力为里实证,沉而无力为里虚证。

3. 迟脉

脉象:脉来缓慢,一息脉动 3～4 至。

主病:寒证。迟而有力为寒实证,迟而无力为虚寒证。

4. 数脉

脉象:脉来急数,一息脉来 5 至以上。

主病:热证。数而有力为实热证,数而无力为虚热证。

5. 虚脉

脉象:举之无力,按之空虚,三部脉举按皆无力,为无力脉的总称。

主病:虚证。

6. 实脉

脉象:亢盛有力,三部举按皆有力,为有力脉的总称。

主病:实证。

7. 滑脉

脉象:往来流利,如盘走珠,应指圆滑。

主病:痰饮、食滞、实热等。

8. 涩脉

脉象:应指如轻刀刮竹,往来艰涩不畅。

主病:气滞、血瘀、精伤、血少等证。

9. 洪脉

脉象:脉幅宽大,如波涛汹涌之势,来盛去衰。

主病:阳热亢盛。

10. 细脉

脉象:脉细如线,应指明显,按之不绝。

主病:血虚、诸虚劳损。

11. 濡脉

脉象:浮而细软,如按花絮,应指无力。

主病:诸虚、湿证。

12. 弦脉

脉象：端直以长，如按琴弦。

主病：肝胆病、诸痛、痰饮等。

13. 紧脉

脉象：脉来绷急，应指紧张有力，如按绳索。

主病：寒证、痛证。

14. 代脉

脉象：有规则的歇止，间歇时间较长。

主病：脏气衰微、痛证、惊恐、跌打损伤等。

15. 结脉

脉象：脉来缓慢兼有不规则的间歇。

主病：阴盛气结、癥瘕积聚等。

16. 促脉

脉象：脉来急数兼有不规则的间歇。

主病：阳盛实热、邪实阻滞等证。

二、按诊

按诊是医生用手对患者的肌肤、手足、脘腹及其他病变部位施行触摸按压，从而推断疾病部位和性质的一种诊察方法。

1. 按肌肤 凡阳证、热证多肌肤灼热；阴证、寒证多肌肤清冷；手足心热较甚者，多属阴虚内热。皮肤之润燥，可反映津液是否损伤等。如皮肤润滑的，多属津液未伤；皮肤枯燥的，多属津液已伤。肌肤肿胀而发亮，按之凹陷不起的为水肿；若皮肤绷紧，按之即起的，多属气胀。

2. 按手足 手足俱凉，多是阳虚寒盛；手足俱热，多是阳盛热炽；手足心热盛，多为内伤；手足背热盛，多属外感。

3. 按脘腹 主要是检查患者脘腹有无压痛及包块。患者感觉脘腹疼痛，局部柔软的，多属虚证；按之局部坚硬疼痛，甚或拒按的，多属实证或瘀血性疼痛。腹部有包块，按之有形，痛有定处，则为癥积；按之可散，痛无定处，聚散不定，则为瘕聚。

 考点提示

寸口诊脉的方法、正常脉象的特征及常见病脉的脉象及主病。

直通护考

A1 型题

1. 在病情观察中，中医的"四诊"方法是（ ）。

A. 望、触、扣、听　　　　B. 望、触、问、切　　　　C. 望、闻、问、切

D. 触、摸、按、压　　　　E. 触、摸、扣、听

2. 中医望色中的"五色"是指（ ）。

A. 青、赤、紫、橙、黑　　B. 青、赤、黄、白、黑　　C. 赤、橙、黄、绿、紫

D. 蓝、绿、紫、橙、黑　　　　　　E. 红、黄、蓝、白、黑

3. 询问汗的有无,可以判断感受外邪的性质和卫阳盛衰,表证有汗常见于(　　　)。

A. 多属外感寒邪所致的伤寒表实证

B. 外邪入里的里热证

C. 外感风邪所致的中风表虚证,或为外感风热所致的表热证

D. 里热炽盛

E. 阳气不足,蒸化无力所致

4. 患者表现恶寒发热,见于(　　　)。

A. 表证　　　　　　　　　　B. 里证　　　　　　　　　　C. 半表半里证

D. 里热证　　　　　　　　　E. 里寒证

A2 型题

1. 女,38 岁。昨天因与人发生口角,心情不畅,今出现胸胁疼痛,善太息。患者最可能表现的疼痛性质是(　　　)。

A. 胀痛　　　B. 重痛　　　C. 冷痛　　　D. 灼痛　　　E. 隐痛

2. 男,48 岁,2 天前因车祸致脑挫裂伤,神志不清,语无伦次,声高有力,舌红苔白,脉弦为(　　　)。

A. 错语　　　B. 谵语　　　C. 独语　　　D. 郑声　　　E. 呓语

A3 型题

(1～2 题共用选项)

A. 青色　　　B. 赤色　　　C. 黄色　　　D. 白色　　　E. 黑色

1. 里实热证,面色呈现(　　　)。

2. 湿证之面色多呈现(　　　)。

(3～4 题共用选项)

A. 青紫舌　　　B. 裂纹舌　　　C. 歪斜舌　　　D. 吐弄舌　　　E. 滑腻苔

3. 属望舌色内容的是(　　　)。

4. 属望舌体形质内容的是(　　　)。

(5～6 题共用选项)

A. 迟脉　　　B. 数脉　　　C. 浮脉　　　D. 滑脉　　　E. 代脉

5. 热证的脉象为(　　　)。

6. 表证的脉象为(　　　)。

(丁丙干)

项目五　中医辨证

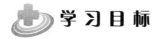

知识目标：了解辨证的意义、方法及其与护理评估的关系。掌握脏腑辨证。熟悉八纲辨证和气血津液辨证。

能力目标：

1. 能运用八纲辨证知识判断疾病的部位、性质、类别等，并进行准确的病证评估。

2. 学会用脏腑辨证知识判断疾病所在脏腑和证型，进行正确的病证评估。

素质目标：通过对各种中医辨证方法的全面了解，树立辨病与辨证相结合的中医思维方法。

辨证是对四诊收集的资料进行分析，从而辨别疾病在发展过程中某一阶段病理变化的本质，包括病变的部位、原因、性质以及邪正关系。辨证是进行正确的病证评估的必经阶段，是中医立法处方和制订护理措施的前提。

中医辨证的方法很多，主要有八纲辨证、脏腑辨证、气血津液辨证等。其中八纲辨证是辨证的总纲，不论哪一种辨证，都是八纲辨证的具体应用；脏腑辨证是临床各科辨证的基础；气血津液辨证是脏腑辨证的补充。临床上常把多种辨证方法结合起来，来确定疾病的原因、病变的性质、病在哪一脏腑，以及病邪对机体的损害程度等，以作出正确的护理评估。

任务一　八纲辨证

 要点导航

重点：八纲辨证的概念及临床表现。

难点：八纲辨证的要领及鉴别要点。

案例导入

患者,男,30岁。1天前因受凉,自感恶寒,头身疼痛,有鼻塞、喷嚏、咽喉痒痛等症状,舌苔薄白,遂就诊。如何判断该病的证型?

八纲,即阴、阳、表、里、寒、热、虚、实。八纲辨证是根据四诊所获得的资料进行分析综合,以概括病变的部位、病邪的性质及邪正盛衰等多方面的情况,从而归纳为表证和里证、寒证和热证、虚证和实证、阴证和阳证等八类不同的证候。

一、表里辨证

表里是辨别病变部位外内浅深、病情轻重和疾病趋势的两个纲领。表与里是相对的概念,一般而言,身体的皮毛、肌腠在外,属表;血脉、骨髓、脏腑在内,属里。辨证时,一般把外邪侵犯肌表,病位浅者,称为表证;病在脏腑,病位深者,称为里证。在外感疾病过程中,表证入里为病进,里证出表为病退。病邪入里一层,病深一层;出表一层,病浅一层。但表里证候的辨别主要以临床表现为依据,因而不能把表里机械地看作固定的解剖部位。

1. 表证　指六淫病邪经皮毛、口鼻侵入机体所产生的证候。多见于外感病的初起阶段。一般有起病急、病位浅、病情轻、病程短的特点。

临床表现:新起恶风寒,或恶寒发热,头身疼痛,喷嚏,鼻塞,流涕,咽喉痒痛,微有咳嗽、气喘,舌淡红,苔薄,脉浮。

辨证要点:恶风寒,或恶寒发热,苔薄,脉浮。

2. 里证　泛指脏腑、气血、津液、骨髓等受病所导致的证候。里证的范围极为广泛,涉及脏腑气血等各方面,基本特点是以脏腑症状为主要表现,起病可急可缓、病位较深、病情较重、病程较长。

临床表现:表现多种多样,其证候特征是无新起恶寒发热并见,以脏腑症状为主要表现。

辨证要点:临床表现各异。概而言之,凡非表证及半表半里证的特定证候,一般都属于里证的范畴,即"非表即里"。

附:半表半里证　指病变既非完全在表,又非完全入里,病位处于表里进退变化之中,以寒热往来等为主要表现的证候。在六经辨证中通常称为少阳病证,是外感病邪由表入里的过程中,邪正相争,少阳枢机不利所表现的证候。

3. 表证与里证的鉴别　主要是审察寒热症状,内脏证候是否突出,舌象、脉象等变化。表证与里证的鉴别见表5-1。

表5-1　表证与里证的鉴别

项　　　目	表　　　证	里　　　证
寒热	发热恶寒同时出现	但热不寒或但寒不热
证候特点	以头身疼痛、鼻塞、喷嚏等为常见症状,内脏证候不明显	以内脏证候如咳喘、心悸、腹痛等为主要表现

续表

项　目	表　证	里　证
舌象	舌苔变化不明显	一般舌苔变化明显
脉象	多见浮脉	多见沉脉或其他多种脉象
发病	多起病急、病情轻、病程短	多起病缓、病情重、病程长

微课 5-1

二、寒热辨证

寒热是辨别疾病性质的两个纲领。寒证与热证是阴阳偏盛偏衰的具体表现，一般来说，寒证是阴盛或阳虚的表现；热证是阳盛或阴虚的表现。辨清寒热，对于认识疾病性质从而确定护理原则有指导意义。

1. 寒证　是感受寒邪或阴盛阳虚，机体功能活动衰退所表现的证候。

临床表现：恶寒，或畏寒喜暖，面色苍白，口淡不渴，肢冷蜷卧，舌淡苔白而润滑，脉迟或紧等为主。

辨证要点：怕冷，面色苍白，舌淡苔白而润，脉迟或紧。

2. 热证　是感受热邪或阳盛阴虚，机体功能活动亢进所表现的证候。

临床表现：发热喜凉，面红目赤，口渴喜冷饮，小便短赤，大便秘结，舌红苔黄而干燥，脉数等。

辨证要点：以热、赤、黄、干、数为临床特征。

3. 寒证与热证的鉴别　主要从恶寒发热、对寒热的喜恶、口渴与否、面色的赤白、四肢的温凉、二便、舌象、脉象等方面区分。寒证与热证的鉴别具体见表 5-2。

表 5-2　寒证与热证的鉴别

项　目	寒　证	热　证
寒热喜恶	恶寒喜温	恶热喜凉
口渴	不渴	渴喜冷饮
面色	白	红
四肢	冷	热
大便	稀溏	秘结
小便	清长	短赤
舌象	舌淡苔白润	舌红苔黄
脉象	迟或紧	数

三、虚实辨证

虚实是辨别邪正盛衰的两个纲领，主要反映病变过程中人体正气的强弱和致病邪气的盛衰。辨别疾病的虚实，可掌握病体邪正盛衰情况，为确定补虚扶正或泻实祛邪的治疗和护理提供依据。

1. 虚证　是对人体正气不足,脏腑功能衰退所产生的各种虚弱证候的概括。虚证又有血虚、气虚、阴虚、阳虚的区别。

（1）血虚证:临床以面色萎黄、唇色淡白、眩晕耳鸣、月经量少或经闭、舌质淡、脉细为主。

（2）气虚证:临床以面白无华、少气懒言、神疲乏力、舌淡、脉虚弱为主。

（3）阴虚证:临床以午后潮热、盗汗、颧红、手足心热、舌红少苔、脉细数为主。

（4）阳虚证:临床以形寒肢冷、面色淡白、自汗、口淡不渴、舌淡苔白、脉弱为主。

临床表现:各种虚证的表现极不一致,各脏腑虚证的表现更是各不相同。很难用几个症状概括。

辨证要点:以阴、阳、气、血、精、津虚损及脏腑功能减退为特征。

2. 实证　是对人体感受外邪或体内病理产物蓄积而形成的各种证候的概括。表现为有余、亢盛、气血痰湿、饮食停聚特征的各种证候。

临床表现:由于邪气的性质及所在部位的不同、致病的病理产物的差异,实证的临床表现亦极不一致,常见的有发热、形体壮实、声高气粗、胸胁脘腹胀痛、拒按,苔厚腻,脉实有力等。

辨证要点:以邪气亢盛,正邪剧争所致的有余、亢盛的症候为主要临床表现,及痰饮、水湿、瘀血、结石、食积、虫积等有形病理产物壅聚停积于体内为特征。

3. 虚证与实证的鉴别　主要可从病程、病势、体质及症状、舌脉等方面加以鉴别,虚证与实证的鉴别见表5-3。

表5-3　虚证与实证的鉴别

项　　　目	虚　　证	实　　证
病程	长（久病）	短（新病）
体质	多虚弱	多壮实
精神	萎靡	兴奋
声音	声低息微	声高气粗
疼痛	喜按	拒按
胸腹胀满	按之不痛,胀满时减	按之疼痛,胀满不减
发热	五心烦热,午后微热	壮热
恶寒	畏寒,得衣近火则减	恶寒,添衣加被不减
舌象	质嫩,苔少或无苔	质老,苔厚腻
脉象	无力	有力

四、阴阳辨证

阴阳是八纲中的总纲,是辨别疾病属性的两个纲领。由于阴、阳分别代表事物相互对立的两个方面,它无所不指,故疾病的性质、临床的证候,一般都可归属于阴或阳的范畴,所以阴阳是辨证的基本大法。里证、寒证、虚证都是阴证,表证、热证、实证都是阳证。所以阴阳两纲可以对病情从病位、病性、病势等方面进行总的归纳,使复杂的证候纲领化,因此,阴阳两纲可以统帅其他六纲而成为八纲中的总纲。

1. 阴证　是机体阳气虚衰,阴寒内盛所表现的证候。

临床表现:不同的疾病,表现出的阴证证候不尽相同,各有侧重。其特征性表现主要有:面色㿠白或暗淡，精神萎靡，畏寒肢冷，气短声低，倦怠乏力，纳差，口不渴，小便清长，大便溏泄，舌淡胖嫩，苔白，脉迟弱等。

辨证要点：里证、寒证、虚证，及阴邪致病均属阴证范畴。

2. 阳证 是机体热邪壅盛所表现的证候。

临床表现：不同的疾病，表现出的阳证证候不尽相同，各有侧重。其特征性表现主要有：身热面赤，恶寒发热，精神烦躁，呼吸气粗，口渴喜冷饮，小便短赤，大便秘结，舌红绛，苔黄，脉滑洪实等。

辨证要点：表证、热证、实证，以及症状表现于外的或阳邪致病均属阳证范畴。

3. 阴证与阳证的鉴别 主要表现在表里、寒热、虚实证候的鉴别之中，亦可从四诊角度进行对照鉴别，阴证与阳证的鉴别见表 5-4。

表 5-4 阴证与阳证的鉴别

四诊	阴　证	阳　证
问诊	恶寒畏冷，喜温，食少乏味，不渴或喜热饮，小便清长或短少，大便溏泄气腥	身热，恶热，喜凉，恶食，心烦，口干渴引饮，小便短赤涩痛，大便干硬，或秘结不通，或有奇臭
望诊	面色苍白或暗淡，身重蜷卧，倦怠无力，精神萎靡，舌淡胖嫩，舌苔润滑	面色潮红或通红，狂躁不安，口唇燥裂，舌红绛，苔黄燥或黑而生芒刺
闻诊	语声低微，静而少言，呼吸怯弱，气短	语声壮厉，烦而多言，呼吸气粗，喘促痰鸣
切诊	腹痛喜按，肢凉，脉沉、细、迟、无力等	腹痛拒按，肌肤灼热，脉浮、洪、数、大、滑、有力等

表里、寒热、虚实、阴阳的区分并不是单纯的、彼此孤立的、静止不变的，而是错综复杂、互相联系、互相转化的。归纳起来，八纲之间存在着“相兼”、“夹杂”、“转化”的关系。因此八纲辨证运用时，首先辨别表里，确定病变的部位；然后辨别寒热、虚实，分清病变性质，了解正邪双方力量对比状况；最后可以用阴阳加以总的概括。

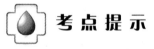

考点提示

八纲辨证是其他各类辨证方法的总纲。

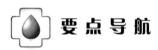

任务二 脏腑辨证

要点导航

重点：各脏腑的基本证候的鉴别。

难点：脏腑辨证中各证候的辨证要点。

案例导入

　　患者,男,56岁。素体较胖,经常酗酒,十年前曾经有头晕、头痛、耳鸣、烦躁易怒等症状。近两年来,上述症状均有加重,面色发青,耳鸣如潮。前一日因精神刺激,大怒后突然昏倒,经抢救苏醒后,口眼歪斜,语謇不清,喉中痰鸣。舌淡红,苔黄腻。通过临床表现,试对该患者进行病证评估。

　　脏腑辨证是运用藏象理论,以脏腑为基础,根据脏腑的生理功能、病理变化,通过对四诊所收集的资料,结合八纲辨证进行分析综合,借以推究病因病机,判断疾病的部位、性质、正邪盛衰的一种辨证方法。

一、心与小肠病辨证

　　心的病变主要表现为血脉运行失常及精神意识思维改变等方面,小肠的病变主要反映在转输障碍和清浊部分等方面。

　　1. 心气虚、心阳虚、心阳暴脱证　心气虚证是指心气不足,鼓动无力所表现的证候;心阳虚证是指心阳虚衰、失其温养,虚寒内生所表现的证候,多为心气虚进一步发展所致;心阳暴脱证是指心阳衰竭所表现的证候。

　　临床表现:心悸、气短、自汗,活动时加重,脉细弱或结代,为其共有症状。若兼见面白无华、体倦乏力、舌淡苔白,此属心气虚;若兼见形寒肢冷、心胸憋闷、舌淡胖、苔白滑,此属心阳虚;若大汗淋漓、四肢厥冷、面色苍白、口唇青紫、呼吸微弱、脉微欲绝、神志模糊甚至昏迷者,为心阳暴脱之危候。

　　辨证要点:心气虚证为心悸加气虚。心阳虚证为心悸怔忡,心胸憋闷或痛加阳虚证。心阳暴脱证为心悸怔忡,心胸憋闷或痛加亡阳证。

　　2. 心血虚、心阴虚证　心血虚是指心血不足,不能濡养心脏所表现的证候。心阴虚是指心阴不足,不能滋养心脏所表现的证候。二者久病耗损阴血。

　　临床表现:心悸怔忡,失眠多梦,为心血虚与心阴虚的共有症。若兼见眩晕,健忘,面色淡白无华或萎黄,口唇色淡,舌色淡白,脉象细弱等症,为心血虚。若见五心烦热、潮热、盗汗、两颧发红、舌红少津、脉细数,为心阴虚。

　　辨证要点:心血虚证和心阴虚证均可见心悸、失眠多梦、健忘等,但心血虚证以"色白"为特征而无热象,阴虚证以"色赤"为特征而有明显虚热象。

　　3. 心火亢盛证　心火炽盛所表现的证候。

　　临床表现:心中烦怒,夜寐不安,面赤口渴,溲黄便干,舌尖红绛或生舌疮,脉数有力。甚则狂躁谵语,或见吐血衄血,或见肌肤疮疡、红肿热痛。

　　辨证要点:以发热、心烦、吐衄、舌赤生疮、溲赤涩灼痛等实火表现为辨证的主要依据。

　　4. 心脉痹阻证　心脏脉络在各种致病因素作用下导致痹阻不通所反映的征候。常由年高体弱或病久正虚以致瘀阻、痰凝、寒滞、气郁而发作。

　　临床表现:心悸怔忡,心胸憋闷疼痛,痛引肩背内臂,时发时止。若痛如针刺,并见舌紫暗有紫斑、紫点,脉细涩或结代,为瘀阻心脉。若为闷痛,并见体胖痰多,身重困倦,舌苔白腻,脉沉滑,为痰阻心脉。若剧痛暴作,并见畏寒肢冷、得温痛缓、舌淡苔白、脉沉迟或沉紧,为寒凝之象。若疼痛而胀,且发作时与情志有关,舌淡红、苔薄白、脉弦,为气滞之证。

辨证要点:本证以心悸怔忡,心胸憋闷疼痛,痛引肩背内臂,时发时止为辨证的主要依据。由于致痛之因有别,故应分辨疼痛特点及兼症以审症求因。

5. 痰迷心窍证　痰浊蒙闭心窍表现的证候。

临床表现:面色晦滞、脘闷作恶、意识模糊、语言不清、喉有痰声,甚则昏不知人,舌苔白腻、脉滑。或精神抑郁、表情淡漠、神志痴呆、喃喃自语、举止失常。或突然仆地,不省人事,口吐痰涎,喉中痰鸣,两目上视手足抽搐,口中如做猪羊叫声。

辨证要点:本证以神志抑郁、错乱、痴呆、昏迷与痰浊症状并见为辨证的主要依据。

6. 痰火扰心证　痰火扰乱心神所出现的证候。

临床表现:发热气粗,面红目赤,痰黄稠,喉间痰鸣,躁狂谵语,舌红苔黄腻,脉滑数;或见失眠心烦,痰多胸闷,头晕目眩;或见语言错乱,哭笑无常,不避亲疏,狂躁妄动,打人毁物,力逾常人。

辨证要点:本证以神志狂躁、神昏谵语与痰热症状共见为辨证的主要依据。外感热病以高热、痰盛、神志不清为辨证要点;内伤杂病中,轻者以失眠心烦,重者以神志狂乱成为辨证的主要依据。

7. 小肠实热证　小肠里热炽盛所表现的证候。多由心热下移所致。

临床表现:心烦口渴,口舌生疮,小便赤涩,尿道灼痛,尿血,舌红苔黄,脉数。

辨证要点:本证以心火热炽及小便赤涩灼痛为辨证的主要依据。

二、肺与大肠病辨证

肺的病变,主要为气失宣降,肺气上逆,或腠理不固及水液代谢方面的障碍,临床上往往出现咳嗽、气喘、胸痛、咯血等症状。大肠的病变主要是传导功能失常,主要表现为便秘与泄泻。

1. 肺气虚证　肺气不足和卫表不固所表现的证候。

临床表现:咳喘无力,气少不足以息,动则益甚,体倦懒言,声音低怯,痰多清稀,面色㿠白;或自汗畏风,易于感冒,舌淡苔白,脉虚弱。

辨证要点:本证以咳喘无力,气少不足以息与全身功能活动减弱为辨证的主要依据。多有久病咳喘、体弱等病史。

2. 肺阴虚证　肺阴不足,虚热内生所表现的证候。

临床表现:干咳无痰或痰少而黏,口燥咽干,形体消瘦,午后潮热,五心烦热,盗汗,颧红,甚则痰中带血,声音嘶哑,舌红少津,脉细数。

辨证要点:本证以干咳、痰少难咯和潮热、盗汗等阴虚内热证共见为辨证的主要依据。

3. 风寒犯肺证　风寒外袭,肺卫失宣所表现的证候。

临床表现:咳嗽痰稀薄色白,鼻塞流清涕,微微恶寒,轻度发热,无汗,苔白,脉浮紧。

辨证要点:本证以咳嗽、咳痰色白质稀、鼻塞流清涕兼见风寒表证为辨证的主要依据。

4. 风热犯肺证　风热侵犯肺系,肺卫受病所表现的证候。

临床表现:咳嗽痰稠色黄,鼻塞流黄浊涕,身热,微恶风寒,口干咽痛,舌尖红苔薄黄,脉浮数。

辨证要点:本证以咳嗽、咳痰色黄质稠与风热表证共见为辨证的主要依据。

5. 燥邪犯肺证　秋令燥邪犯肺耗伤津液,侵犯肺卫所表现的证候。

临床表现:干咳无痰,或痰少而黏,不易咳出。唇、舌、咽、鼻干燥欠润,或身热恶寒,或胸痛咯血。舌红苔白或黄,脉数。

辨证要点:以干咳,痰少而黏及口、唇、咽、鼻干燥与表证共见为辨证的主要依据。

6. 痰湿阻肺证　痰湿阻滞,肺失宣降所表现的证候。

临床表现:咳嗽痰多,质黏色白,易于咯出,胸闷,甚则气喘痰鸣,舌淡苔白腻,脉滑。

辨证要点:本证以咳嗽、咳痰、量多、质黏、色白、易咯为辨证的主要依据。

7. 大肠湿热证　湿热侵袭大肠,传导失职所表现的证候。

临床表现:腹痛,下痢脓血,里急后重;或暴注下泻,色黄而臭,伴见肛门灼热,小便短赤,身热口渴。舌红苔黄腻,脉滑数或濡数。

辨证要点:本证以腹痛,排便次数增多;或下痢脓血;或下黄色稀水等湿热征象为辨证的主要依据。

三、脾与胃病辨证

脾的病变主要反映在运化功能的失常和统摄血液功能的障碍,以及水湿潴留,清阳不升等方面;胃的病变主要反映在饮食不化,胃失和降,胃气上逆等方面。脾病常见腹胀腹痛、泄泻便溏、水肿、出血等症。胃病常见脘痛、呕吐、嗳气、呃逆等。

1. 脾气虚证　脾气不足,运化失健所表现的证候。

临床表现:纳少腹胀,饭后尤甚,大便溏薄,肢体倦怠,少气懒言,面色萎黄或㿠白,形体消瘦或水肿,舌淡苔白,脉缓弱。

辨证要点:本证以纳少,腹胀,便溏和气虚证共见为辨证的主要依据。

2. 脾阳虚证　脾阳虚衰,阴寒内盛所表现的证候。

临床表现:腹胀纳少,腹痛喜温喜按,畏寒肢冷,大便溏薄清稀;或肢体困重;或周身水肿,小便不利;或白带量多质稀,舌淡胖,苔白滑,脉沉迟无力。

辨证要点:本证以脾气虚并见虚寒表现为辨证的主要依据。

3. 中气下陷证　脾气亏虚,升举无力反而下陷所表现的证候。

临床表现:脘腹重坠作胀,食后尤甚;或便意频数,肛门坠重;或久痢不止,甚或脱肛;或子宫下垂;或小便浑浊如米泔。伴见气少乏力,肢体倦怠,声低懒言,头晕目眩。舌淡苔白,脉弱。

辨证要点:本证以脾气虚证和内脏下垂为辨证的主要依据。

4. 脾不统血证　脾气亏虚不能统摄血液所表现的证候。

临床表现:便血,尿血,肌衄,齿衄;或妇女月经过多,崩漏等。常伴见食少便溏,神疲乏力,少气懒言,面色无华,舌淡苔白,脉细弱等。

辨证要点:本证以脾气虚证和出血共见为辨证的主要依据。

5. 寒湿困脾证　寒湿内盛,中阳受困而表现的证候。

临床表现:脘腹痞闷胀痛,食少便溏,泛恶欲吐,口淡不渴,头身困重,面色晦黄;或肌肤面目发黄,黄色晦暗如烟熏;或肢体水肿,小便短少。舌淡胖苔白腻,脉濡缓。

辨证要点:本证以脾胃纳运功能障碍和寒湿中遏并见为辨证的主要依据。

6. 胃阴虚证　胃阴不足所表现的证候。

临床表现:胃脘隐痛,饥不欲食,口燥咽干,大便干结;或脘痞不舒;或干呕呃逆,舌红少津,脉细数。

辨证要点:本证以胃失和降、津液亏虚和虚热内扰为辨证的主要依据。

7. 食滞胃脘证　食物停滞胃脘不能腐熟所表现的证候。

临床表现:胃脘胀闷疼痛,嗳气吞酸或呕吐酸腐食物,吐后胀痛得减;或矢气便溏,泻下物酸腐臭秽,舌苔厚腻,脉滑。

辨证要点:本证以胃脘胀闷疼痛,嗳腐吞酸,呕恶为辨证的主要依据。

8. 胃寒证　阴寒凝滞胃腑所表现的证候。

临床表现:胃脘冷痛,轻则绵绵不已;重则拘急剧痛、遇寒加剧、得温则减、口淡不渴、口泛清水,或恶心呕吐,或伴见胃中水声漉漉、舌苔白滑、脉弦或迟。

辨证要点:本证以胃脘冷痛及实寒证共见为辨证的主要依据。

9. 胃热证　胃火内炽所表现的证候。

临床表现:胃脘灼痛,吞酸嘈杂;或食入即吐;或渴喜冷饮,消谷善饥;或牙龈肿痛、齿衄、口臭。大便秘结,小便短赤,舌红苔黄,脉滑数。

辨证要点:本证以胃脘灼痛及实热证共见为辨证的主要依据。

四、肝与胆病辨证

肝的病变主要表现在疏泄失常、血不归藏、筋脉不利等方面。肝开窍于目,故多种目疾都与肝有关。肝的病变较为广泛和复杂,如胸胁少腹胀痛、窜痛,情志活动异常,头晕胀痛,手足抽搐,肢体震颤,以及目疾、月经不调、睾丸胀痛等,常与肝有关。胆的病证常见口苦发黄、失眠和胆怯易惊等情绪的异常。

1. 肝血虚证　肝脏血液亏虚所表现的证候。

临床表现:眩晕耳鸣,面白无华,爪甲不荣,夜寐多梦,视力减退或雀目;或见肢体麻木,关节拘急不利,手足震颤,肌肉跳动。妇女常见月经量少、色淡,甚则经闭。舌淡苔白脉弦细。

辨证要点:本证以眩晕、视力减退、月经量少、肢体麻木等与血虚症状共见为辨证的主要依据。

2. 肝阴虚证　肝脏阴液亏虚,虚火内生所表现的证候。

临床表现:头晕耳鸣,两目干涩,面部烘热,胁肋灼痛,五心烦热,潮热盗汗,口咽干燥;或见手足蠕动。舌红少津,脉弦细数。

辨证要点:本证以肝病症状和阴虚证为辨证的主要依据。

3. 肝气郁结证　肝失疏泄,气机郁滞而表现的证候。

临床表现:胸胁或少腹胀闷窜痛,胸闷喜太息,情志抑郁易怒,或咽部梅核气,或颈部瘿瘤,或癥块。妇女可见乳房作胀疼痛、月经不调,甚则闭经。

辨证要点:本证以情志抑郁,胸胁、少腹胀痛或窜痛及女子月经不调等为辨证的主要依据。

4. 肝火上炎证　肝脏之火上逆所表现的证候。

临床表现:头晕胀痛,面红目赤,口苦口干,急躁易怒,不眠或噩梦纷纭,胁肋灼痛,便秘尿黄,耳鸣如潮,吐血衄血,舌红苔黄,脉弦数。

辨证要点:本证以肝胆经循行的部位头、目、耳、胁表现的实火炽盛症状为辨证的主要依据。

5. 肝阳上亢证　肝肾阴虚,不能制阳,致使肝阳偏亢所表现的证候。

临床表现:眩晕耳鸣,头目胀痛,面红目赤,急躁易怒,心悸健忘,失眠多梦,腰膝酸软,头重脚轻,舌红少苔,脉弦有力。

辨证要点:本证以肝阳亢于上、肾阴亏于下的证候,作为辨证的主要依据。

知识链接

> 　　肝气郁结、肝火上炎、肝阴不足、肝阳上亢四证的病机,常可互相转化,如肝气久郁,可以化火;肝火上炎,火热炽盛,可以灼烁肝阴;肝阴不足,可致肝阳上亢;而肝阳亢盛又可化火伤阴。所以在辨证上既要掌握其各自特征,又要分析其内在联系,才能作出准确判断。

6. 肝风内动证　患者出现眩晕欲仆、震颤、抽搐等动摇不定症状为主的证候。临床上常见肝阳化风、热极生风、阴虚动风、血虚生风四种。

(1)肝阳化风证:肝阳亢逆无制而表现动风的证候。

临床表现:眩晕欲仆,头摇而痛,项强肢颤,语言謇涩,手足麻木,步履不正;或猝然昏倒,不省人事,口眼歪斜,半身不遂,舌强不语,喉中痰鸣,舌红苔白或腻,脉弦有力。

辨证要点:本证以眩晕、肢麻震颤,甚则猝然晕倒,半身不遂等为辨证的主要依据。

(2)热极生风证:热邪亢盛引动肝风所表现的证候。

临床表现:高热神昏,躁热如狂,手足抽搐,颈项强直;甚则角弓反张,两目上视,牙关紧闭,舌红或绛,脉弦数。

辨证要点:本证以高热与肝风共见为辨证的主要依据。

(3)阴虚动风证:阴液亏虚引动肝风表现的证候。

临床表现:手足震颤、蠕动,或肢体抽搐,眩晕耳鸣,口燥咽干,形体消瘦,五心烦热,潮热颧红,舌红少津,脉弦细数。

辨证要点:本证以眩晕,手足震颤、蠕动等动风症状与阴虚内热症状共见为辨证的主要依据。

(4)血虚生风证:血虚筋脉失养所表现的动风证候。

临床表现:眩晕,肢体震颤、麻木,手足拘急,肌肉瞤动,皮肤瘙痒,爪甲不荣,面白无华,舌淡白,脉细或弱。

辨证要点:本证以眩晕、肢麻、皮肤瘙痒等为辨证的主要依据。

7. 寒凝肝脉证　寒邪凝滞肝脉所表现的证候。

临床表现:少腹牵引睾丸坠胀冷痛,或阴囊收缩引痛,受寒则甚,得热则缓,舌苔白滑,脉沉弦或迟。

辨证要点:本证以肝经循行部位的少腹、前阴、巅顶冷痛与实寒症状共见为辨证的主要依据。

8. 肝胆湿热证　湿热蕴结肝胆所表现的证候。

临床表现:胁肋胀痛,或有痞块,口苦,腹胀,纳少呕恶,大便不调,小便短赤,舌红苔黄腻,脉弦数。或寒热往来,或身目发黄,或阴囊湿疹,或睾丸肿胀热痛,或带浊阴痒等。

辨证要点:本证以胁肋胀痛,口苦纳呆腹胀,身目黄,阴痒等与湿热症状共见为辨证的主要依据。

五、肾与膀胱病辨证

肾的病变主要反映在生长发育、生殖机能、水液代谢的异常方面,肾多虚证。临床常见症状有腰膝酸软而痛,耳鸣耳聋,发白早脱,齿牙动摇,阳痿遗精,精少不育,女子经少经闭,以及水肿、二便异常等。膀胱的病变主要反映为小便异常及尿液的改变,临床常见尿频、尿急、尿痛、尿闭以及遗尿、小便失禁等。

1. 肾阳虚证 肾脏阳气虚衰表现的证候。

临床表现:腰膝酸软而痛,畏寒肢冷,尤以下肢为甚,精神萎靡,面色㿠白或黧黑,舌淡胖苔白,脉沉弱。或男子阳痿,女子宫寒不孕;或大便久泄不止,完谷不化,五更泄泻;或水肿,腰以下为甚,按之没指,甚则腹部胀满、全身肿胀、心悸咳喘。

辨证要点:本证以全身功能低下,尤其以性功能低下及明显虚寒之象为辨证的主要依据。

2. 肾阴虚证 肾脏阴液不足表现的证候。

临床表现:腰膝酸痛,眩晕耳鸣,失眠多梦。男子遗精早泄;女子经少经闭,或见崩漏。形体消瘦,潮热盗汗,五心烦热,咽干颧红,溲黄便干,舌红少津,脉细数。

辨证要点:本证以肾亏症状和阴虚内热证共见为辨证的主要依据。

3. 肾精不足证 肾精亏损表现的证候。

临床表现:男子精少不育,女子经闭不孕,性机能减退。小儿发育迟缓,身材矮小,智力和动作迟钝,囟门迟闭,骨骼痿软。成人早衰,发脱齿摇,耳鸣耳聋,健忘恍惚,动作迟缓,足痿无力,精神呆钝等。

辨证要点:本证以小儿生长发育迟缓、成人生殖功能减退,以及成人早衰表现为辨证的主要依据。

4. 肾气不固证 肾气亏虚固摄无权所表现的证候。

临床表现:神疲耳鸣,腰膝酸软;小便频数而清,或尿后余沥不尽,或遗尿失禁,或夜尿频多。男子滑精早泄,女子白带清稀,胎动易滑,舌淡苔白,脉沉弱。

辨证要点:本证以肾气不能固摄尿液、精液、经血出现的症状为辨证主要依据。

5. 肾不纳气证 肾气虚衰,气不归元所表现的证候。

临床表现:久病咳喘,呼多吸少,气不得续,动则喘息益甚,自汗神疲。声音低怯,腰膝酸软,舌淡苔白,脉沉弱。或喘息加剧,冷汗淋漓,肢冷面青,脉浮大无根;或气短息促,面赤心烦,咽干口燥,舌红,脉细数。

辨证要点:一般以久病咳喘,呼多吸少,气不得续,动则喘息益甚为辨证的主要依据。

6. 膀胱湿热证 湿热蕴结膀胱所表现的证候。

临床表现:尿频尿急,排尿艰涩,尿道灼痛,尿黄赤浑浊或尿血;或有砂石,小腹痛胀迫急;或伴见发热,腰酸胀痛,舌红苔黄腻,脉滑数。

辨证要点:以尿频、尿急、尿痛或尿血、尿中砂石为辨证的主要依据。

六、脏腑兼病辨证

两个或两个以上脏腑同时发病者,称为脏腑兼病。一般来说,脏腑兼病,在病理上有着一定的内在规律,只要具有表里、生克、乘侮关系的脏器,兼病较常见,反之则为较少见。因此在辨证时应注意辨析发病脏腑之间的内在关系,这样在治疗时才能分清主次灵活运用。脏腑兼病,证候极为复杂,但一般以脏与脏、脏与腑的兼病常见。

1. 心肾不交证 心肾水火既济失调所表现的证候。

临床表现:心烦不寐,心悸健忘,头晕耳鸣,腰酸遗精,五心烦热,咽干口燥,舌红,脉细数。或伴见腰部下肢酸困发冷。

辨证要点：本证以心烦少寐，遗精，腰膝酸软与虚热证并见为辨证的主要依据。

2. 心肺气虚证　心肺两脏气虚所表现的证候。

临床表现：心悸咳喘，气短乏力，动则尤甚，胸闷，痰液清稀，面色㿠白，头晕神疲，自汗声怯，舌淡苔白，脉沉弱或结代。

辨证要点：本证以心悸、咳喘与气虚证共见为辨证的主要依据。

3. 心脾两虚证　心血不足，脾气虚弱所表现的证候。

临床表现：心悸怔忡，失眠多梦，眩晕健忘，面色萎黄，食欲不振，腹胀便溏，神倦乏力；或皮下出血，妇女月经量少色淡，淋漓不尽等，舌质淡嫩，脉细弱。

辨证要点：本证以心悸失眠，食少腹胀，慢性出血伴见气血亏虚为辨证的主要依据。

4. 心肝血虚证　心肝两脏血液亏虚所表现的证候。

临床表现：心悸健忘，失眠多梦，眩晕耳鸣，面白无华，两目干涩，视物模糊，爪甲不荣，肢体麻木，震颤拘挛；妇女月经量少、色淡，甚则经闭；舌淡苔白，脉细弱。

辨证要点：一般以心肝常见症状与血虚证共见为辨证的主要依据。

5. 肝火犯肺证　肝经气火上逆犯肺所表现的证候。

临床表现：胸胁灼痛，急躁易怒，头晕目赤，烦热口苦，咳嗽阵作，痰黏量少色黄，甚则咳血，舌红苔薄黄，脉弦数。

辨证要点：本证以咳嗽、或咯血，胸胁灼痛，急躁易怒伴里实热证为辨证的主要依据。

6. 肝脾不调证　肝失疏泄，脾失健运所表现的证候。

临床表现：胸胁胀满窜痛，喜太息，情志抑郁或急躁易怒。纳呆腹胀，便溏不爽，肠鸣矢气；或腹痛欲泻，泻后痛减。舌苔白或腻，脉弦。

辨证要点：本证以胸胁胀满，腹痛肠鸣，纳呆便溏为辨证的主要依据。

7. 肝胃不和证　肝失疏泄，胃失和降表现的证候。

临床表现：脘胁胀闷疼痛，嗳气呃逆，嘈杂吞酸，烦躁易怒，舌红苔薄黄，脉弦或带数象。或巅顶疼痛，遇寒则甚，得温痛减，呕吐涎沫，形寒肢冷，吞淡苔白滑，脉沉弦紧。

辨证要点：本证以胸胁、胃脘胀痛或窜痛、呕吐、呃逆嗳气为辨证的主要依据。

8. 肝肾阴虚证　肝肾两脏阴液亏虚所表现的证候。

临床表现：头晕目眩，耳鸣健忘，失眠多梦，咽干口燥，腰膝酸软；胁痛，五心烦热，颧红盗汗，男子遗精，女子经少，舌红少苔，脉细数。

辨证要点：本证以胁痛，腰膝酸软，耳鸣遗精与阴虚内热证并见为辨证的主要依据。

9. 脾肾阳虚证　脾肾两脏阳气亏虚所表现的证候。多由久病、久泻或水邪久停而成。

临床表现：面色㿠白，畏寒肢冷，腰膝或下腹冷痛；久泻久痢，或五更泄泻，或下利清谷，或小便不利；面浮肢肿，甚则腹胀如鼓；舌淡胖，苔白滑，脉沉细。

辨证要点：本证以泻痢、水肿，腰腹冷痛伴虚寒证为辨证的主要依据。

10. 脾肺气虚证　脾肺两脏气虚所表现的虚弱证候。

临床表现：久咳不止，气短而喘，痰多稀白，食欲不振，腹胀便溏，声低懒言，疲倦乏力，面色㿠白，甚则面浮足肿，舌淡苔白，脉细弱。

辨证要点：本证以咳喘气短，食少便溏与气虚证共见为辨证的主要依据。

11. 肺肾阴虚证　肺、肾两脏阴液不足所表现的证候。

临床表现：咳嗽痰少，或痰中带血甚至咳血；口燥咽干，声音嘶哑，形体消瘦，腰膝酸软，颧红盗汗，骨蒸潮热，男子遗精，女子月经不调，舌红少苔，脉细数。

辨证要点:本证以久咳痰血,腰膝酸软,遗精等证与阴虚证共见为辨证的主要依据。

考点提示

脏腑辨证是内伤杂病最主要的辨证方法,各脏腑辨证的要点是掌握基本证型的关键。

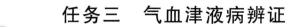

任务三　气血津液病辨证

要点导航

重点:气血病辨证要点。
难点:气血病辨证的临床应用。

　案例导入

　　王某,男,54岁,农民。1979年10月20日初诊。主诉:咳嗽8年,气喘、少痰、气短、声低4年。病史:1971年底"冬修水利"后患咳嗽8年,经医院检查诊断为"慢性支气管炎、肺气肿"。近4年来长期咳喘,几无间断,吐少许稀痰,精神疲乏,劳累时则气短、汗出。检查:形体消瘦,面色无华,语言声低。舌质浅淡,舌苔薄白。脉虚弱。

　　思考讨论:

　　1. 本病例以气血津液病辨证属何证型?

　　2. 该病证按脏腑辨证属何证型?

　　气血津液病辨证,是运用脏腑学说中气血津液的理论,分析气、血、津液所反映的各科病证的一种辨证诊病方法。在病理上,脏腑发生病变,可以影响到气血津液的变化;而气血津液的病变,也必然要影响到脏腑的功能。所以,气血津液的病变,是与脏腑密切相关的。气血津液辨证应与脏腑辨证互相参照。

一、气病辨证

气的病证很多。气病临床常见的证候,可概括为气虚、气陷、气滞、气逆四种。

1. 气虚证　脏腑组织机能减退所表现的证候。

临床表现:少气懒言,神疲乏力,头晕目眩,自汗,活动时诸证加剧,舌淡苔白,脉虚无力。

辨证要点:本证以病体虚弱,神疲、乏力、气短、脉虚为辨证的主要依据。

2. 气陷证　气虚无力升举而反下陷的征候。多见于气虚证的进一步发展。

临床表现:头晕目花,少气倦怠,久痢久泄,腹部有坠胀感,脱肛或子宫脱垂,舌淡苔白,脉弱。

辨证要点:本证以体弱而瘦,气短、气坠、脏器下垂为辨证的主要依据。

3. 气滞证　人体某一脏腑,某一部位气机阻滞,运行不畅所表现的证候。

临床表现:胀闷,疼痛,攻窜阵发,多发于两胁、胸部、少腹等处,情志不畅,舌淡红,脉弦。

辨证要点:本证以胀闷,疼痛,伴情志不畅为辨证的主要依据。

4. 气逆证　气机升降失常,逆而向上所引起的证候。临床以肺胃之气上逆和肝气升发太过的病变为多见。

临床表现:肺气上逆,则见咳嗽喘息;胃气上逆,则见呃逆、嗳气、恶心、呕吐;肝气上逆,则见头痛,眩晕,昏厥,呕血等。

辨证要点:本证以气机逆而向上为辨证的主要依据。

二、血病辨证

血病因有寒热虚实之别,其临床表现可概括为血虚、血瘀、血热、血寒四种证候。

1. 血虚证　血液亏虚,脏腑百脉失养,表现全身虚弱的证候。

临床表现:面白无华或萎黄,唇色淡白,爪甲苍白,头晕眼花,心悸失眠,手足发麻;妇女经血量少色淡,经期错后或闭经;舌淡苔白,脉细无力。

辨证要点:本证以面色、口唇、爪甲失其血色及全身虚弱为辨证的主要依据。

2. 血瘀证　因寒邪凝滞、气滞、外伤及其他原因导致瘀血内阻所引起的证候。

临床表现:疼痛和针刺刀割,痛有定处,拒按,常在夜间加剧。肿块在体表者,色呈青紫;在腹内者,坚硬按之不移,称为癥积。出血反复不止。色泽紫暗,中夹血块,或大便色黑如柏油。面色黧黑,肌肤甲错,口唇爪甲紫暗,或皮下紫斑,或肤表丝状如缕,或腹部青筋外露,或下肢筋青胀痛等。妇女常见经闭。舌质紫暗,或见瘀斑、瘀点;脉象细涩。

辨证要点:本证以痛如针刺,痛有定处,拒按,肿块,唇舌爪甲紫暗,脉涩等为辨证的主要依据。

3. 血热证　脏腑火热炽盛,热迫血分所表现的证候。

临床表现:咳血、吐血、尿血、衄血、便血,妇女月经先期、量多,心烦、口渴、舌红绛,脉滑数。

辨证要点:本证以出血和全身热象为辨证的主要依据。

4. 血寒证　局部脉络寒凝气滞,血行不畅所表现的证候。

临床表现:手足或少腹冷痛,肤色紫暗发凉,喜暖恶寒,得温痛减;妇女月经延期,痛经,经色紫暗,夹有血块;舌紫暗,苔白,脉沉迟涩。

辨证要点:本证以手足局部疼痛,肤色紫暗为辨证的主要依据。

三、气血同病辨证

气血同病常见的证候有气滞血瘀、气虚血瘀、气血两虚、气不摄血、气随血脱等。

1. 气滞血瘀证　由于气滞不行以致血运障碍,而出现既有气滞又有血瘀的证候。

临床表现:胸胁胀满走窜疼痛,性情急躁,并兼见痞块刺痛拒按,妇女经闭或痛经,经色紫暗夹有血块,乳房痛胀等,舌质紫暗或有紫斑,脉弦涩。

辨证要点:本证以病程较长和肝脏经脉部位的疼痛痞块为辨证的主要依据。

2. 气虚血瘀证　既有气虚，又兼有血瘀的证候。

临床表现：面色淡白或晦滞，身倦乏力，少气懒言，疼痛如刺，常见于胸胁，痛处不移，拒按，舌淡暗或有紫斑，脉沉涩。

辨证要点：本证虚中夹实，以气虚和血瘀的证候并见为辨证的主要依据。

3. 气血两虚证　气虚与血虚同时存在的证候。

临床表现：头晕目眩，少气懒言，乏力自汗，面色淡白或萎黄，心悸失眠，舌淡而嫩，脉细弱。

辨证要点：本证以气虚与血虚的证候共见为辨证的主要依据。

4. 气不摄血证　因气虚而不能统血，出现以出血为主的证候。

临床表现：吐血，便血，皮下瘀斑，崩漏，气短，倦怠乏力，面色白而无华，舌淡，脉细弱。

辨证要点：本证以出血和气虚证共见为辨证的主要依据。

5. 气随血脱证　大出血时所引起阳气虚脱的证候。

临床表现：大出血时突然面色苍白，四肢厥冷，大汗淋漓，甚至晕厥，舌淡，脉微细欲绝，或浮大而散。

辨证要点：本证以大量出血时，随即出现气脱为辨证的主要依据。

四、津液病辨证

津液病辨证，是分析津液病证的辨证方法。津液病证，一般可概括为津液不足和水液停聚两个方面。

（一）津液不足证

由于津液亏少，机体失去其濡润滋养作用所出现的以燥化为特征的证候。

临床表现：口渴咽干，唇燥而裂，皮肤干枯无泽，小便短少，大便干结，舌红少津，脉细数。

辨证要点：本证以皮肤、口唇、舌咽干燥及尿少、便干为辨证的主要依据。

（二）水液停聚证

水液输布，排泄失常所引起的水肿痰饮等病证。

1. 水肿　体内水液停聚，泛滥肌肤所引起的面目、四肢、胸腹甚至全身水肿的病证。临床将水肿分为阳水、阴水两大类。

（1）阳水：发病较急，水肿性质属实者，称为阳水。多为外感风邪，或水湿浸淫等因素引起。

临床表现：眼睑先肿，继而头面，甚至遍及全身，小便短少，来势迅速。皮肤薄而光亮，并兼有恶寒发热，无汗，舌苔薄白，脉象浮紧。或兼见咽喉肿痛，舌红，脉象浮数。或全身水肿，来势较缓，按之没指，肢体沉重而困倦，小便短少，脘闷纳呆，呕恶欲吐，舌苔白腻，脉沉。

辨证要点：本证以发病急，来势猛，先见眼睑头面，上半身肿甚者为辨证的主要依据。

（2）阴水：发病较缓，水肿性质属虚者，称为阴水。多因劳倦内伤、脾肾阳衰、正气虚弱等因素引起。

临床表现：身肿，腰以下为甚，按之凹陷不易恢复，脘闷腹胀，纳呆食少，大便溏稀，面色㿠白，神疲肢倦，小便短少，舌淡，苔白滑，脉沉缓。或水肿日益加剧，小便不利，腰膝冷痛，四肢不温，畏寒神疲，面色白，舌淡胖，苔白滑，脉沉迟无力。

辨证要点：本证以发病较缓，足部先肿，腰以下肿甚，按之凹陷不起为辨证的主要依据。

2. 痰饮 痰和饮是由于脏腑功能失调以致水液停滞所产生的病证。

（1）痰证：水液凝结，质地稠厚，停聚于脏腑、经络、组织之间而引起的病证。

临床表现：咳嗽咯痰，痰质黏稠，胸脘满闷，纳呆呕恶。头晕目眩，或神昏癫狂、喉中痰鸣，或肢体麻木；见瘰疬、瘿瘤、乳癖、痰核等。舌苔白腻，脉滑。

辨证要点：本证临床表现多端，以吐痰或呕吐痰涎，或神昏时喉中痰鸣，或肢体麻木，或见痰核；苔腻，脉滑等为辨证的主要依据。

（2）饮证：水饮质地清稀，停滞于脏腑组织之间所表现的病证。

临床表现：咳嗽气喘，痰多而稀。胸闷心悸；甚或倚息不能半卧；或脘腹痞胀，水声漉漉，泛吐清水；或头晕目眩，小便不利，肢体水肿，沉重酸困。苔白滑，脉弦。

辨证要点：本证以饮停心肺、胃肠、胸胁、四肢的病变为辨证的主要依据。

考点提示

气血津液辨证是对脏腑辨证的补充。

直通护考

A1 型题

1. 八纲辨证是指表里、寒热、虚实和（　　　）。

A. 浮沉　　　　B. 盛衰　　　　C. 润燥　　　　D. 正邪　　　　E. 阴阳

2. 表证和里证的鉴别要点为（　　　）。

A. 咳嗽是否伴有咳痰　　　　B. 寒热症状、内脏证候是否突出

C. 头身疼痛与否　　　　D. 舌象的变化

E. 出汗量之多少

3. 下面属虚证的临床症状为（　　　）。

A. 体质多壮实　　　　B. 精神萎靡，虚证者声低息微　　　C. 声高气粗

D. 胸腹按之疼痛，涨满不减　　　　E. 脉象有力

4. 患者恶寒与发热同时出现，常见于（　　　）。

A. 里实寒证　　　　B. 阴虚或气虚发热　　　　C. 外感病的表证阶段

D. 少阳病和疟疾　　　　E. 实热证

5. 眩晕伴心悸、气短，活动后加重属于何证？（　　　）

A. 表证　　　　B. 实证　　　　C. 热证　　　　D. 寒证　　　　E. 虚证

6. 下列哪项不是鉴别寒证和热证的要点？（　　　）

A. 身热与身冷　　　　B. 面赤与面白　　　　C. 口渴与不渴

D. 舌苔黄与白　　　　E. 头痛与不痛

7. 患者头晕眼花，少气倦怠，腹泻，脱肛，舌淡苔白，脉弱，辨证属（　　　）。

A. 气虚证　　　　B. 气血两虚证　　　C. 气陷证　　　　D. 气滞证　　　　E. 血虚证

8. 患者胸胁胀闷，窜痛，胁下痞块，性情急躁，刺痛拒按，舌紫暗，脉涩，辨证为（　　　）。

A. 气虚血瘀证　　　　B. 气滞血瘀证　　　　C. 血寒证

D. 血瘀证　　　　E. 气血两虚证

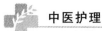

9. 头晕目眩,少气懒言,乏力自汗,面色淡白,心悸失眠,舌淡嫩,脉弱,证属(   )。

    A. 血虚证   B. 气虚证   C. 气血两虚证

    D. 气不摄血证   E. 气滞血瘀证

10. 哪一项不属血虚证表现?(   )

    A. 两颧潮红   B. 头晕目花   C. 心悸失眠   D. 手足麻木   E. 面色淡白

A2 型题

1. 患者,男,30岁,于1天前因受凉,自感恶寒,头身疼痛,有鼻塞、喷嚏、咽喉痒痛等症状,舌苔薄白,遂就诊。应判断该病属于(   )。

    A. 表证   B. 里证   C. 寒证   D. 热证   E. 半表半里证

2. 患者,男,66岁,胸闷气喘,已有十年,少气不足以息,此因(   )。

    A. 肺阴虚   B. 肺肾阴虚   C. 痰饮停肺   D. 肺气虚   E. 肺肾气虚

3. 患者,女,26岁,小便频数,尿急尿痛,小便短赤已三天,此因(   )。

    A. 膀胱湿热   B. 肝胆湿热   C. 大肠湿热   D. 肾虚不固   E. 脾虚气陷

4. 患儿,男,9岁,自觉发热轻微,遇风则冷,自汗,脉浮缓,此为(   )。

    A. 风寒表证   B. 风热表证   C. 伤风表证   D. 伤湿表证   E. 伤暑证

A3 型题

(1~2 题共用选项)

    A. 恶寒发热与否   B. 头痛与否   C. 咳嗽与否

    D. 汗出与否   E. 脉浮与否

1. 表实与表虚的鉴别要点是(   )。

2. 表证与里证的鉴别要点是(   )。

(3~5 题共用选项)

    A. 脾胃阳虚证   B. 风水相搏证   C. 脾肾阳虚证

    D. 寒湿困脾证   E. 肾虚水泛证

3. 肢体水肿,脘腹痞闷,泛恶欲呕,面色晦暗,舌苔白腻。宜诊断为(   )。

4. 头面眼睑先肿,继而全身水肿,发热恶风,脉象浮数。宜诊断为(   )。

5. 肢体水肿,面白形寒,腰膝酸冷,咳喘痰鸣,心悸气短。宜诊断为(   )。

(6~9 题共用选项)

    A. 男子精少不育,女子经闭不孕   B. 男子阳痿早泄,女子宫寒不孕

    C. 男子遗精早泄,女子经少经闭   D. 女子经少,视力减退,肢麻手颤

    E. 男子遗精早泄,女子胎动易滑

6. 肾阳虚证的表现是(   )。

7. 肾阴虚证的表现是(   )。

8. 肾精不足证的表现是(   )。

9. 肾气不固证的表现是(   )。

(丁丙干)

项目六　预防护理原则

扫码看课件

学习目标

知识目标：了解预防的原则。掌握辨证施护中调护求本、调理阴阳、三因制宜的中医护理原则。熟悉扶正祛邪的中医护理原则。

能力目标：具备依据辨证结果，制订出预防和施护原则的能力。

素质目标：通过对防护原则的全面学习，树立中医辨证施护的思维方法。

任务一　预防原则

 要点导航

思政小模块

重点：既病防变的主要内容。

难点：先安未受邪之地的预防原则。

预防，是指采取一定的措施，防止疾病的发生与发展。中医学历来十分重视预防，早在《黄帝内经》中就提出了"治未病"的预防思想，强调"防患于未然"。所谓治未病，包括未病先防和既病防变两个方面。

一、未病先防

未病先防，就是在疾病发生之前，做好各种预防措施，以防止疾病的发生。在疾病发生过程中，正气不足是发病的内在依据，而邪气是发病的重要条件。要做到未病先防，首先要培养正气，提高抗病能力，其次要避免病邪的入侵。

（一）培养正气

正气的强弱由体质所决定。一般来说，体质壮实者，正气充盛；体质虚弱者，正气不足。《素问·刺法论》曰："正气存内，邪不可干。"提高正气，增强抗病能力要注意以下几个方面。

1. 顺应自然规律　人体生理活动和自然界的变化规律是相适应的。自然界四时气候、昼夜晨昏的变化,影响人的生理活动。人们对自然界的适应能力降低,就会导致疾病的发生。因此,只有顺应自然摄生才能强身健体,减少疾病的发生。《素问·四气调神大论》说:夫四时阴阳者,万物之根本也,所以圣人春夏养阳,秋冬阳阴,以从其根……故阴阳四时者,万物之终始也,死生之本也,逆之则灾害生,从之则苛疾不起。

2. 重视情志调护 情志变化,是人体对外界事物的客观情绪反应。情志因素和人体的生理、病理有密切的关系。突然、强烈或持久的精神刺激,可伤及脏腑引起气机紊乱,气血阴阳失调而发病,也可损伤到正气,使人体的自我调节能力减退。因此保持心情舒畅愉悦,减少不良情绪的刺激,可达到预防疾病、延年益寿的目的。

3. 注意饮食起居 饮食有节,不暴饮暴食,不食不洁食物,克服饮食偏嗜,养成良好的饮食习惯可避免脾胃损伤,使气血生化有源,正气旺盛,抗病能力增强。起居顺应四时气候,劳逸结合,保持精力充沛以达到身体健康的目的。

4. 身体锻炼 "生命在于运动",锻炼身体可使气血通畅,经络通达,筋骨劲强,肌肉健壮,关节灵活,脏腑功能旺盛,体质增强。汉代医家华佗根据"流水不腐,户枢不蠹"的道理,创造了"五禽戏",开创了我国体育保健的先河。此后发展起来的太极拳、八段锦等健身运动,不仅能增强体质,预防疾病,而且对许多疾病还有一定的辅助治疗作用。

5. 药物预防和人工免疫 预防接种、药物调补、药物免疫等,可增强机体的免疫力。我国很早就开始药物预防疾病。如《黄帝内经》中用"小金丹"来预防疫病。元代用紫草煎剂来预防麻疹。16 世纪发明的人痘接种预防天花,为后世免疫学的发展开创了道路。近年来,运用中药来预防疾病,如贯众、板蓝根、大青叶等预防流感、腮腺炎、严重急性呼吸综合征;茵陈、栀子预防肝炎;青蒿预防疟疾等,都是简单易行、行之有效的方法。

（二）防御邪气

防御邪气即防御病邪侵害,减少疾病的发生。包括讲究卫生,防止环境、水源和食物的污染,注意四时气候的变化,避免各种意外的发生,对六淫或疠气等病邪,应"避其毒气"以减少疾病的发生。

二、既病防变

既病防变,是指在疾病发生以后,应早期诊治、早期治疗,以防止疾病的发展与传变。

（一）早期诊断

病邪往往由表及里,由浅及深,逐步加重。因此要抓住时机,早期诊断,防止病邪步步深入而使病情复杂、深重,增加治疗难度。《医学源流论》曰:善医者,知病势之盛而必传也,预为之防,无使结聚,无使泛滥,无使并合,此上工治未病之说也。

（二）防止传变

疾病发生后,应先安未受邪之地,防止脏腑组织病变的传导和变化,《金匮要略》中有:"夫治未病者,见肝之病,知肝传脾,当先实脾",说明对传经的病变,要掌握其规律和途径,在治疗和护理上采取适当措施,防止未受邪之地被病邪侵害。

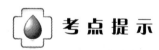 **考点提示**

治未病的方法。

任务二 护理原则

 要点导航

重点:调护求本、扶正祛邪、调整阴阳、三因制宜的中医护理原则。

难点:正护与反护。

一、调护求本

本,是指疾病的根本、本质。调护求本,就是在护理患者时,针对疾病的根本进行护理,是中医学辨证施护的根本原则。运用"调护求本"这一法则时,须正确掌握"护标与护本"和"正护与反护"两种护理原则。

(一)护标与护本

1. 急则护其标 在标病危急的情况下,当先护其标,否则会发生严重的后果,甚至危及患者的生命。如大出血患者,应先止血以护其标,血止病情缓解后再护其本。

2. 缓则护其本 在病情稳定的情况下,应抓住疾病的本质进行护理。如痰湿蕴肺之咳嗽,痰湿内阻是本,咳嗽是标。不能单纯用止咳法来护标,应化痰祛湿以护其本,使痰湿得化,肺气宣利,咳嗽自然就消除了。

3. 标本同护 是在标病和本病并重时采取的一种护理原则。如虚人感冒,素体气虚,反复外感,宜益气解表,益气为护本,解表为护标,可收到相辅相成的效果。

(二)正护与反护

1. 正护 采用与疾病病变本质相反的药物和措施来护理疾病的方法,又称"逆护"。适用于疾病本质和现象一致的病证。主要有如下几种方法。

微课 6-1

(1)寒者热之:寒邪致病出现寒象,用温热的方法进行护理的一种原则。如寒证用温热药物护理。

(2)热者寒之:热邪导致热象,用寒凉的方法进行护理的一种原则。如热证用寒凉药物护理。

(3)虚则补之:虚性病证表现出虚弱的证候,用补益的方法进行护理的一种原则。如气虚用补气法护理。

(4)实则泻之:实性病证表现出实的征象,用攻逐泻实的方法进行护理的一种原则。如水饮停聚证用逐水法护理。

李某,男,35岁,初起恶寒发热,头痛,周身酸楚,口干。西医按感冒治疗,症状不见好转,改服中药辛温解表剂,恶寒已止,但发热加重,烦躁,口干,喜冷饮。得病9日后,就诊,患者壮热,烦躁不安,面色潮红,大汗淋漓,头晕头痛,小便黄赤,舌苔黄,脉洪大而数。此患者属里证、热证、实证、阳证,护理应采用正护法,热者寒之,以清热养阴为主,方用白虎汤加减,5剂而愈。

　　2. 反护　采用与疾病病变假象一致的药物和措施来护理疾病的方法,又称"从护"。适用于疾病的现象与本质不一致的病证。有以下几种方法。

　　(1)热因热用:用温热的方法护理真寒假热证的原则。如虚寒性疾病发展到严重阶段,可见身热、面颊浮红、烦躁、口渴等热象,因其病变本质是寒,故用温热法护理。

　　(2)寒因寒用:用寒凉的方法护理真热假寒证的原则。如湿热病证进展到一定阶段可见四肢逆冷等寒象。因其病变本质是热,故用寒凉法护理。

　　(3)塞因塞用:用补益的方法护理真虚假实证的原则。如脾虚患者,常出现脘腹胀满,因其病变本质是虚,护理时须用健脾益气的方法使脾气健运,胀满自消。

　　(4)通因通用:用通利的方法护理真实假虚证的原则。如食积腹泻,宜消积导滞,则食积去而泄泻止。

　　宋某,女,30岁。有慢性胃病史5年,现口腔黏膜糜烂2周,灼热疼痛,口腔科诊断为"急性口腔炎",服导赤散清热泻火无效。就诊时上颚剧烈疼痛,语言及进食困难。望口腔黏膜糜烂成片,覆盖黄色膜状物,舌质偏红苔黄。伴有胃脘隐痛,喜热饮,大便溏薄,每日2~3次,形寒肢冷,面色苍白,脉沉细而缓。该患者属脾胃虚弱,中阳不足,阴火内生,浮越于上,上热下寒,真寒假热,"从者反护",热因热用,护宜温中健脾,用理中汤加味治疗,5剂痊愈。

二、扶正祛邪

　　疾病的发生、发展与转归取决于正邪双方的盛衰变化,正能胜邪则病退,邪能胜正则病进,因此护理疾病的关键就是要扶助正气,祛除邪气,促使疾病早日好转和痊愈。

(一)扶正与祛邪的含义

　　扶正,即扶助正气,增强体质,以提高机体抗邪、抗病能力的护理原则。主要适用于虚证,即所谓"虚则补之",如益气、养血、滋阴、助阳等法均是扶正的护理方法。

　　祛邪,即祛除邪气,以消除或削弱病邪对机体侵袭或损害的护理原则。主要适用于实证,即所谓"实则泻之",如发汗、攻下、消导、活血等方法均是祛邪的护理方法。

（二）扶正祛邪的运用原则

（1）攻补应用合理，即虚证宜扶正，实证宜祛邪。

（2）掌握虚实的主次关系，决定攻补的先后与轻重缓急。

（3）扶正不留邪，祛邪不伤正。

（三）扶正与祛邪的关系

扶正是为了祛邪，使疾病早日痊愈；祛邪是为了扶正，消除致病因素对机体正气的损伤。因此，扶正与祛邪是相辅相成的两个方面，根据不同的情况，可采用先祛邪后扶正，或先扶正再祛邪，或扶正祛邪同用的方法。

三、调整阴阳

疾病发生的根本原因是机体阴阳的相对平衡状态被打破，出现了阴阳的偏盛、偏衰。所以调整阴阳，恢复其相对平衡状态是治疗、护理疾病的根本法则之一。针对机体阴阳偏盛偏衰的病理状态，可以采取损其有余、补其不足的方法，恢复阴阳平衡。

（一）损其有余

损其有余，是针对阴或阳一方偏盛有余的病证，采用"损其有余"的治疗原则。如对"阳盛则热"的实热证，应用清泻热邪的方法来泻其有余。对"阴盛则寒"的实寒证，用温散寒邪的方法损其有余。

（二）补其不足

补其不足，是指对于阴阳偏衰的病证，采用"补其不足"的治疗方法。如对阴虚、阳虚、阴阳两虚的病证，采用滋阴、补阳、阴阳双补的治疗方法。

由于阴阳具有互根互用的关系，阴阳偏衰亦可互损。因此，在调整阴阳时，应适当兼顾另一方面，做到"阳中求阴"或"阴中求阳"。如张景岳所说"善补阳者，必于阴中求阳，则阳得阴助而生化无穷；善补阴者，必于阳中求阴，则阴得阳升而泉源不竭"。

四、三因制宜

人的生理活动、病理变化与时令气候、地域环境、体质等因素是密切相关的。因而，在护理疾病时，必须考虑这些因素。这种因时、因地、因人的不同，采用不同护理的方法，称为"三因制宜"。

（一）因时制宜

因时制宜，即根据不同季节的气候特点，来制订适宜的护理方法。如同为感冒，夏季炎热，腠理疏松外泄，易出汗，受风寒而致病时，辛温发散药不宜过用，护理上应注意固护津液。冬天严寒，外界阴寒过盛，人体腠理致密，应重用辛温解表药，使风寒之邪从汗而解。一般而言，春夏季节，阳气升发，气候由温渐热，人体腠理疏松，不宜过用发散之品，以免耗伤气阴；秋冬季节，阴盛阳衰，气候由凉渐寒，人体腠理致密，不宜过用寒凉之品，以免苦寒伤阳。正如《素问·六元正纪大论》说：用温远温，用热远热，用凉远凉，用寒远寒。

（二）因地制宜

因地制宜，即根据不同地区的地理特点，气候条件及人们生活习惯的差异，来制订适宜的护理方法。如在西北高原山区,气候寒凉干燥,治疗护理宜用辛润之剂,慎用寒凉之剂;东南平原地区,气候温热潮湿,易感湿热或温热,治疗护理宜用清凉、化湿之法,慎用温热及助湿之剂。

(三) 因人制宜

因人制宜,即根据患者的年龄、性别、体质等不同特点,来制订适宜的护理方法。

1. 年龄 年龄不同,则生理功能、病理反应各不相同,护理也不同。如小儿生机旺盛,脏腑娇嫩,气血未充,易于外感,发病易虚易实,易寒易热,病情变化快,用药量宜轻,慎补忌攻;青壮年形体壮实,气血充盛,患病多实证,攻药量稍重;老年人生机减退,气血阴阳日衰,脏腑功能衰减,病多表现为虚证,宜多用补虚的护理方法。

2. 性别 性别不同,生理病理特点各有不同,护理方法各不相同。妇女有经带胎产诸疾,男子有阳痿早泄遗精等病,因此护理当有区别。如妇女经期慎用破血逐瘀之品,注意防寒保暖、避免劳累等。

3. 体质 人的体质有强弱、寒热、阴阳之偏,患病之后,机体的反应不同,病证的属性有别,护理上就应当有所不同。如体质强者,患病多实,耐攻伐,药量可重;体质弱者,患病多虚,不耐攻伐,药量宜轻。

 考 点 提 示

正护与反护,都是针对疾病的本质进行护理的,同属于调护求本的范畴。病变本质与现象一致者,采用正护;病变本质与现象相反者,则适宜用反护。

直 通 护 考

A1 型题

1. 健康人注射乙肝疫苗,此属于（　　　）。

A. 治已病　　B. 治未病　　C. 治热病　　D. 治本病　　E. 治标病

2. 下列属于治则的是（　　　）。

A. 扶正祛邪　B. 清热解毒　C. 活血化瘀　D. 滋阴助阳　E. 发汗解表

3. 气虚患者病发感冒时应当采取的措施是（　　　）。

A. 急则治标　B. 缓则治本　C. 标本兼治　D. 扶正为主　E. 祛邪为主

4. 以下哪项属于反治法?（　　　）

A. 寒者热之　B. 热者寒之　C. 虚则补之　D. 热因热用　E. 实则泻之

5. 正护法又称（　　　）。

A. 从护法　　B. 反护法　　C. 逆护法　　D. 顺护法　　E. 反佐护法

6. "用寒远寒,用凉远凉,用温远温,用热远热"此属于（　　　）。

A. 因时制宜　B. 因地制宜　C. 因人制宜　D. 未病先防　E. 既病防变

（蒋红丽）

项目七　方药治疗及护理

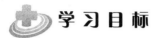 学习目标

扫码看课件

知识目标：掌握中药内服法和中药外用法的护理。熟悉常用的药物外治疗法操作方法和护理要点。了解常用中药的性能及方剂的使用。

能力目标：

1. 具备中药应用的一般知识，熟记配伍禁忌的药物。

2. 具备依据病证，指导患者煎煮和服用不同功效汤剂的能力。

3. 掌握药物外治疗法的操作方法和适应范围。

素质目标：培养勤学苦练、勇于实践的精神。

任务一　中药学基本知识

 要点导航

重点：中药的四气、五味。

难点：中药的配伍。

一、中药的性能

中药的性能主要包括四气、五味、归经、升降浮沉、毒性等。

（一）四气

四气，又称四性，指寒、热、温、凉四种不同的药性。凡能够减轻或消除热证的药物，一般属于寒性或凉性，如板蓝根、蒲公英；凡能够减轻或消除寒证的药物，一般属于热性或温性，如干姜、肉桂。药物寒热之性不甚明显者，称为平性，如茯苓、猪苓。

（二）五味

五味指药物的辛、甘、酸、苦、咸五种味道。五味不同的药物作用不同，五味相同的药物，其

作用相同或相似。

辛味："能散、能行"，即具有发散、行气行血的作用。一般来讲，解表药、行气药、活血药多具有辛味。因此辛味药多用于治疗表证及气血阻滞之证。如苏叶发散风寒，木香行气除胀，川芎活血化瘀等。

甘味："能补、能和、能缓"，即具有补益、和中、调和药性和缓急止痛的作用。一般来讲，滋养补虚、调和药性及制止疼痛的药物多具有甘味。甘味药多用于治疗正气虚弱、身体诸痛及调和药性、中毒解救等。如人参大补元气，熟地滋补精血，饴糖缓急止痛，甘草调和药性并解药食中毒等。

酸味："能收、能涩"，即具有收敛、固涩的作用。一般固表止汗、敛肺止咳、涩肠止泻、固精缩尿、固崩止带的药物多具有酸味。酸味药多用于治疗体虚多汗、肺虚久咳、久泻肠滑、遗精滑精、遗尿尿频、崩带不止等证。如五味子固表止汗，乌梅敛肺止咳，山茱萸涩精止遗等。

苦味："能泄、能燥、能坚"，即具有清泄火热、泄降气逆、通泄大便、燥湿等作用。一般来讲，清热泻火、下气平喘、降逆止呕、通利大便、清热燥湿、苦温燥湿的药物多具有苦味。苦味药多用于治疗热证、火证、喘咳、呕恶、便秘、湿证等证。如黄芩清热泻火，杏仁降气平喘，陈皮降逆止呕，大黄泻热通便，黄连清热燥湿，厚朴苦温燥湿等。

咸味："能下、能软"，即具有泻下通便、软坚散结的作用。一般来讲，泻下或润下通便及软化坚硬、消散结块的药物多具有咸味，咸味药多用于治疗大便燥结、痰核、瘿瘤、癥瘕痞块等证。如芒硝泻热通便，海藻消散瘿瘤，鳖甲软坚消癥等。

此外，淡味有渗湿、利尿的功效，多用以治疗水肿、小便不利等证，涩味药与酸味药功能相类似。

（三）归经

归经是指药物对于机体的选择作用，主要对某经（脏腑及其经络）或某几经发生明显的作用。如香附能治胁肋疼痛，说明香附归肝经；杏仁治疗咳嗽气喘，归肺经。

（四）升降浮沉

升降浮沉是指药物在人体内的作用趋向。升是指上升、提升；降是指下降、降逆；沉是指内行泄利；浮是指外行发散。凡是具有解表、散寒、升阳作用的中药，其药性均属升浮；凡是具有清热、泻下、利水、收敛、降逆作用的中药，其药性都属于沉降。

知识链接

药物的升降浮沉还与药物的炮制有关。如有些药物炮制时经酒炒则升，姜汁炒则能散，醋炒则收敛，盐水炒则下行。

（五）毒性

毒性是指药物对机体的损害性。毒性反应与副作用不同，它对人体的危害性较大，甚至可危及生命。药物的毒性有两方面的含义：①指药物的偏性，以偏纠偏就是药物治病的基本原理，就此而论，毒药即是药物的总称。②指药物的毒副作用，药物在发挥治疗作用的同时，也不可避免的带来一定副作用，有些甚至产生毒性，使用不当就可能导致中毒。

二、中药的应用及护理

中药的应用,主要包括药物的配伍、用药禁忌、剂量等内容。掌握这些内容,对于充分发挥药物的疗效和确保用药安全有十分重要的意义。

(一)配伍

根据病情需要和药物性能,选择两种或两种以上药物配合应用的方法称为配伍。前人把单味药的应用及药物之间的配伍关系总结为七个方面,称为药物的"七情"。

1. 单行 单用一味药来治疗某种病情单一的疾病,如独参汤。

2. 相须 两种功效类似的药物配合应用,以增强原有药物的功效,如麻黄配桂枝,能增强发汗解表、祛风散寒的作用。相须是中药配伍应用的主要形式之一。

3. 相使 以一种药物为主,另一种药物为辅,两药合用,辅药可以提高主药的功效,如黄芪配茯苓可增强黄芪益气利尿的作用。

4. 相畏 一种药物的毒副作用能被另一种药物所抑制,如半夏畏生姜,即生姜可以抑制半夏的毒副作用。

5. 相杀 一种药物能够消除另一种药物的毒副作用,如生姜杀半夏的毒。

6. 相恶 两药合用时,一种药物能使另一种药物原有功效降低,甚至丧失。两种药物相恶,应避免使用,如人参恶莱菔子,莱菔子能削弱人参的补气作用。

7. 相反 两种药物同用能产生或增强毒副反应,也应避免使用,如甘草反甘遂,贝母反乌头等,详见用药禁忌"十八反"、"十九畏"中若干药物。

(二)用药禁忌

1. 配伍禁忌

(1)药物的十八反:甘草反甘遂、大戟、芫花、海藻;乌头反贝母、瓜蒌、半夏、白及;藜芦反人参、沙参、丹参、玄参、苦参、细辛、芍药。

(2)药物的十九畏:硫黄畏朴硝,水银畏砒霜,狼毒畏密陀僧,巴豆畏牵牛,丁香畏郁金,牙硝畏三棱,川乌、草乌畏犀角,人参畏五灵脂,官桂畏赤石脂。

知识链接

> 十八反歌诀:本草明言十八反,半蒌贝蔹及攻乌,藻戟遂芫俱战草,诸参辛芍叛藜芦。
>
> 十九畏歌诀:硫黄原是火中精,朴硝一见便相争,水银莫与砒霜见,狼毒最怕密陀僧,巴豆性烈最为上,偏与牵牛不顺情,丁香莫与郁金见,牙硝难合京三棱,川乌草乌不顺犀,人参最怕五灵脂,官桂善能调冷气,若逢石脂便相欺,大凡修合看顺逆,炮爁炙煿莫相依。

2. 妊娠用药禁忌 指妇女妊娠期治疗用药的禁忌。某些药物会损害胎元,甚至会导致堕胎,所以妊娠期应谨慎使用。根据药物对于胎元损害程度的不同,一般可分为慎用与禁用二大类。慎用的药物包括通经去瘀、行气破滞及辛热滑利之品,如桃仁、红花、牛膝、大黄、枳实、附子、肉桂等。禁用的药物是指毒性较强或药性猛烈的药物,如巴豆、麝香、水蛭、斑蝥、雄黄、砒霜等。

凡禁用的药物绝对不能使用,慎用的药物可以根据病情的需要,斟酌使用,除非必用时,一般应尽量避免使用,以防发生事故。

3. 服药饮食禁忌　服药期间对某些食物的禁忌,又简称"食忌",也就是通常所说的忌口。在服药期间,不可同时吃某些食物,以免降低疗效,甚或发生毒性反应。服药期间一般应忌食生冷、油腻、腥膻、有刺激性的食物。此外,根据病情的不同,饮食禁忌也有区别。如热性病,应忌食辛辣、油腻、煎炸性食物;寒性病,应忌食生冷食物、清凉饮料等。

（三）剂量

1. 根据药物性能确定剂量　剧毒药或作用峻烈的药物,应严格控制剂量,开始时用量宜轻,逐渐加量,一旦病情好转后,应当立即减量或停服,中病即止,防止过量或蓄积中毒。

2. 根据配伍、剂型确定剂量　在一般情况下,同样的药物入汤剂比入丸、散剂的用量要大些;单味药使用比复方中应用剂量要大些;在复方配伍使用时,主要药物比辅助药物用量要大些。

3. 根据病情、体质、年龄确定剂量　由于年龄、体质的不同,对药物耐受程度不同,药物的用量也有差别。一般老年、小儿、妇女产后及体质虚弱的患者,用量宜轻;成人及平素体质壮实的患者用量宜重。一般5岁以下的小儿用量为成人药量的1/4。5岁以上的儿童按成人用量减半服用。

知识链接

　　中药的计量单位有重量如市制（斤、两、钱、分、厘）,公制（千克、克、毫克）;数量如生姜三片、蜈蚣二条、大枣七枚、芦根一支、荷叶一角、葱白两只等。自1979年起我国对中药计量统一采用公制,即1公斤＝1000 g。为了处方和调剂计算方便,按规定以如下的近似值进行换算:1市两（16进位制）＝30 g;1钱＝3 g;1分＝0.3 g;1厘＝0.03 g。

三、常用中药

常用中药的分类性味和功效见表7-1。

表 7-1　常用中药的分类性味和功效

名称	性味　归经	功　　效
1.解表药		
(1)发散风寒药		
麻黄	辛、微苦,温。归肺、膀胱经	发汗解表,平喘止咳,利水退肿
桂枝	辛、甘,温。归肺、心、肾、肝经	发汗解肌,温通经脉,助阳化气
紫苏	辛,温。归肺、脾、胃经	发散风寒,行气宽中
荆芥	辛,微温。归肺、肝经	祛风解表,止痒,透疹,炒炭止血
防风	辛、甘,微温。归肺、肝、脾经	祛风解表,祛风湿,止痛
羌活	辛、苦,温。归肺(膀胱)经	发散风寒,祛风湿,止痛

续表

名称	性味 归经	功 效
(2)发散风热药		
薄荷	辛,凉。归肺、肝经	疏散风热,清利头目,利咽透疹,疏肝行气
牛蒡子	辛、苦,寒。归肺、胃经	疏散风热,透疹利咽,解毒消肿
蝉蜕	甘,寒。归肺、肝经	疏散风热,利咽开音,透疹,明目退翳,息风止痉
桑叶	甘、苦,寒。归肺、肝经	疏散风热,清肺润燥,平抑肝阳,清肝明目
菊花	辛、甘、苦,微寒。归肺、肝经	疏散风热,平抑肝阳,清肝明目,清热解毒
柴胡	苦、辛,微寒。归肺、肝、脾经	疏散退热,疏肝解郁,升阳举陷
葛根	甘、辛,凉。归肺、脾、胃经	解肌退热,透疹,生津止渴,升阳止泻
2.清热药		
(1)清热泻火药		
石膏	苦、辛、甘,大寒。归肺、胃经	清热泻火,煅后收湿敛疮
知母	苦、甘,寒。归肺、胃、肾经	清热泻火,滋阴润燥
栀子	苦,寒。归心、肝、胃、肺经	泻火除烦,凉血止血,清热解毒,清利湿热
夏枯草	苦、辛,寒。归肝经	清泻肝火,解毒散结
(2)清热燥湿药		
黄芩	苦,寒。归肺、胃、胆、大肠、膀胱经	清热燥湿,泻火解毒,凉血止血,除热安胎
黄连	苦,寒。归心、胃、大肠、肝经	清热燥湿,泻火解毒
黄柏	苦,寒。归肝胆、大肠、肾、膀胱经	清热燥湿,泻火解毒,退虚热
(3)清热解毒药		
金银花	微苦、辛、甘,寒。归肺、心、胃、大肠经	清热解毒,疏散风热
连翘	苦、微辛,寒。归心、肺、小肠经	清热解毒,消痈散结,疏散风热
板蓝根	苦,寒。归肺、心、胃经	清热解毒,凉血,利咽
蒲公英	苦、甘,大寒。归肝、胃经	清热解毒,消痈散结,清利湿热
鱼腥草	辛,微寒。归肺经	清热解毒,消痈排脓,利尿通淋
白头翁	苦,寒。归大肠经	清热解毒,凉血止痢
射干	苦,寒。归肺经	清热解毒,祛痰,利咽
(4)清热凉血药		
生地黄	甘、苦,寒。归心肝、胃、肾经	清热凉血,止血,养阴生津
玄参	甘、苦、咸,寒。归心、肺、胃、肾经	清热凉血,滋阴解毒
牡丹皮	苦、辛,微寒。归心、肝、肾经	清热凉血,活血散瘀,清虚热
赤芍	苦,微寒。归肝、心经	清热凉血,散瘀止痛,清泻肝火
(5)清虚热药		
青蒿	苦、辛,寒。归肝、胆、肾经	清虚热,凉血,解暑热,截疟
地骨皮	甘、微苦,寒。归肺、肝、肾经	清虚热,凉血,清肺降火

名称	性味 归经	功　　效
3.泻下药		
大黄	苦,寒。归大肠、脾、胃、肝、心经	泻下攻积,泻火解毒,凉血止血,活血祛瘀,清泄湿热
芒硝	咸、苦,寒。归胃、大肠经	软坚泻下,清热消肿
郁李仁	甘,平。归大肠、膀胱经	润肠通便,利水消肿
火麻仁	甘,平。归大肠、脾经	润肠通便
甘遂	辛,寒。有毒。归大肠、肺、肾经	泻下逐水,消散痈肿
牵牛子	辛,寒。有毒。归大肠、肺、肾经	峻下逐水,泻下攻积,驱蛔虫
4.祛风湿药		
独活	辛、苦,微温。归肝、肾、肺经	祛风湿,止痛,解表
木瓜	辛、酸,温。归肝、脾、胃经	祛风湿,舒筋,化湿,和胃
秦艽	辛、苦,微寒。归肝、肾、胃、胆经	祛风湿,舒筋活络,退虚热,清湿热
防己	苦、辛,寒。归肝、肾、膀胱经	祛风湿,止痛,清热利水
五加皮	辛、苦、甘,温。归肝、肾经	祛风湿,补肝肾,强筋骨,利水
桑寄生	辛、苦、甘,平。归肝、肾经	祛风湿,补肝肾,强筋骨,安胎
5.化湿药		
广藿香	辛,微温。归脾、胃、肺经	化湿,止呕,解表
苍术	辛、苦,温。归脾、胃、肝、肾经	燥湿健脾,祛风湿,解表
厚朴	苦、辛,温。归脾、胃、肺、大肠经	燥湿,行气消积,平喘
白豆蔻	辛,温。归脾、胃、肺经	化湿行气,温中止呕
6.利水渗湿药		
茯苓	甘、淡,平。归脾、肾、心经	利水渗湿,健脾,宁心安神
薏苡仁	甘、淡,微寒。归脾、胃、肺、大肠经	利水渗湿,健脾止泻,除痹,清热排脓
泽泻	甘、淡,寒。归肾、膀胱经	利水渗湿,泄热
车前子	甘,微寒。归肾、膀胱、肝、肺经	利尿通淋,渗湿止泻,清肝明目,清肺化痰
川木通	淡、苦,寒。归心、小肠、膀胱经	清热利尿,通经下乳
茵陈蒿	苦、辛,微寒。归肝、胆经	利湿退黄,清热解毒
金钱草	甘淡,微寒。归肝、胆、肾、膀胱经	除湿退黄,利尿通淋,解毒消肿
虎杖	苦,寒。归肝、胆、肺经	利胆退黄,清热解毒,活血祛瘀,化痰止咳
7.温里药		
附子	辛、甘,大热。有毒。归心、肾、脾经	回阳救逆,助阳补火,散寒止痛
干姜	辛,热。归脾、肾、心、肺经	温中散寒,回阳通脉,温肺化饮
肉桂	辛、甘,热。归肾、脾、心、肝经	补火助阳,散寒止痛,温经通脉
吴茱萸	辛、苦,热。有小毒。归肝、脾、胃经	散寒止痛,疏肝下气,燥湿

名称	性味　归经	功　　效
8.理气药		
陈皮	辛、苦,温。归脾、胃、肺经	行气调中,燥湿,化痰
枳实	辛、苦,微寒。归脾、胃、大肠经	破气消积,化痰除痞
木香	辛、苦,温。归脾、胃、大肠、肝、胆经	行气止痛
香附	辛、微苦,平。归肝、三焦经	疏肝理气,调经止痛
川楝子	苦,寒。归肝、胃、小肠经	行气止痛,疏肝泄热,驱虫,止痒
9.消食药		
山楂	酸、甘,微温。归脾、胃、肝经	消食化积,活血散瘀
莱菔子	辛、甘,平。归肺、脾、胃经	消食行气,降气化痰
鸡内金	甘,平。归脾、胃、小肠、膀胱经	消食健胃,涩精止遗
10.驱虫药		
槟榔	苦、辛,温。归胃、小肠、大肠经	驱虫,缓下消积,行气,利水
苦楝皮	苦,寒。有毒。归肝、脾、胃经	驱虫,疗癣
11.止血药		
小蓟	苦,凉。归心、肝经	凉血止血,解毒消痈
地榆	苦、涩,微寒。归肝、大肠经	凉血止血,解毒敛疮
白茅根	甘,寒。归肝、肺、胃、膀胱经	凉血止血,清热利尿,清肺胃热
三七	甘、微苦,温。归肝、胃经	化瘀止血,活血定痛
茜草	苦,寒。归肝经	凉血化瘀止血,通经
白及	苦、甘、涩,寒。归脾、胃、肝经	收敛止血,消肿生肌
仙鹤草	苦、涩,平。归心、肝经	收敛止血,止痢,补虚,消积,杀虫
艾叶	辛、苦,温。有小毒。归肝、脾、肾经	温经止血,散寒调经,安胎
12.活血化瘀药		
(1)活血止痛药		
川芎	辛,温。归肝、心经	活血行气,祛风止痛
延胡索	辛、苦,温。归肝、脾、心经	活血,行气,止痛
郁金	辛、苦,寒。归肝、胆、心经	活血止痛,行气解郁,清心凉血,利胆退黄
(2)活血调经药		
丹参	苦,微寒。归心、肝经	活血祛瘀,凉血消痈,除烦安神
红花	辛,温。归心、肝经	活血祛瘀,通经止痛
桃仁	苦、甘,平。有小毒。归心、肝、肺、大肠经	活血祛瘀,润肠通便
益母草	辛、苦,微寒。归肝、心、膀胱经	活血调经,利水消肿
牛膝	苦、甘、酸,平。归肝、肾经	活血祛瘀,补肝肾,强筋骨,利水通淋,引火下行

名称	性味 归经	功 效
(3)破血消癥药		
三棱	辛、苦,平。归肺、脾、胃经	破血行气,消积止痛
莪术	辛、苦,温。归肝、脾经	破血行气,消积止痛
穿山甲	咸,微寒。归肝、胃经	活血消癥,通经,下乳,消肿,排脓
水蛭	咸、苦,平(小毒)。归肝经	破血通经,逐瘀消癥
土鳖虫	咸,寒(小毒)。归肝经	破血逐瘀,续筋接骨
13.安神药		
磁石	咸,寒。归心、肝、肾经	镇心安神,平肝潜阳,聪耳明目,纳气定喘
酸枣仁	甘,平。归心、肝、胆经	养心益肝,安神,敛汗
远志	苦、辛,微温。归心、肾、肺经	宁心安神,祛痰开窍,消散痈肿
14.平肝息风药		
石决明	咸,寒。归肝经	平肝潜阳,清肝明目
牡蛎	咸,微寒。归肝、肾经	平肝潜阳,镇心安神,软坚散结,收敛固涩
代赭石	苦,寒。归肝、心、胃经	平肝潜阳,重镇降逆,凉血止血
牛黄	苦,凉。归肝、心经	息风止痉,化痰开窍,清热解毒
钩藤	甘,微寒。归肝经	息风止痉,清热平肝
天麻	甘,平。归肝经	息风止痉,平抑肝阳,祛风通络
全蝎	辛,平。有毒。归肝经	息风止痉,攻毒散结,通络止痛
15.开窍药		
麝香	辛,温。归心、肝经	开窍醒神,活血止痛,通经,催产
冰片	辛、苦,微寒。归心、肝经	开窍醒神,清热,止痛
石菖蒲	辛、苦,温。归心、脾、胃经	开窍醒神,宁心安神,化湿和胃
16.补虚药		
(1)补气药		
人参	甘、微温。归肺、脾、心、肾经	大补元气,补益脏气,生津止渴,安神益智
党参	甘,平。归脾、肺经	补益肺气,补血,生津
太子参	甘、微苦,平。归脾、肺、心经	补气,养阴
黄芪	甘,微温。归脾、肺经	补脾升阳,益肺固表,利水消肿,托毒生肌
白术	甘、苦,温。归脾、胃经	补气健脾,燥湿,利水,止汗,安胎
甘草	甘,微寒。归心、肺、脾、胃经	补心脾气,祛痰止咳,缓急止痛,解热毒及药食毒,调和药性
(2)补阳药		
鹿茸	甘、咸,温。归肾、肝经	补肾阳,益精血,强筋骨,固冲任,脱毒生肌
巴戟天	甘、辛,微温。归肾、肝经	补肾阳,益精血,强筋骨,祛风湿

续表

名称	性味 归经	功 效
淫羊藿	辛、甘,温。归肾、肝经	温肾壮阳,强筋骨,祛风湿
菟丝子	甘、涩,微温。归肾、肝、脾经	补肾固精,养肝明目,止泻,安胎
杜仲	甘,温。归肾、肝经	补肝肾,强筋骨,安胎
续断	苦、甘、辛,微温。归肾、肝经	补肝肾,强筋骨,安胎,行血疗伤
(3)补血药		
当归	甘、辛,温。归心、肝经	补血,活血,调经,止痛,润肠
熟地	甘,微温。归肝、心、肾经	补阴血,益肾精
白芍	甘、酸、苦,微寒。归肝、脾、心经	养血敛阴(调经,止汗),平肝止痛,平抑肝阳
何首乌	制:甘、涩,微温。归肝、肾、心经生:甘、苦、平。归心、肝、大肠经	制首乌补血益精,截疟;生首乌截疟,解毒止痒,润肠通便
阿胶	甘,平。归肺、心、肝、肾经	补血,止血,滋阴
(4)补阴药		
北沙参	甘、微苦,微寒。归肺、胃经	养阴清肺,益胃生津
麦冬	甘、微苦,微寒。归心、肺、胃经	养阴润肺,益胃生津,清心除烦
龟甲	甘、咸,寒。归肝、肾、心经	滋阴潜阳,益肾健骨,固经止血,养血补心
鳖甲	咸,寒。归肝、肾经	滋阴潜阳,清退虚热,软坚散结
17.收涩药		
五味子	酸、甘,温。归肺、心、肾经	收敛固涩,益气滋肾,生津止渴,宁心安神
乌梅	酸、涩,平。归脾、肺、大肠经	涩肠止泻,敛肺止咳,安蛔,生津
山茱萸	酸,微温。归肝、肾经	补益肝肾,收敛固涩
桑螵蛸	甘、涩,平。归肝、肾经	固精缩尿,补肾助阳
莲子	甘、涩,平。归脾、肾、心经	补脾止泻,益肾固精,止带,养心安神
18.化痰止咳平喘药		
天南星	苦、辛,温。归肺、肝、脾经	燥湿化痰,祛风止痉
半夏	辛,温。归脾、胃、肺经	燥湿化痰,降逆止呕,消痞散结
白附子	辛、甘,大温。归胃经	燥湿化痰,祛风止痉,解毒散结
白芥子	辛,温。归肺经	温肺祛痰,散结止痛
莱菔子	辛、甘,平。归肺、脾经	降气化痰,消食除胀
川贝母	苦、甘,微寒。归肺、心经	止咳化痰,清热散结
浙贝母	苦,寒。归肺、心经	止咳化痰,清热散结
桔梗	苦、辛,平。归肺经	宣肺,祛痰,利咽,排脓
瓜蒌	甘、微苦,寒。归肺、胃、大肠经	清热化痰,润燥化痰,利气宽胸,散结,润肠通便
苦杏仁	苦、辛,微温。有小毒。归肺、大肠经	止咳平喘,润肠通便
苏子	辛,温。归肺、大肠经	止咳平喘,降气化痰,润肠通便

续表

名称	性味 归经	功 效
百部	苦、甘,微温。归肺经	润肺止咳,灭虱杀虫
桑白皮	甘,寒。归肺、膀胱经	泻肺平喘,利水消肿
葶苈子	苦、辛,大寒。归肺、膀胱经	泻肺平喘,利水消肿

 考点提示

本任务中考试重点为中药的性味。

任务二　方剂学基本知识

 要点导航

重点:方剂的组成原则及汤剂的煎服方法。

难点:汤剂的煎服方法。

一、方剂的组成原则及变化

（一）方剂的组成原则

方剂的组成有严格的原则性。前人总结为"君、臣、佐、使",现代又称"主、辅、佐、使"。

1. 君药(主药)　即针对主病、主证或主要病因而起主要治疗作用的药物,是方剂组成中不可缺少的药物。

2. 臣药(辅药)　有两种含义:①辅助君药加强治疗主病、主证或主要病因的药物。②针对兼病、兼证或次要病因起主要治疗作用的药物。

3. 佐药　有三种含义:①佐助药,即协助君、臣药物发挥治疗作用,或直接治疗次要症状的药物。②佐制药,用以消除或减弱方剂中某些药物的毒性,或能制约方剂中某些药物峻烈之性的药物。③反佐药,即病重邪甚,可能拒药时,配用与君药性味相反而又能在治疗中起相成作用的药物。

4. 使药　有三种含义:①引经药,即能引方剂中诸药到达病所的药物。②调和药,即具有协调方中诸药作用的药物。③矫味药,即矫正药物味道,便于服用的药物。

（二）方剂的变化规律

方剂的组成既有严格的原则性,又有极大的灵活性。在临证时,由于患者的具体情况不同,可以有药味加减、药量加减、剂型更换等不同变化。

二、剂型

方剂的剂型,是指方药的制剂形式,即根据病情需要或药物特点,将药物配伍组成方剂后,将其制成一定的制剂形式。中医临床常用的剂型有以下几种。

1. 汤剂　药物配成方剂,加水煎煮成汤液,去渣取汁饮服,称为汤剂。其特点是吸收快、作用迅速,加减灵活,适用于一般病情和急性病证。能内服、能熏洗,作用较全面。

2. 散剂　将药物研成粉末,称为散剂。有内服和外用两种,内服散剂是用温开水、米汤、酒等冲服或直接服用。现常将药物粉末装入胶囊内吞服,称为胶囊剂。外用散剂一般将药物研细末外敷、掺、撒疮面或患部。其特点是制作简便,便于服用携带,节约药物,不易变质。如元胡散、参苓白术散、云南白药等。

3. 丸剂　将药物研细,用水或蜜、米糊、面糊、醋、药汁等为赋形剂,制成固定剂型。其特点是吸收慢、药力持久、体积小、服用携带储存方便。

4. 丹剂　一般是指含有汞、硫黄等矿物,经过加热升华提炼而成的一种化合制剂。具有剂量小、作用大、含矿物质等特点。此剂多外用,如红升丹、白降丹等。此外,习惯上把某些较贵重的药品或有特殊功效的药物剂型叫作丹,如至宝丹、紫雪丹等。所以,丹剂并非是一种固定的剂型。

5. 膏剂　有内服、外用两种。内服膏剂有流浸膏、浸膏、煎膏,多用于滋补;外用膏剂,一般称为膏药,有软膏和硬膏。常用于痈疮或风寒痹痛等证。

6. 酒剂　酒剂又名药酒,古称酒醴,是将药物用白酒或黄酒浸泡。酒有活血通络、易于发散和助长药效的特性,故适用于祛风通络和补益剂中使用。外用酒剂尚可祛风活血、止痛消肿。

7. 糖浆剂　将药物煎煮后取汁浓缩,加入高浓度蔗糖的药物水溶液。

8. 片剂　将一种或多种中草药经过粉碎加工和提炼,与辅料混合后压制而成的剂型。适用于多种病证。其特点是体积小、用量准、储运服用方便。如复方丹参片、维脑路通片、三七片等。

9. 冲剂　将药物浓缩浸膏与适量辅料混合制成的颗粒状散剂。用时冲入开水迅速溶解成药液。其特点为作用快、体积小、质量小、储运方便、服用简单。如感冒清热冲剂、板蓝根冲剂等。

10. 针剂　将中草药经加工精制提炼而成的灭菌溶液。可供皮下、肌内、静脉、穴位注射使用的一种剂型。其特点是剂量准、作用迅速、给药方便,适于急救,药物不受消化液和食物的影响,能直接进入机体组织等。如丹参注射液、川芎嗪注射液、柴胡注射液等。

11. 气雾剂　指药物与抛射剂(液化气体或压缩气体)一起装封于带有阀门的耐压容器内的液体制剂。使用时借助于气化的抛射剂增加器内压力,当阀门打开后,能自动将药液以极细的气雾(颗粒直径一般在 10 μm 以下)喷射出来。其特点是药物直达肺部深处,能很快发生作用。

另外,还有栓剂、锭剂、条剂(药捻)、线剂(药线)、搽剂等剂型,随着中医现代化的发展,将会有更多的剂型出现。

三、常用方剂

常用方剂的分类、适应证、证候特点和药物组成见表 7-2。

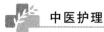

表 7-2　常用方剂的分类、适应证、证候特点和药物组成

方　剂	适　应　证	证候特点	药　物　组　成
1.解表剂			
(1)辛温解表			
麻黄汤	外感风寒表实证	恶寒发热、无汗而喘、脉浮紧、头痛身疼、舌苔薄白	炙甘草、麻黄、桂枝、杏仁
桂枝汤	外感风寒表虚证	发热、恶风、汗出、脉浮缓、苔白不渴	桂枝、芍药、炙甘草、生姜、大枣
九味羌活汤	外感风寒湿邪兼有里热证	恶寒发热、头痛无汗、肢体酸楚疼痛、口苦微渴	黄芩、生地黄、苍术、白芷、甘草、细辛、防风、川芎、羌活
小青龙汤	外寒内饮证	恶寒发热、无汗喘咳、痰多而稀、舌苔薄白、脉浮	芍药、干姜、五味子、麻黄、炙甘草、细辛、半夏、桂枝
止嗽散	风邪犯肺证	咳嗽、咽痒、微恶风、发热、舌苔薄白	陈皮、桔梗、荆芥、白前、百部、甘草、紫菀
(2)辛凉解表			
银翘散	温病初起	发热、微恶风寒、咽痛、口渴、脉浮数	荆芥、牛蒡子、薄荷、银花、竹叶、豆豉、甘草、芦根、桔梗、连翘
桑菊饮	风温初起	咳嗽、发热不甚、微渴、脉浮数	薄荷、桑叶、杏仁、菊花、甘草、芦根、桔梗、连翘
麻黄杏仁甘草石膏汤	表邪未解,肺热咳喘证	发热、喘急、苔薄黄、脉数	麻黄、杏仁、甘草、石膏
柴葛解肌汤	感冒风寒,郁而化热证	恶寒渐轻、身热增盛、头痛无汗、心烦不眠、苔薄黄、脉浮微洪	黄芩、柴胡、羌活、桔梗、石膏、白芷、芍药、生姜、大枣、甘草、葛根
2.泻下剂			
大黄附子汤	寒积腹痛	便秘、腹痛、胁下偏痛、手足不温、舌苔白腻、脉弦紧	细辛、大黄、附子
温脾汤	寒积腹痛	便秘、腹痛、脐下绞结绕脐不止、手足欠温、苔白、脉沉弦	干姜、大黄、人参、附子、甘草
济川煎	肾虚便秘	大便秘结、小便清长、腰膝酸软、舌淡、苔白、脉沉迟	枳壳、泽泻、当归、升麻、牛膝、肉苁蓉
麻子仁丸	肠胃燥热之便秘证	肠胃燥热、脾津不足、大便秘结、小便频数	麻子仁、芍药、炙枳实、大黄、厚朴、杏仁
五仁丸	津枯便秘证	大便干燥、血虚便秘	桃仁、杏仁、柏子仁、松子仁、郁李仁、陈皮

方 剂	适 应 证	证 候 特 点	药 物 组 成
3.和解剂			
小柴胡汤	伤寒少阳证、妇人热入血室	往来寒热、心烦、喜呕、口苦、咽干、目眩、默默不欲饮食、舌苔薄白、脉弦	生姜、黄芩、柴胡、甘草、大枣、半夏、人参
四逆散	阳郁厥逆之证、肝脾不和证	手足不温、泄痢、胁肋胀闷、脘腹疼痛、脉弦	枳实、芍药、炙甘草、柴胡
逍遥散	肝郁血虚脾弱证	两胁作痛、头痛、目眩、口燥咽干、神疲、食少、月经不调、乳房胀痛	柴胡、当归、白芍、白术、茯苓、炙甘草、煨生姜、薄荷
痛泻要方	脾虚肝旺之痛泻	腹痛、泄泻、泻必腹痛、泻后痛减、舌苔薄白、脉两关不调弦而缓	陈皮、白芍、白术、防风
防风通圣散	风热壅盛,表里俱实	憎寒壮热、口苦舌干、大便秘结、小便赤涩、舌苔黄腻、脉数有力	防风、川芎、当归、白芍、大黄、薄荷叶、麻黄、连翘、芒硝、黄芩、桔梗、石膏、滑石、甘草、白术、荆芥、栀子
葛根芩连汤	表邪未解,邪热入里	身热、下利臭秽、肛门灼热、口干作渴、舌红苔黄、脉数	葛根、甘草、黄芩、黄连
4.清热剂			
白虎汤	阳明气分热盛证	身大热、汗大出、口大渴、脉洪大	石膏、知母、甘草、粳米
竹叶石膏汤	伤寒、温病暑病余热未清、气津两伤证	身热多汗、气逆欲呕、烦渴喜饮、口干、舌红少津、脉虚数	甘草、人参、半夏、竹叶、麦冬、粳米、石膏
清营汤	热入营分证	身热夜甚、口渴或不渴、神烦、少寐、谵语、斑疹隐隐、舌绛干、脉数	连翘、黄连、生地、竹叶、犀角(水牛角代替)、丹参、麦冬、银花、元参
普济消毒饮	大头瘟	恶寒、发热、咽喉不利、舌燥、口渴、头面红肿、目痛不能开、舌红、苔黄、脉浮	黄芩、黄连、陈皮、生甘草、玄参、柴胡、桔梗、连翘、板蓝根、马勃、牛蒡子、薄荷、僵蚕、升麻
仙方活命饮	痈疡肿毒初起	红肿焮痛、身热凛寒、苔薄白或黄、脉数有力	穿山甲、贝母、皂角刺、防风、没药、天花粉、金银花、白芷、赤芍、陈皮、甘草、当归
导赤散	心经火热证	心胸烦热、面赤、口渴、口舌生疮、小便淋痛、舌红脉数	木通、生地、生甘草、竹叶
龙胆泻肝汤	肝胆实火上炎证、肝胆湿热下注证	头痛、目赤、舌红、苔黄、脉弦数有力,或胁痛、口苦、耳聋、阴肿、小便淋浊、带黄臭	龙胆草、车前子、木通、黄芩、栀子、当归、生地、泽泻、柴胡、生甘草
清胃散	胃火牙痛	牙痛牵引头痛,面颊发热、唇、舌、颊、腮肿痛,牙龈腐烂等,舌红、苔黄、脉滑数	升麻、牡丹皮、当归、黄连、生地

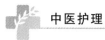

续表

方　剂	适　应　证	证　候　特　点	药　物　组　成
玉女煎	胃热阴虚证	头痛、牙痛、牙龈出血、烦热、干渴、舌红、苔黄而干	石膏、熟地、麦冬、知母、牛膝
当归六黄汤	阴虚火旺盗汗	发热、盗汗、面赤、心烦、口干、唇燥、大便干结、小便黄赤、舌红、苔黄、脉数	当归、黄芩、黄连、黄柏、黄芪、生地黄、熟地

5.温里剂

方　剂	适　应　证	证　候　特　点	药　物　组　成
理中丸	脾胃虚寒证	脘腹疼痛、喜温欲按、不渴、畏寒肢冷、呕吐不欲饮食、舌淡苔白、脉沉细	人参、干姜、炙甘草、白术
小建中汤	虚劳里急证	腹痛喜温喜按、面色无华、舌淡苔白、心悸、烦热、咽干口燥、脉细弦	生姜、饴糖、芍药、甘草、大枣、桂枝
四逆汤	少阴病	四肢厥逆、恶寒、倦卧、腹痛、下利、舌淡苔白、脉微	生附子、干姜、炙甘草
黄芪桂枝五物汤	血痹	肌肤麻木、脉微涩而紧	生姜、桂枝、芍药、大枣、黄芪

6.补益剂
(1)补气

方　剂	适　应　证	证　候　特　点	药　物　组　成
四君子汤	脾胃气虚证	面色㿠白、语音低微、气短乏力、食少、便溏	人参、白术、茯苓、甘草
参苓白术散	脾虚夹湿证	饮食不化、胸脘痞满、肠鸣泄泻、四肢乏力、形体消瘦、面色萎黄	砂仁、茯苓、人参、薏苡仁、大枣、山药、桔梗、扁豆、白术、甘草、莲子肉
补中益气汤	脾胃气虚证、气虚下陷证、气虚发热证	饮食减少、体倦肢软、面色白、大便稀溏、脱肛、子宫脱垂、久泄、身热、自汗	升麻、人参、甘草、白术、柴胡、陈皮、当归、黄芪
玉屏风散	表虚自汗	汗出恶风、面色㿠白	黄芪、防风、白术
生脉散	温热暑热耗气伤阴证、肺虚气阴两虚证	汗多、神疲、体倦乏力、气短、懒言、咽干、口渴、干咳少痰、短气、自汗、口干	人参、麦冬、五味子

(2)补血

方　剂	适　应　证	证　候　特　点	药　物　组　成
四物汤	营血虚滞证	心悸、失眠、头晕目眩、面色无华、月经不调、量少或经闭不行、脐腹作痛	熟地、当归、川芎、白芍
当归补血汤	血虚发热证	肌热面红、烦渴、脉洪大。妇人经期或产后血虚发热、头痛	黄芪、当归
归脾汤	心脾气血两虚证、脾不统血	心悸、怔忡、健忘、失眠、面色萎黄、体倦、食少、盗汗、虚热	黄芪、龙眼肉、白术、茯神、酸枣仁、人参、木香、炙甘草、当归、远志

续表

方　剂	适　应　证	证候特点	药　物　组　成
八珍汤	气血两虚证	面色苍白或萎黄、头晕、心悸、怔忡、四肢倦怠、气短懒言、饮食减少、目眩	人参、熟地、白术、白茯苓、当归、川芎、白芍、炙甘草、生姜、大枣
（3）补阴			
六味地黄丸	肾阴虚证	腰膝酸软、牙齿动摇、足膝作痛、头晕目眩、耳鸣、耳聋、遗精	熟地、山茱萸、山药、泽泻、丹皮、茯苓
左归丸	真阴不足证	头晕目眩、腰膝酸软、遗精滑泄、自汗、盗汗、口干舌燥	熟地、山药、枸杞子、山茱萸、川牛膝、菟丝子、鹿角胶、龟板胶
大补阴丸	阴虚火旺证	骨蒸潮热、盗汗、遗精、足膝疼痛、咳嗽、咳血、心烦、易怒	熟地、龟板、黄柏、知母、猪脊髓
一贯煎	肝肾阴虚、肝气不舒证	胸脘胁痛、吞酸、吐苦、口咽干燥、舌红少苔、疝气、瘕聚	生地、北沙参、麦冬、当归、枸杞子、川楝子
益胃汤	胃阴损伤	胃脘灼热隐痛、饥不能食、舌红少苔、脉细数	沙参、麦冬、冰糖、细生地、玉竹
七宝美髯丹	肝肾不足证	须发早白、脱发、牙齿动摇、腰膝酸软、梦遗、滑精、肾虚不育	赤何首乌、白何首乌、赤茯苓、白茯苓、牛膝、当归、枸杞子、菟丝子、补骨脂
（4）补阳			
肾气丸	肾阳不足证	腰痛脚软，身半以下常有冷感，小便不利或反多，入夜尤甚，阳痿、早泄	干地黄、山药、山茱萸、丹皮、泽泻、茯苓、桂枝、附子
右归丸	肾阳不足、命门火衰证	神疲、畏寒、腰膝软弱、阳痿、遗精、阳衰、小便自遗、饮食减少、大便不实	熟地、山药、山茱萸、枸杞子、菟丝子、鹿角胶、杜仲、肉桂、当归、制附子
7.固涩剂			
牡蛎散	自汗盗汗	身常自汗，夜卧尤甚，心悸、短气、烦倦、舌淡红、脉细弱	黄芪、麻黄根、小麦、牡蛎
九仙散	久咳肺虚证	久咳不已、甚则气喘、自汗、痰少而黏、脉虚数	乌梅、桑白皮、贝母、五味子、人参、罂粟壳、阿胶、桔梗、款冬花
真人养脏汤	久泻久痢	泻痢无度、滑脱不禁、甚至脱肛，脐腹疼痛、不思饮食、舌淡、苔白、脉迟细	人参、诃子、木香、肉桂、罂粟壳、白芍、当归、白术、炙甘草、肉豆蔻
四神丸	肾泄	五更泄泻、不思饮食、腹痛、肢冷、神疲乏力、舌淡、苔薄白、脉沉迟无力	大枣、生姜、补骨脂、肉豆蔻、五味子、吴茱萸
桃花汤	虚寒下痢	久痢不愈、便脓血、腹痛喜温喜按、舌淡苔白、脉迟弱或细微	赤石脂、干姜、粳米

续表

方　剂	适　应　证	证 候 特 点	药 物 组 成
金锁固精丸	遗精	遗精滑泄、神疲乏力、四肢酸软、腰痛、耳鸣、舌淡、苔白、脉细弱	炒沙苑蒺藜、芡实、莲须、煅龙骨、煅牡蛎
桑螵蛸散	心肾两虚证	小便频数、色如米泔，或遗尿、遗精、心神恍惚、健忘、舌淡、苔白、脉细弱	远志、龟甲、人参、菖蒲、龙骨、茯神、桑螵蛸、当归
固冲汤	脾气虚弱，冲脉不固证	血崩或月经过多、色淡质稀、心悸气短、腰膝酸软、舌淡、脉微弱	棕榈炭、黄芪、煅牡蛎、煅龙骨、五倍子、茜草、白杭芍、白术、山茱萸、海螵蛸

8.安神剂

方　剂	适　应　证	证 候 特 点	药 物 组 成
朱砂安神丸	心火亢盛阴血不足证	失眠、多梦、怔忡、惊悸、心神烦乱、舌红、脉细数	朱砂、甘草、当归、黄连、生地
磁朱丸	心肾不交	视物昏花、耳鸣耳聋、心悸失眠、癫痫	磁石、朱砂、神曲
天王补心丹	阴虚血少、神志不安证	心悸、失眠、神疲、健忘、梦遗、虚烦、手足心热、口舌生疮、舌红、少苔、脉细数	天门冬、茯苓、桔梗、人参、酸枣仁、当归、生地、丹参、元参、麦冬、朱砂、五味子、柏子仁、远志
酸枣仁汤	虚烦不眠证	虚烦不安、失眠、心悸、头目眩晕、咽干口燥、舌红、脉弦细	茯苓、知母、川芎、酸枣仁、甘草
甘麦大枣汤	脏躁	精神恍惚、睡眠不安、心中烦乱、悲伤欲哭不自主、舌淡红、苔少、脉细微数	甘草、小麦、大枣

9.开窍剂

方　剂	适　应　证	证 候 特 点	药 物 组 成
安宫牛黄丸	邪热内陷心包证	高热、烦躁、神昏、谵语、口干舌燥、痰涎、舌红或绛、脉数；小儿惊厥；中风昏迷	牛黄、郁金、黄连、朱砂、栀子、雄黄、黄芩、犀角、冰片、麝香、珍珠
紫雪	热邪内陷心包、热盛动风证	高热神昏、谵语、烦躁不安、斑疹吐衄、口渴引饮、唇焦齿燥、便秘、尿赤	石膏、北寒水石、滑石、磁石、玄参、木香、沉香、升麻、甘草、丁香、玄明粉、硝石、水牛角浓缩粉、羚羊角、麝香、朱砂
至宝丹	痰热内闭心包证	身热、烦躁、神昏谵语、痰盛气粗、舌红、苔黄垢而腻	生乌犀(水牛角代)、生玳瑁、琥珀、朱砂、雄黄、牛黄、龙脑、麝香、安息香、金箔、银箔
苏合香丸	寒闭证	突然昏倒、牙关紧闭、苔白、脉迟、心腹痛、甚则昏厥	朱砂、白术、犀角、青木香、香附、白檀香、安息香、沉香、麝香、丁香、苏合香、熏陆香、荜茇、诃黎勒、龙脑

续表

方 剂	适 应 证	证 候 特 点	药 物 组 成
10.理气剂			
越鞠丸	郁证	胸膈痞闷、脘腹胀痛、饮食不消、恶心、呕吐、嗳腐吞酸	神曲、香附、栀子、川芎、苍术
柴胡疏肝散	肝气郁滞	胁肋疼痛、寒热往来、嗳气太息、脘腹胀满、脉弦	陈皮、柴胡、川芎、香附、枳壳、芍药、甘草
半夏厚朴汤	梅核气	咽中如有物阻、咯吐不出、吞咽不下、胸膈满闷、苔白润、脉弦、滑弦缓	半夏、厚朴、生姜、茯苓、苏叶
厚朴温中汤	寒湿气滞证	脘腹胀满或疼痛、不思饮食、四肢倦怠、舌苔白腻、脉沉弦	木香、厚朴、甘草、干姜、草豆蔻仁、茯苓、陈皮
苏子降气汤	实喘	痰涎壅盛、喘咳短气、胸膈满闷、痰多稀白、腰疼、脚软水肿、苔白滑、脉弦滑	紫苏子、大枣、肉(官)桂、生姜、半夏、前胡、厚朴、当归、炙甘草
定喘汤	哮喘	哮喘、咳嗽、痰多气急、痰稠色黄、微恶风寒、苔黄腻、脉滑数	桑白皮、苏子、甘草、白果、黄芩、杏仁、半夏、麻黄、款冬花
11.理血剂			
桃核承气汤	下焦蓄血证	少腹急结、小便自利、至夜发热、谵语、烦躁、其人如狂;血瘀经闭痛经	桃仁、大黄、桂枝、炙甘草、芒硝
血府逐瘀汤	胸中血瘀证	胸痛如针刺而有定处、急躁易怒、内热烦闷、心悸失眠、头痛、呃逆日久、舌紫暗或有瘀斑、脉涩或弦紧	枳壳、桃仁、红花、川芎、柴胡、甘草、芍药、当归、牛膝、桔梗、生地
补阳还五汤	中风	半身不遂、口眼歪斜、语言謇涩、口角流涎、遗尿、小便频数、舌暗淡、苔白脉缓	当归、地龙、川芎、桃仁、赤芍、红花、黄芪
复元活血汤	跌打损伤,瘀血留于胁下	瘀血留于胁下,痛不可忍	大黄、柴胡、天花粉、当归、红花、甘草、穿山甲、桃仁
生化汤	产后瘀血,腹痛	恶露不下、少腹冷痛	干姜、甘草、桃仁、当归、川芎
十灰散	血热妄行	吐血、咯血、嗽血、衄血	大蓟、小蓟、荷叶、侧柏叶、白茅根、茜根、栀子、大黄、牡丹皮、棕榈皮
四生丸	血热妄行之吐血、衄血	血色鲜红、口干咽燥、舌红或绛、脉弦数	生荷叶、生艾叶、生柏叶、生地黄

续表

方　剂	适　应　证	证　候　特　点	药　物　组　成
小蓟饮子	血淋、尿血	尿中带血或尿血，小便频数、赤涩热痛，舌红、脉数	滑石、甘草、藕节、栀子、当归、竹叶、生地、蒲黄、木通、小蓟
12.治风剂			
川芎茶调散	风邪头痛	偏正头痛、巅顶作痛、恶寒发热、目眩、鼻塞、舌苔薄白、脉浮	甘草、川芎、细辛、荆芥、白芷、羌活、防风、薄荷、清茶
羚角钩藤汤	肝热生风证	高热不退、烦闷躁扰、甚则神昏、手足抽搐、发为痉厥、舌绛而干、舌焦起刺、脉弦而数	羚羊角、钩藤、桑叶、甘草、生地、竹茹、茯神、白芍、川贝、菊花
镇肝息风汤	类中风	头目眩晕、目胀耳鸣、心中烦热、时常噫气、肢体渐不利、口角渐歪斜或眩晕、脉弦长有力	天冬、麦芽、白芍、甘草、龙骨、牡蛎、川楝子、怀牛膝、龟板、生赭石、茵陈、元参
天麻钩藤饮	肝阳偏亢、肝风上扰证	头痛、眩晕、多梦、失眠、舌红、苔黄、脉弦	天麻、钩藤、夜交藤、石决明、桑寄生、茯神、黄芩、牛膝、杜仲、栀子、益母草
13.治燥剂			
杏苏散	外感凉燥证	头微痛、恶寒、无汗、咳嗽、痰稀、鼻塞、咽干、苔白脉弦	苏叶、杏仁、桔梗、生姜、大枣、陈皮、半夏、茯苓、甘草、枳壳、前胡
桑杏汤	外感温燥证	头痛、身热不甚、口渴咽干、鼻燥、干咳无痰或痰少而黏、舌红、苔薄白而干、脉浮数而右脉大	沙参、贝母、栀皮、香豉、桑叶、杏仁、梨皮
清燥救肺汤	温燥伤肺证	头痛、身热、干咳无痰、气逆而喘、咽喉干燥、口渴、鼻燥、胸膈满闷、舌干少苔、脉虚大而数	桑叶、杏仁、麦冬、甘草、石膏、枇杷叶、胡麻仁、阿胶、人参
麦冬汤	肺痿	咳唾涎沫、短气、喘促、咽喉干燥、舌干红、少苔、脉虚数	麦冬、半夏、人参、甘草、粳米、大枣
养阴清肺汤	白喉	喉间起白如腐、不易拭去、咽喉肿痛、鼻干、唇燥、咳或不咳、呼吸有声似喘非喘、脉数无力	玄参、生地、麦冬、丹皮、白芍、薄荷、贝母、甘草
百合固金汤	肺肾阴亏虚火上炎证	咳嗽、气喘、咽喉燥痛、痰中带血、头晕目眩、午后潮热	生地、熟地、麦冬、甘草、芍药、百合、元参、桔梗、当归、贝母
14.祛湿剂			
平胃散	湿滞脾胃证	脘腹胀满、不思饮食、呕吐、恶心、嗳气吞酸、肢体沉重、怠惰嗜卧、舌苔白腻而厚、脉缓	苍术、厚朴、陈皮、甘草、生姜、大枣

续表

方 剂	适 应 证	证 候 特 点	药 物 组 成
藿香正气散	外感风寒、内伤湿滞证	恶寒发热、头痛、霍乱吐泻、脘腹疼痛、舌苔白腻	藿香、大腹皮、白芷、紫苏、茯苓、半夏曲、白术、陈皮、厚朴、桔梗、炙甘草
茵陈蒿汤	湿热黄疸	一身面目俱黄、色鲜明、小便短赤、腹微满、口渴、苔黄腻、脉沉数	茵陈、栀子、大黄
三仁汤	湿温初起及暑温夹湿	头痛、恶寒、身重疼痛、午后身热、胸闷不饥、面色淡黄、苔白不渴	杏仁、生薏苡仁、白豆蔻、滑石、通草、竹叶、厚朴、半夏
五皮散	皮水	一身肿、肢体沉重、心腹胀满、上气喘急、小便不利、妊娠水肿、苔白腻、脉缓	茯苓皮、生姜皮、桑白皮、橘皮、大腹皮

15.祛痰剂

方 剂	适 应 证	证 候 特 点	药 物 组 成
二陈汤	湿痰咳嗽	痰多、色白易咳、胸膈痞闷、恶心、呕吐、肢体倦怠、头眩、心悸、舌苔白润、脉滑	半夏、陈皮、茯苓、炙甘草、乌梅、生姜
温胆汤	胆胃不和、痰热内扰证	胆怯易惊、虚烦不宁、失眠、多梦、呕吐、呃逆、癫痫	半夏、竹茹、枳实、陈皮、炙甘草、茯苓、生姜、大枣
清气化痰丸	痰热咳嗽	痰稠色黄、咯之不爽、胸膈痞闷、气急、呕恶、舌质红、苔黄腻、脉滑数	陈皮、杏仁、半夏、黄芩、瓜蒌皮、枳实、胆南星、茯苓
贝母瓜蒌散	燥痰咳嗽	咯痰不爽、涩而难出、咽喉干燥、苔白而干	贝母、瓜蒌、天花粉、茯苓、橘红、桔梗
半夏白术天麻汤	风痰上扰证	眩晕、头痛、胸闷、呕恶、舌苔白腻、脉弦滑	半夏、天麻、茯苓、橘红、白术、甘草、生姜、大枣

16.消食剂

方 剂	适 应 证	证 候 特 点	药 物 组 成
保和丸	食积	脘腹痞满胀痛、嗳腐吞酸、大便泄泻、恶食、呕吐、舌苔厚腻、脉滑	神曲、茯苓、半夏、山楂、连翘、陈皮、萝卜子
木香槟榔丸	痢疾、食积	脘腹胀满、大便秘结、食积内停、赤白痢疾、里急后重、舌苔黄腻、脉沉实	枳壳、槟榔、青皮、陈皮、牵牛、香附、黄柏、黄连、木香、大黄、莪术
健脾丸	脾虚停食证	食少难消、大便溏薄、脘腹痞闷、苔腻微黄、脉象虚弱	茯苓、人参、甘草、白术、麦芽、山楂、神曲、陈皮、木香、黄连、山药、砂仁、白豆蔻

四、汤剂的煎服方法

案例导入

　　在医院的门诊部,有一位中年妇女拿着一包药物,请教你如何煎煮。处方:白术9 g、茯苓9 g、木香6 g、神曲9 g、陈皮9 g、人参9 g、麦芽6 g、谷芽6 g、山楂6 g、肉豆蔻6 g、牡蛎20 g、蛇床子9 g、地肤子6 g、苍耳子3 g。

　　你如何指导煎服?请设计一简单场景进行交流沟通,要求解释到位。

1. 中药汤剂煎煮法

(1)容器:通常以带盖的砂锅、瓦罐为佳。搪瓷类、玻璃器皿也可用于煎药。忌用铜、铁、锡等制成的器具。

(2)用水:

①水质:以新鲜清洁的自来水、泉水为宜,一般以水质纯净、矿物质少为佳。

②水量:第一煎加水至漫过药面3～4 cm;第二煎加水至漫过药面2 cm。

(3)浸泡:一般汤剂浸泡30～60 min。以根、茎、果实、种子类为主的,浸泡60 min;以花、叶、草类为主的,浸泡20～30 min。

(4)煎药:

①火候:一般先用大火(武火),待水沸后再改用小火(文火),防止水分迅速蒸发而影响有效成分的煎出。

②时间:一般药物,头煎先用武火煮沸后,改用文火,煎20～30 min;二煎用文火,煎10～15 min;解表药、清热药、芳香药,武火快煎,以防药性挥发,头煎10～15 min,二煎10 min;滋补调理药,煮沸后,文火缓煎,头煎40～60 min,二煎30 min;有毒性的药,文火久煎60～90 min。

(5)取药:用纱布将药液过滤或绞渣取汁。每剂药两次煎的总取汁量为300～500 mL,儿童减半。

(6)特殊药物煎法:

①先煎:矿物类、介壳类,应打碎后先煎30 min,再下其他药,如牡蛎、石膏、石决明等;毒性较强的药物,应先煎60 min,再下其他药同煎,如附子、乌头等;泥沙多的药物、质轻量大的药物,应先煎取汁澄清,以其药汁代水煎其他药,如玉米须、灶心土等。

②后下:气味芳香类药物为防其有效成分挥发,在药物即将煎好前4～5 min放入与其他药同煎。如薄荷、砂仁、藿香等。

③包煎:绒毛类、粉末类药物为防止煎药后药液混浊,对消化道、咽喉产生不良刺激,应先用纱布包好,再加入同煎。如滑石粉、旋覆花等。

④另煎:贵重药为了保存其有效成分,尽量减少被同煎药物吸收,可将药切成小片,单味煎煮2～3 h,煎好后,单独服用或兑入汤药中同服。如人参、羚羊角等。

⑤烊化:胶质类或黏性大且易溶的药物为防止同煎粘锅煮糊,或黏附于其他药而影响药效,需单独加温熔化,趁热服下。如阿胶、鹿角胶等。

⑥冲服:某些贵重药、细料药、量少的药和汁液性药物,不需煎煮,用煎好的其他药液或开

水冲服即可。如三七粉、牛黄、沉香等。

⑦泡服：某些挥发性强、易出味的药，不宜煎煮，泡服即可。如番泻叶、胖大海等。

2. 服药方法与护理

（1）给药时间：一般中药宜在进食前后 1～2 h 服用，2～3 次/天。

（2）服药温度：

①温服：一般汤剂均宜温服。

②热服：寒证宜热药热服，如回阳补益药、发汗解表药、活血化瘀药、透疹药等宜热服。

③冷服：冷服是将煎好的汤剂放冷后服下。热证宜寒药冷服。如止血、收敛、清热、解毒、祛暑等汤剂宜冷服。

（3）服药剂量：一般疾病服药，多采用 1 剂/天，早晚 2 次或早中晚 3 次分服，每次 100～150 mL。病情急重者，可每隔 4 h 左右服药 1 次。

五、不同功效方剂的内服法及护理

微课 7-1

1. 解表类方剂的服法与护理

（1）解表类药应温服，服药后应卧床休息，覆被并进热饮，以达发汗祛邪的目的。发汗以微汗为宜，不可太过，以免损伤正气，伤耗阴液。

（2）应慎与解热镇痛类西药同用，以防出汗过多。

（3）患者应避风寒，禁冷敷。

（4）饮食宜清淡，忌酸性、生冷性食物。

2. 泻下类方剂的服法与护理

（1）单纯因通便而服用润下药，应于睡前服用。

（2）泻下类药一般应空腹服用，因其易伤脾胃，应得泻即止。

（3）服泻下类药后，大便次数增多，并可有轻微腹痛，一般便后腹痛即止。服药后注意排泄物的质、量、次数等变化，对服药后腹泻较重者，应随时观察病情，以免虚脱。

（4）服药期间，宜食清淡、易消化饮食，忌油腻、辛辣、硬固之品。可多食蔬菜和水果。

3. 温里类方剂的服法与护理

（1）服药期间应注意防寒保暖，防止风寒侵袭及腹部受寒。

（2）忌食生冷寒凉之品，宜进温热饮食以加强药效。

（3）温里类药多辛温香燥，易伤津液，阴虚津亏者慎用。服药后若出现咽喉疼痛、舌红、咽干等症状时，为虚火上炎，应及时停药。

（4）危重患者服用回阳救逆药时，应密切观察服药后的反应。

4. 清热类方剂的服法与护理

（1）清热类药性寒，易伤阳气，应中病即止，平素阳虚者应禁用。

（2）清热类药宜饭后服用，服药期间宜服食清凉食品，忌辛辣油腻。

（3）清热类药多苦寒，易伤脾胃，故在用药前应询问患者有无脾胃宿疾，以防损伤脾胃。

（4）孕妇禁用或慎用。

5. 理气活血类方剂的服法与护理

（1）理气活血类药行气动血，服药期间宜服食清凉食品，忌辛辣油腻。

（2）理气活血类药多辛香燥烈，走窜通行，易于耗血、动血，虚证患者和有出血倾向者应慎用或禁用。

（3）孕妇禁用或慎用。

6．补益类方剂的服法与护理

（1）补益类药应于饭前空腹服用，以利药物吸收。

（2）补益类药多滋腻易使胃气壅滞，造成消化不良。脾胃虚弱而食滞不化者应慎用，或应同时配用消导药。

（3）服用补益类药期间忌油腻、辛辣、生冷及不易消化食品。

（4）补益类药需长期服用方能见效，应鼓励患者坚持服药。

（5）外感期间不宜使用补益类药。

7．安神类方剂的服法与护理

（1）安神类药应于睡前半小时服用，病室应保持安静。

（2）应根据患者的不同情况做好情志护理工作，特别应使患者在睡前消除紧张激动情绪，保持平常心态。

（3）服安神类药者，晚饭不宜过饱。

（4）饮食以清淡平和为宜，忌辛辣、肥甘、酒、茶等刺激性食物。

8．祛湿类方剂的服法与护理

（1）本类药对胃肠道有刺激，宜饭后服用。

（2）芳香化湿药气味多芳香，一般煎 10～15 min 即可。

（3）服药后要密切注意观察尿量及水肿的变化情况。

（4）本类药物易伤人体阴液，故阳虚血亏者宜慎用。

9．止血类方剂的服法与护理

（1）服用止血类药物，首先要辨清出血原因、部位，病情缓急。

（2）服用凉血止血药和收敛止血药时，要注意体内有无瘀血。若有瘀血可适当配伍活血化瘀药。

（3）饮食应营养丰富，易于消化，忌辛辣燥热之物，忌烟酒。

（4）出血期间要减少活动，若为大出血须绝对卧床休息。

（5）要注意观察出血的部位、颜色、数量、次数，并记录血压、呼吸、脉搏等，及时向医生报告。

10．活血化瘀类方剂的服法与护理

（1）活血化瘀类药常与理气药同用。

（2）活血化瘀类药破血力大，体弱者要慎用，其中虫类药物如水蛭、虻虫有毒，入丸、散剂为佳，内服药严格掌握剂量，中病即止，孕妇忌用。

（3）要密切注意观察患者的疼痛、肿块大小及软硬变化。

（4）活血化瘀类药对于出血过多，血虚，孕妇要忌用或慎用。

11．化痰止咳平喘类方剂的服法与护理

（1）化痰药中天南星、半夏、皂角等有毒，生品一般不内服，内服需经姜、白矾炮制，且剂量不宜过大。

（2）饮食宜清淡，易消化，富有营养，少食油腻，禁食生冷、过甜、过咸、辛辣等物。

（3）化痰药多与健脾类药、理气类药相配伍使用。

（4）服用化痰药要辨清痰的寒热，然后选用不同性质的药物。

（5）要注意观察患者痰的色、量、质、味的变化及咳喘的变化，辨证使用。

12. 平肝息风类方剂的服法与护理

（1）平肝息风药多为介壳类、矿物类、昆虫类药，介壳、矿物类药入药宜打碎先煎，昆虫类药可研末冲服。

（2）要关心患者的血压、脉搏、神志、瞳孔等变化。

（3）本类药宜饭后服用，并注意保护胃气。

（4）饮食宜清淡，富有营养。

13. 开窍类方剂服法与护理

（1）开窍药多辛香发散，内服宜入丸、散剂。

（2）开窍药只宜用于闭证，若为脱证应忌用。

（3）开窍药如含有麝香、冰片，孕妇忌用。

（4）要注意观察患者的体温、脉搏、呼吸、血压等变化，以及患者的面色、汗出等情况。

14. 收涩类方剂的服法与护理

（1）收涩药有敛邪之弊，凡患者有表邪未解，内有湿滞，郁热未清，瘀血未去，均不宜用。

（2）收涩药是治标之药，要根据患者具体病情，配伍其他药物治疗。

（3）饮食宜营养丰富，易于消化，忌生冷寒凉食物。

15. 驱虫类方剂的服法与护理

（1）驱虫药中苦楝皮有毒，不宜持续和过量服用，体弱者慎用，肝病者忌用。

（2）患者发热或腹痛剧烈者，暂不使用驱虫药。

（3）驱虫药宜空腹服用，忌食油腻食物，使药效易作用于虫体。

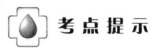

考点提示

本任务中考试重点主要为汤剂的煎服方法。

任务三　药物外治疗法及护理

要点导航

重点：膏药疗法、熏洗疗法、熨敷疗法、药物保留灌肠疗法的操作方法和护理要点。

难点：膏药疗法、熏洗疗法、熨敷疗法、药物保留灌肠疗法的操作方法。

一、膏药疗法及护理

膏药疗法是将药物贴于患者腧穴部位或患处，用以治疗疾病的一种方法，又称膏贴疗法。膏贴的种类有白膏药、黑膏药、油膏药、松香膏药、胶膏药等，其共性为遇热则软化而具有黏性、敷贴部位固定、应用方便、药效持久、便于携带。

1. 作用 膏药根据其药物成分的不同,一般具有疏经通络、祛风逐湿、利气导滞、活血祛瘀、散结止痛、消肿拔毒等功效。

2. 适应证 适用于内、外、妇、儿、骨伤科等多种疾病,如疖肿、疮疡、瘰疬、乳核、风湿痹痛、哮喘、胸痹、偏头痛、口眼歪斜、腰腿病、腹痛、腹泻等。

3. 禁忌证 对药物过敏,易引起丘疹、水疱的患者应慎用。

4. 操作方法 暴露患处(或揭去原来贴药),清洁皮肤,剃去较长的毛发。使用已配制的药物并根据病灶范围选择合适的膏药,剪去膏药周边四角,将膏药背面置酒精灯上加温,使之烊化,膏药应逐渐加温,以烊化为度,贴于患处。

5. 护理要点

(1)贴药时间一般依病情而定,肿疡初起以消散、退肿、化毒为原则,宜用厚型膏药,贴敷时间长;以提脓祛腐、排毒生肌为治疗目的,宜用薄型膏药,须每日更换,如脓液过多者,可每日换数次。

(2)烘烤膏药不宜过热,以免烫伤皮肤或使药膏外溢,掺有麝香等辛香药物时更应注意,以免失去药效。

(3)敷贴膏药时,若周围皮肤出现过敏反应,如皮肤发红、水疱、丘疹、痛痒等,应立即取下膏药,告知医生,及时处理。

(4)溃疡生肌收口时所贴膏药,不可去之过早,以免创面不慎受伤,再次感染,复致溃烂。

(5)除去膏药后,有膏药痕迹时可用松节油擦拭。

(6)饮食宜清淡易消化,忌食生冷辛辣、鱼腥发物。

二、药物熏洗疗法及护理

熏洗疗法,是将药物煎汤或用开水冲泡后,趁热进行全身或局部的熏蒸、浸泡、淋洗。通过药物加热后的热力和药力的局部刺激,经过皮肤的吸收和蒸汽的渗透作用,达到温通经络、活血消肿、祛风除湿、杀虫止痒等目的。

1. 作用 具有温通经络、活血消肿、祛风除湿、杀虫止痒的作用。

2. 适应证 可用于跌打损伤、肢体关节疼痛和活动不利,以及各类皮肤疾病等,坐浴可用于妇科和肛肠科疾病。

3. 禁忌证 重症高血压、重症贫血、高热、结核病、大失血、精神病、某些传染病(如肝炎、性病等)、皮肤破溃、心血管疾病代偿功能障碍、青光眼、严重肝肾疾病、孕妇及经期妇女等禁用。

4. 操作方法 按医嘱正确配制好药液,药液温度一般以 40～50 ℃为宜,洗浴时要防止烫伤。洗浴时间 30～40 分/次,如有必要,可先熏后洗。

5. 护理要点

(1)患者坐浴和全身洗浴时应注意观察病情,如发现异常,应随时停止洗浴。

(2)妇女月经期间,不宜坐浴。

(3)熏洗结束后应适当休息,适当饮水,待恢复后再离开治疗室。

(4)饭前不宜药浴,以防大量出汗致虚脱;饭后半小时,也不要立即浸泡熏洗,一般应在 1 h 后进行,以免影响食物的消化和吸收,引起恶心、呕吐。

(5)剧烈运动或功能锻炼之后、长途旅行及酗酒后不可马上熏洗,以免引发事故。

三、药物熨敷疗法及护理

药物熨敷疗法,是将加热好的中药药包,置于身体的患病部位或是身体的某一个特定位置(如腧穴上),通过中药熨敷包的热蒸汽使局部的毛细血管扩张,血液循环加快,利用其药效和温度达到治疗目的的一种外治疗法。

1. 作用　具有温经散寒、舒筋通络、活血散瘀、行气止痛等作用。

2. 适用证　用于治疗头晕头痛、失眠、肩周炎、落枕、颈项疲劳酸痛、背痛、手指麻痹疼痛、网球肘、腱鞘炎、骨质增生等疾病。

3. 禁忌证　孕妇忌用,皮肤有破损者禁用。

4. 操作方法　将中药袋置于蒸锅,加热 30 min 后取出,再用毛巾或无纺布包裹后放在治疗的部位即可。毛巾或无纺布的厚度视患者的耐热程度可叠 1～2 层,待适应后再逐次去掉包裹。中药熨敷包可反复使用 3～5 次。

5. 护理要点

(1) 中药包刚从蒸锅拿出时不得直接接触皮肤,以免烫伤。

(2) 中药包不得直接清洗,不用时请用保鲜袋密封置于干燥通风处妥善保存。

(3) 急性损伤请在 48 h 后再使用。

(4) 蒸锅加热时不能超过 30 min,以免损坏。

四、药物保留灌肠疗法及护理

药物保留灌肠疗法又称直肠给药疗法,是在传统的直肠给药方法的基础上,结合现代的灌肠技术和中医辨证论治发展而来的一种独特的疗法。

1. 作用　药物通过直肠中下静脉丛吸收,直达病所,使药物高浓度作用于病灶。药物不经过胃,避免了胃酸等消化液对药物的影响,减少了对上消化道的刺激,充分发挥了药效,解决了患者口服药物的困难。

2. 适应证　适用于肠道疾病,如各种慢性结肠炎,包括部分感染性结肠炎、溃疡性结肠炎和非病原体感染所致的结肠炎,如放射性结肠炎、伪膜性结肠炎等;慢性盆腔疾病,如慢性盆腔炎、慢性盆腔疼痛、盆腔淤血综合征、输卵管阻塞性不孕症、痛经等患者非经期适用;中风急性期(痰热腑实证);高热,大便秘结等。

3. 禁忌证　肛门、直肠和结肠等手术术后,大便失禁、下消化道出血患者,妊娠妇女等禁用灌肠治疗。

4. 操作方法　滤去药渣的药液 150 mL 左右,倒入灌肠筒或输液瓶内,挂在输液架上,液面距肛门 30～40 cm。嘱患者取左或右侧卧位,摆好体位,臀下垫一次性治疗巾,并用小枕抬高臀部 10 cm 左右,暴露肛门。润滑肛管前端,与输液器连接,排气后夹紧输液管,轻轻插入肛门 10～15 cm,用胶布固定,松开活塞,调节滴速,60～80 滴/分,以便药液的保留和肠黏膜的充分吸收。待药液滴完时,夹紧输液管或灌肠筒的连接管,拔出肛管放入弯盘。用卫生纸轻揉肛门部。嘱咐患者尽量保留药液 1 h 以上。

5. 护理要点

(1) 在保留灌肠操作前,应了解病变的部位,以便掌握灌肠的卧位和肛管卧位插入的深度。

(2) 灌肠前,应嘱咐患者先排便,肛管要细,插入要深,压力要低,药量要少。

（3）肠道病变患者在晚间睡前灌入为宜,并减少活动。

（4）药液温度要适宜,一般为 39~40 ℃,虚证患者温度可为 40~44 ℃。

（5）灌肠筒要清洁消毒处理,肛管可用一次性的,一人一用,用后按《医疗废物管理条例》规定处理。

五、掺药疗法及护理

掺药疗法是将药物制成散剂直接撒在皮肤和（或）黏膜溃疡、溃烂、湿疹等表面来达到治疗疾病的方法。

1. 作用　具有祛腐生新、收口生肌、消肿止痛的作用。

2. 适应证　用于外科一切阴毒、阳毒、破溃的疮面,皮肤火毒证表面溃烂或者湿疹,口腔黏膜溃烂等。

3. 操作方法　患者采用适当体位,患处平面向上。局部皮肤消毒,清洁疮面。按面积大小均匀掺散药粉,薄厚适中。换药完毕后,用消毒纱布或油膏纱布覆盖固定,关节活动处可用绷带固定,祛腐拔毒等掺药可能刺激疮面引起不适或疼痛,应提前告知患者,取得其配合。

4. 护理要点

（1）一般 1~2 天换药 1 次,渗出较多者,可增加换药次数。

（2）每次换药时,需将脓血污物及药物残留清除干净。

（3）密切注意创面变化情况,如有恶化趋向,应及时更换治疗方法。

六、吹药疗法及护理

将药粉均匀地吹到患病部位的方法称吹药疗法。

1. 作用　具有清热解毒、消肿止痛、祛腐收敛的功效。

2. 适应证　口腔、咽喉、耳、鼻等部位的疾病。

3. 操作方法

（1）吹口腔、咽喉:令患者洗漱口腔或用棉花将痰涎揩拭干净。患者端坐在靠背椅上,头向后仰。嘱患者张口,查清病变部位。左手拿压舌板压住舌根,右手持吹药器挑适量药物,迅速均匀喷入患处。

（2）吹耳、鼻:清洗、拭净耳道或鼻腔,观察病变部位,用吹药器将药粉吹入耳内或鼻腔内。

4. 护理要点

（1）吹药宜轻捷,药粉需均匀撒布于整个病变部位。

（2）吹咽喉时嘱患者暂时屏气,以免引起呛咳或吸入气管。

（3）口腔、咽喉吹药半小时内不要进食、饮水和吞咽,以加强局部作用。

七、其他外治疗法

1. 湿敷疗法　是将无菌纱布用药液浸透,敷于局部,以达到疏通腠理、清热解毒、消肿散结等目的的一种外治方法。适用于痈、疽、疔、疖、跌打损伤等病证。

2. 涂药疗法　是将各种外用药物直接涂于患处的一种外治方法。其剂型有水剂、酊剂、油剂、膏剂等。具有祛风除湿、解毒消肿、止痒镇痛等治疗效果。适用于各科病证。

3. 坐药疗法　又称坐导法,是将药物制成丸剂或锭剂、片剂,或用纱布包裹药末,塞入阴道或肛门内以治疗妇女白带、阴痒及肛周疾病的方法。具有清热解毒、杀虫止痒、行气活血等作用。适用于前列腺炎、闭经、带下病、宫颈糜烂、阴道炎、子宫脱垂等病证。

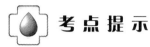

考 点 提 示

本任务中考试重点主要为各种外治法的护理要点。

直 通 护 考

A1 型题

1. 中药的四气指（   ）。
A. 中药的四种特殊气味   B. 寒凉药具有散寒、助阳的作用
C. 中药的寒、热、温、凉四种药性   D. 中药的辛、咸、甘、苦四种味道
E. 温热药具有清热解毒的作用

2. 中药消食药的服用时间应是（   ）。
A. 饭前服用   B. 饭后服用   C. 两餐间服用
D. 清晨服用   E. 睡前服用

3. 中药缓下剂的服用时间应该是（   ）。
A. 饭前服用   B. 睡前服用   C. 两餐间服用
D. 清晨服用   E. 饭后服用

4. 中药汤剂的质量与选用的煎药器有密切的关系，最好选用（   ）煎药。
A. 铁锅   B. 砂锅   C. 铝锅   D. 搪瓷锅   E. 不锈钢锅

5. 呕吐患者正确服用中药的方法是（   ）。
A. 大剂量服用   B. 吐后立即服用   C. 小量频服
D. 昼夜持续服用   E. 吐前服用

6. 为防止中草药变性，影响疗效，煎药时不宜选的用具是（   ）。
A. 砂锅   B. 瓦罐   C. 铁锅   D. 搪瓷罐   E. 不锈钢锅

7. 中药汤剂内服法，一般是（   ）。
A. 热服   B. 温服   C. 温开水送服   D. 冷服   E. 小量频服

8. 甘味药的作用是（   ）。
A. 软坚、散结、泻下   B. 发散、行气、行血、开窍
C. 补益、缓急止痛、和中、调和药性   D. 收敛固涩
E. 清热、燥湿、泻下

9. 吸收快，能迅速发挥疗效，作用强，并可根据病情变化加减使用的中药剂型是（   ）。
A. 冲剂   B. 丸剂   C. 散剂   D. 汤剂   E. 丹剂

10. 煎中药时，一般第一煎加水量应淹过药面（   ）。
A. 3～4 cm   B. 4～5 cm   C. 5～6 cm   D. 6～7 cm   E. 8～10 cm

11. 煎药的火候应（   ）。
A. 先文后武   B. 先武后文   C. 文武交替使用
D. 直接用武火煮沸   E. 直接用文火煮沸

12. 服用滋补药一般宜在（   ）。

A. 饭后 2 h 服用　　　　　B. 饭后服用　　　　　C. 饭前 2 h 服用

D. 饭前半小时服下　　　E. 饭前空腹服用

13. 在服用补益药期间偶遇外感,为防"闭门留寇",最好(　　　)。

A. 继续服用　　　　　　B. 减少服药次数　　　　C. 停服

D. 增加服药次数　　　　E. 减轻药量

14. 煎药用水不可用(　　　)。

A. 井水　　　B. 江河水　　　C. 纯净水　　　D. 自来水　　　E. 沸水

A2 型题

(1～3 题共用题干)

患者,男,35 岁,于一天前受凉,感觉恶寒,头身疼痛,出现鼻塞、流清涕、喷嚏、咽喉痒痛等症状,舌淡苔白,随即来就诊。

1. 护士应判断该病属于(　　　)。

A. 表证　　　B. 里证　　　C. 湿证　　　D. 热证　　　E. 半表半里证

2. 医生为患者开了 3 付汤药,护士告知患者煎药时间,第一煎、第二煎在沸后各应煮(　　　)。

A. 30 min,25 min　　　　B. 40 min,20 min　　　　C. 20 min,15 min

D. 60 min,50 min　　　　E. 80 min,30 min

3. 服药时的注意事项有(　　　)。

A. 凉服　　　　　　　　　　　　　B. 少饮水

C. 温服,服药后加盖衣被,使微汗出　　　D. 出汗后立即洗浴

E. 服药后可进一些冷饮

(牛继红　杜艳丽)

项目八　针灸推拿疗法及护理

学习目标

知识目标：了解腧穴的分类，掌握常用腧穴的治疗作用和定位方法。掌握常用的毫针刺法、灸法、推拿疗法、拔罐疗法等的操作方法和护理要点。

能力目标：能够应用针灸理论进行针刺、艾灸、推拿、拔罐等中医护理技能操作。

素质目标：能在各种疗法操作过程中对患者施以人文关怀，耐心细致处理操作过程中出现的各种异常情况。

任务一　腧穴学基础

要点导航

重点：腧穴的分类和常用腧穴的定位。

难点：腧穴的特殊作用及十二经络常用腧穴的功效。

腧穴是指人体脏腑经络之气血输注于体表的特殊部位，"腧"，又作"俞"，通"输"，有转输、输注的含义，腧穴一般分布在人体孔隙、空窍、凹陷处，故又称"孔穴""穴位"。腧穴既是疾病的反应点，也是针灸、推拿治病的刺激部位。

一、腧穴的分类和作用

（一）腧穴的分类

腧穴的发展，经历了无定名、无定位（即以痛为腧）到定名、定位、分部、分经等过程，并进行了多次整理，归纳起来，人体腧穴可分为十四经穴、经外奇穴、阿是穴三大类。

1. 十四经穴　归属于十二经脉与任、督二脉的腧穴，简称"经穴"。十二经脉的腧穴均为左右对称的双穴，任、督脉的腧穴，均为单穴。经穴具有主治本经病证的作用，十二经脉的腧穴还具有治疗相连属的脏腑病证的作用。

2. 经外奇穴 简称为奇穴,指既有一定名称,又有明确位置,但尚未被归入十四经系统的腧穴。其主治范围比较单纯,主要是对某些病证具有特殊疗效。有的奇穴不是一个穴点,而是多个穴点组合。

3. 阿是穴 也称为"天应穴"、"不定穴"、"压痛点",是指既无固定名称,也无固定位置,而是以压痛点或其他反应点为针灸施术部位的一类腧穴。

（二）腧穴的治疗作用

1. 近治作用 所有的腧穴均可治疗其所在部位局部及邻近组织、器官的病证。即"腧穴所在,主治所能",这是一切腧穴主治作用所共有的特点。中脘、梁门等穴位均在胃脘部,所以可治疗胃脘痛;迎香在鼻旁可治鼻病;睛明、承泣能治疗眼疾;膝眼、梁丘、阳陵泉等穴位在膝关节及其附近,所以均可治疗膝关节疼痛等。

2. 远治作用 腧穴不仅有治疗局部病证的作用,还能治疗本经循行所及的远隔部位的病证,即"腧穴所在,主治所及",能够治疗所属脏腑的病证以及互为表里经脉的病证。在四肢肘膝关节以下的腧穴,除了治疗局部病证外还能治疗本经循行所涉及的远端部位的脏腑、组织器官的病证。如合谷能治疗手部的病证,也能治疗颈部和头面部病证,还可治疗吐泻、便秘等大肠经病证以及感冒、咳嗽、哮喘等肺经病证。

3. 特殊作用 腧穴的特殊作用包括两个方面:①指有些腧穴的治疗作用具有相对特异性,如针刺大椎能退热,灸至阴可矫正胎位等。②指针刺某些腧穴,对机体的不同状态可起着双向的良性调节作用。例如泄泻时,针刺天枢能止泻;便秘时,针刺天枢又能通便。心动过速时,针刺内关能使心率减慢;心动过缓时,针刺内关又可使心率增快而恢复正常。

二、腧穴的定位方法

在针灸治疗过程中,治疗效果的好坏与取穴是否准确有直接关系。因此,准确的选取腧穴,也就是腧穴的定位,一直为历代医家所重视。

（一）骨度分寸法

骨度分寸法，是以骨节为主要标志测量周身各部的大小、长短，并依其比例折算尺寸作为定穴标准的方法。常用骨度分寸示意图见图 8-1，常用骨度分寸表见表 8-1。

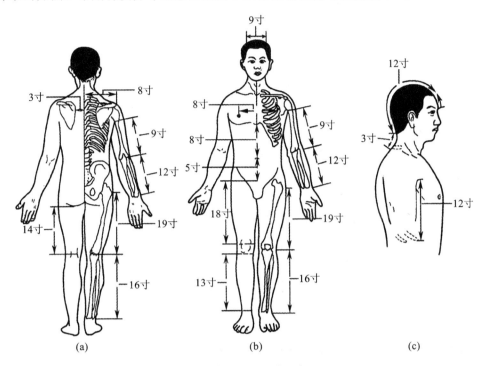

图 8-1　常用骨度分寸示意图

表 8-1　常用骨度分寸表

分部	起 止 点	度量法	折量寸	说 明
头部	前发际至后发际	直寸	12 寸	如前后发际不明，从眉心量至大椎穴作 18 寸，眉心至前发际 3 寸，大椎穴至后发际 3 寸
	耳后两完骨（乳突）之间	横寸	9 寸	用于量头部的横寸
胸腹部	天突至歧骨（胸剑联合）	直寸	9 寸	1. 胸部与肋部取穴直寸，一般根据肋骨计算，每一肋骨折作 1 寸 6 分 2. "天突"指穴名的部位
	歧骨至脐中		8 寸	
	脐中至横骨上廉（耻骨联合上缘）		5 寸	
	两乳头之间	横寸	8 寸	胸腹部取穴的横寸，可根据两乳头之间的距离折量。女性可用左右缺盆穴之间的宽度来代替两乳头之间的横寸
背腰部	大椎以下至尾骶	直寸	21 寸	背部腧穴根据脊椎棘突标志作为定位依据
	两肩胛骨脊柱缘之间	横寸	6 寸	
上肢部	腋前纹头（腋前皱襞）至肘横纹	直寸	9 寸	用于手三阴、手三阳经的骨度分寸
	肘横纹至腕横纹		12 寸	

续表

分部	起 止 点	度量法	折量寸	说 明
下肢部	横骨上廉至内辅骨上廉	直寸	18寸	内辅骨上廉指胫骨内侧踝
	内辅骨下廉至内踝尖		13寸	内辅骨下廉指胫骨内侧踝
	髀枢至膝中		19寸	用于足三阴经的骨度分寸
	膝中至外踝高点		16寸	1.用于足三阴经的骨度分寸 2."膝中"的水平线:前面相当于犊鼻穴,后面相当于委中穴
	外踝高点至足底		3寸	

（二）自然标志取穴法

根据人体表面所有的特征性部位作为标志,定取穴位的方法称为自然标志取穴法。人体自然标志有两种:

1. 固定标志法　不受人体活动影响而固定不移的标志。利用骨节及肌肉所形成的凸起和凹陷、五官轮廓、发际、乳头、脐窝等部位作为取穴标志。如两乳头之间取膻中,两眉中间取印堂等,即为固定标志定位法。

2. 活动标志法　必须采取相应的动作姿势才能出现的标志。利用关节、肌肉、肌腱、皮肤随活动同时出现的孔隙、凹陷、皱纹、尖端等活动标志作为取穴标志的方法。如握拳取后溪,张口在耳屏前凹陷中取听宫,屈肘取曲池等,即为活动标志定位法。

（三）手指同身寸法

手指同身寸法是以患者手指为尺寸折量标准来量取穴位的方法。由于选取的手指不同,节段亦不同,可分作以下几种(图8-2)。

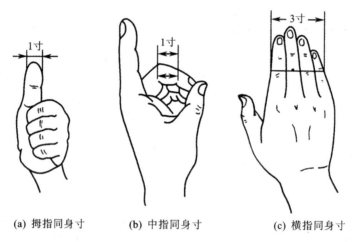

(a) 拇指同身寸　　(b) 中指同身寸　　(c) 横指同身寸

图8-2　手指同身寸示意图

1. 中指同身寸法　以患者的中指中节屈曲时,内侧两端纹头之间作为1寸,用于四肢部取穴的直寸和背部取穴的横寸。

2. 拇指同身寸法　以患者拇指指间关节的宽度作为1寸,亦适用于四肢部的直寸取穴。

3. 横指同身寸法　又名"一夫法",是令患者将食指、中指、无名指和小指并拢,以中指中节横纹处为准,四指横量为3寸。

（四）简便取穴法

此法是临床上一种简便易行的方法。如垂手中指端取风市；两手虎口自然平直交叉，在食指端到达处取列缺等。

三、常用腧穴

（一）手太阴肺经

经络循行：起于中焦，向下络大肠，绕回向上沿着胃上口，穿过膈肌，属于肺脏。从肺系（气管、喉咙部）横出腋下（中府），沿上臂内侧下循，走手少阴、手厥阴经之前，下行至肘窝中，沿前臂内侧桡骨边缘，进入寸口（桡动脉搏动处），经过鱼际，沿鱼际边缘，出拇指的桡侧端（少商）。支脉，从腕后列缺穴分出，走向食指桡侧端，接手阳明大肠经。

主治病证：胸、肺、喉部疾病，如喉咙疼痛、胸痛、咳嗽、咳血及经脉循行部位的病变。

手太阴肺经常用腧穴见表 8-2，循行示意图见图 8-3。

表 8-2　手太阴肺经常用腧穴

腧穴	特定穴	定位	主治	操作
中府	募穴	平第 1 肋，距前正中线旁开 6 寸	咳嗽，气喘，胸痛，肩背痛	向外斜刺或平刺 0.5～0.8 寸
尺泽	合穴	在肘横纹中，肱二头肌腱桡侧凹陷处	咳嗽，气喘，咳血，潮热，胸部胀满，咽喉肿痛，急性腹痛吐泻，小儿惊风，肘臂挛痛	直刺 0.8～1.2 寸
孔最	郄穴	当尺泽与太渊连线上，腕横纹上 7 寸	咳血，咳嗽，胸痛，气喘，咽喉肿痛，痔血，肘臂挛痛	直刺 0.5～1 寸
列缺	络穴 八脉交会穴	桡骨茎突上方，腕横纹上 1.5 寸。当肱桡肌腱与拇长展肌腱之间	偏、正头痛，项强，咳嗽，气喘，咽喉肿痛，口眼歪斜，齿痛	向上斜刺 0.3～0.5 寸
太渊	输穴 原穴 八会穴（脉会）	腕掌侧横纹桡侧，桡动脉搏动处	咳嗽，气喘，咽喉肿痛，胸痛，无脉证，腕臂痛	避开桡动脉，直刺 0.3～0.5 寸
鱼际	荥穴	手拇指本节后凹陷处，约当第 1 掌骨中点桡侧，赤白肉际处	咳嗽，咳血，哮喘，咽喉肿痛，失音，发热	直刺 0.5～0.8 寸
少商	井穴	拇指末节桡侧，距指甲根角旁 0.1 寸	咽喉肿痛，发热咳嗽失音，鼻衄，昏厥癫狂，拇指挛痛	浅刺 0.1～0.2 寸，或点刺出血

（二）手阳明大肠经

经络循行：起于食指桡侧端（商阳），沿食指桡侧缘上行，通过第 1、2 掌骨之间，进入两筋（拇长伸肌腱和拇短伸肌腱）之间凹陷处（阳溪），沿前臂外侧前缘，进入肘外侧，经上臂外侧前缘，上肩，出肩峰部前缘，向上交会于大椎，下入缺盆（锁骨上窝），联络肺，通过横膈，属于大肠。缺盆部支脉，从缺盆上行颈旁（扶突），通过面颊，进入下齿龈，出来夹口旁，左右两脉交会人中，

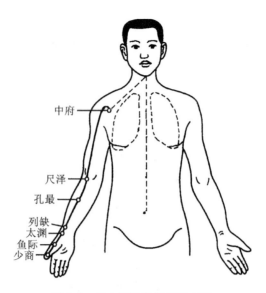

图 8-3　手太阴肺经循行示意图

左边的向右,右边的向左,上夹鼻孔旁,接足阳明胃经。

主治病证:头面、五官疾病,和大肠有关的病证。如头痛、鼻衄、齿痛、喉痛、口眼歪斜、发热等及经脉循行部位的病变。

手阳明大肠经常用腧穴见表 8-3,循行示意图见图 8-4。

表 8-3　手阳明大肠经常用腧穴

腧穴	特定穴	定　位	主　治	操　作
商阳	井穴	手食指末节桡侧,距指甲根角旁 0.1 寸	咽喉肿痛,下齿痛,耳聋,热病,昏厥,食指麻木	浅刺 0.1～0.2 寸,或点刺出血
合谷	原穴	第 1、2 掌骨间,当第 2 掌骨桡侧的中点处	头面一切疾病,热病,无汗,多汗,滞产,经闭,腹痛,便秘,胞衣不下,上肢痿痹	直刺 0.5～1 寸
偏历	络穴	屈肘,在前臂背面桡侧,当阳溪与曲池连线上,腕横纹上 3 寸	目赤,耳聋,鼻衄,喉痛,水肿,手臂酸痛	直刺或斜刺 0.5～0.8 寸
曲池	合穴	在肘横纹外侧端,屈肘时当尺泽与肱骨外上髁连线中点	热病,咽喉肿痛,齿痛,目赤肿痛,头痛,眩晕,癫狂,上肢不遂,手臂肿痛,瘰疬,瘾疹,腹痛,吐泻,月经不调	直刺 1～1.5 寸
迎香	—	在鼻翼外缘中点旁,当鼻唇沟中	鼻塞,鼻衄,鼻渊,口眼歪斜,面痒,胆道蛔虫证	斜刺或平刺,0.3～0.5 寸

（三）足阳明胃经

经络循行:起于鼻翼两旁,上行到鼻根部,与旁侧足太阳经交会,向下沿着鼻的外侧,进入上齿龈内,回出环绕口唇,向下交会于颏唇沟内承浆处,再向后沿着口腮后下方,出于下颌大迎处,沿着下颌角颊车上行耳前,经过上关,沿着发际,到达额角,与督脉会于神庭。面部的支脉,

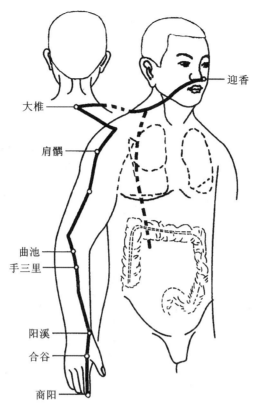

图 8-4　手阳明大肠经循行示意图

从大迎前下走人迎,沿着喉咙,进入缺盆中,向下通过横膈,属于胃,联络脾脏。缺盆部直行的脉,从缺盆部下行,经乳中,向下夹脐旁,进入少腹两侧的气冲。胃下口部的支脉,从胃下口起始,沿着腹腔之内下行,至气冲穴处与前直行的经脉会合,由此而下至髀关,直抵伏兔,再下至膝髌,沿着胫骨外侧前缘,下经足背,进入足第二趾外侧端。胫部的支脉,从膝下三寸处(足三里)分出,向下进入足中趾外侧。足背部的支脉,从足背分出,进入足大趾内侧端,接足太阴脾经。

主治病证:肠鸣腹胀,水肿,胃痛,呕吐或消谷善饥,口渴,咽喉肿痛,鼻衄,胸部及膝髌等本经循行部位疼痛,热病,发狂等证。

足阳明胃经常用腧穴见表 8-4,循行示意图见图 8-5。

表 8-4　足阳明胃经常用腧穴

腧穴	特定穴	定　位	主　治	操　作
承泣	—	瞳孔直下,当眼球与眶下缘之间	目赤肿痛,流泪,夜盲,近视,眼睑瞤动,口眼歪斜	直刺 0.5～1 寸
地仓	—	口角外侧,平视瞳孔直下	口歪,流涎,眼睑瞤动	斜刺或平刺 0.5～1 寸
下关	—	耳前,颧弓与下颌切迹所形成的凹陷处	耳聋,耳鸣,齿痛,口眼歪斜,面痛	直刺或斜刺 0.5～1 寸

续表

腧穴	特定穴	定　位	主　治	操　作
头维	—	当额角发际上 0.5 寸，头正中线旁 4.5 寸	头痛，眩晕，目痛，迎风流泪，眼睑𥆧动	平刺 0.5～0.8 寸
梁门	—	当脐中上 4 寸，距前正中线 2 寸	胃痛，呕吐，食欲不振，腹胀，泄泻	直刺 0.5～1 寸
天枢	大肠募穴	脐中旁开 2 寸	腹胀肠鸣，绕脐腹痛，便秘，泄泻痢疾，月经不调，痛经	直刺 1～1.5 寸
梁丘	郄穴	髂前上棘与髌底外侧端连线，髌底上 2 寸	急性胃痛，乳痈，膝关节肿痛，下肢不遂	直刺 1～1.5 寸
犊鼻	—	屈膝，在髌韧带外侧凹陷中	膝痛，屈伸不利，下肢麻痹	屈膝 90°，向后内斜刺 1～1.5 寸
足三里	合穴	当犊鼻下 3 寸，距胫骨前缘 1 横指	胃痛，呕吐，呃逆，腹胀，肠鸣，泄泻，痢疾，便秘，乳痈，虚劳羸瘦，咳嗽气喘，心悸气短，头晕，失眠，癫狂，膝痛，下肢痿痹，脚气，水肿	直刺 1～2 寸
上巨虚	大肠下合穴	当犊鼻下 6 寸，距胫骨前缘 1 横指	肠中切痛，肠痈，泄泻，便秘，下肢痿痹，脚气	直刺 1～1.5 寸
下巨虚	小肠下合穴	当犊鼻下 9 寸，距胫骨前缘 1 横指	小腹痛，腰脊痛引睾丸，泄泻，痢疾，乳痈	直刺 1～1.5 寸
丰隆	络穴	当外踝尖上 8 寸，条口外，距胫骨前缘 2 横指	咳嗽，痰多，哮喘，头痛，眩晕，癫狂痫，下肢痿痹	直刺 1～1.5 寸
解溪	经穴	在足背与小腿交界处的横纹中央凹陷处，当拇长伸肌腱与趾长伸肌腱之间	头痛，眩晕，癫狂，腹胀，便秘，下肢痿痹，足踝肿痛	直刺 0.5～1 寸
内庭	荥穴	当第 2、3 趾间，趾蹼缘后方赤白肉际处	齿痛，咽喉肿痛，口角歪斜，鼻衄，热病，腹痛，腹胀，便秘，痢疾，足背肿痛	直刺或向上斜刺 0.5～1 寸
厉兑	井穴	在足第 2 趾末节外侧，距趾甲角 0.1 寸	齿痛，咽喉肿痛，鼻衄，癫狂，热病，足背肿痛	浅刺 0.5～1 寸

（四）足太阴脾经

经络循行：起于足大趾末端（隐白），沿足内侧赤白肉际，经过第一跖趾关节之后，上行于内踝前面，再向上沿小腿内侧、胫骨的后缘，在内踝上 8 寸处，交出足厥阴肝经之前，上经膝、股内侧前缘，进入腹部，属于脾脏，联络胃腑，通过横膈上行，夹食管两旁，连系舌根，散布于舌下。胃部的支脉，从胃向上通过横膈，流注于心中，与手少阴心经相接。

主治病证：脾胃病、妇科病、前阴病及经脉循行部位的其他病证。

足太阴脾经常用腧穴见表 8-5，循行示意图见图 8-6。

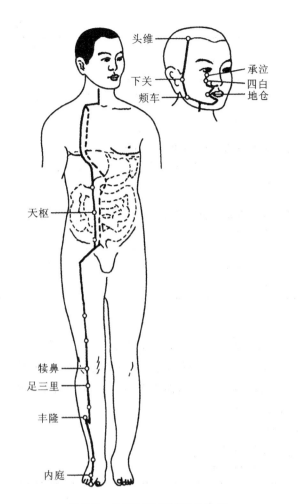

图 8-5 足阳明胃经循行示意图

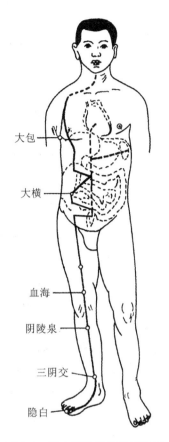

图 8-6 足太阴脾经循行示意图

表 8-5 足太阴脾经常用腧穴

腧穴	特定穴	定位	主治	操作
隐白	井穴	足趾末节内侧,距趾甲根角旁 0.1 寸	月经过多,崩漏,便血,腹胀,癫狂,多梦,惊风	浅刺 0.1~0.2 寸
太白	输穴 原穴	当足大趾本节后下方赤白肉际凹陷处	胃痛,腹胀,腹痛,泄泻,痢疾,便秘,纳呆,身重节痛,脚气	直刺 0.5~1 寸
公孙	络穴 八脉交会穴	在足内侧缘,当第 1 跖骨基底的前下方	胃痛,呕吐,腹痛,腹胀,泄泻,痢疾,心痛,胸闷	直刺 0.5~1 寸
三阴交	—	当足内踝尖上 3 寸,胫骨内侧缘后方	月经不调,崩漏,带下,阴挺,不孕,难产,遗精,阳痿,痛经,疝气,小便不利,遗尿,水肿,肠鸣腹胀,泄泻,失眠,眩晕,下肢痿痹,头痛	直刺 1~1.5 寸

续表

腧穴	特定穴	定位	主治	操作
地机	郄穴	内踝尖与阴陵泉的连线上,阴陵泉下3寸	腹胀,腹痛,泄泻,水肿,小便不利,月经不调,痛经,遗精,腰痛,下肢痿痹	直刺1~1.5寸
阴陵泉	合穴	当胫骨内侧髁后下方凹陷处	腹胀,水肿,黄疸,泄泻,小便不利或失禁,遗精,阴部痛,带下,膝痛	直刺1~2寸
血海	—	髌底内侧端上2寸,股四头肌内侧头隆起处	月经不调,闭经,崩漏,风疹,湿疹,丹毒	直刺1~1.5寸
大包	脾之大络	腋中线上,当第6肋间隙处	喘咳,胸胁胀痛,全身疼痛,四肢无力	斜刺或平刺0.5~0.8寸

(五) 手少阴心经

经络循行:起于心中,出属心系,向下穿过横膈,联络小肠。心系向上的脉,从心系分出,向上夹咽喉两侧,联系目系(眼球与脑相联系的脉络)。心系直行的脉,从心系上行至肺,再向下出于腋窝部(极泉),沿上臂内侧后缘(肱二头肌内侧沟),下至肘窝内侧,沿前臂内侧后缘,进入掌内,经小指桡侧至末端(少冲),与手太阳小肠经相接。

主治病证:心、胸、神志病及经脉循行部位的其他病证。

手少阴心经常用腧穴见表8-6,循行示意图见图8-7。

表8-6 手少阴心经常用腧穴

腧穴	特定穴	定位	主治	操作
少海	合穴	肘横纹内侧端与肱骨内上髁连线的中点	心痛,腋胁痛,手臂挛痛、麻木,手颤,瘰疬	直刺0.5~1寸
通里	络穴	当尺侧腕屈肌腱的桡侧缘,腕横纹上1寸	暴喑,舌强不语,心悸、怔忡,腕臂痛	直刺0.3~0.5寸
神门	输穴 原穴	腕掌侧横纹尺侧端,尺侧腕屈肌腱的桡侧凹陷处	失眠,健忘,痴呆,癫狂痫,心痛,心烦,惊悸	直刺0.3~0.5寸
少府	荥穴	第4、5掌骨间,握拳时,小指尖处	心悸,胸痛;阴痒,阴痛;痈疡;小指挛痛	直刺0.3~0.5寸
少冲	井穴	在手小指末节桡侧,距指甲根角旁0.1寸	心悸,心痛,癫狂,热病,昏迷,胸胁痛	浅刺0.1~0.2寸

(六) 手太阳小肠经

经络循行:起于手小指尺侧端(少泽),沿着手背尺侧至腕部,出于尺骨茎突,直上沿前臂外侧尺骨的后缘,经尺骨鹰嘴与肱骨内上髁之间,循上臂外侧后缘,出于肩关节,绕行肩胛部,交会于大椎穴(督脉),向前进入缺盆部,联络心脏,沿着食管,通过横膈,到达胃部,属于小肠。缺

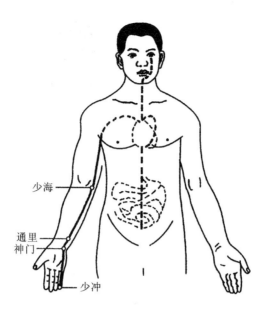

图 8-7　手少阴心经循行示意图

盆的支脉,沿着颈部,上达面颊,至目外眦,转入耳中(听宫)。颊部的支脉,上行目眶下,抵于鼻旁,至目内眦(睛明),与足太阳膀胱经相接。

主治病证:主治头、项、耳、目、咽喉病,热病,情志病及经脉循行部位的其他病证。

手太阳小肠经常用腧穴见表 8-7,循行示意图见图 8-8。

表 8-7　手太阳小肠经常用腧穴

腧穴	特定穴	定　位	主　治	操　作
少泽	井穴	在手小指末节尺侧,距指甲根角旁 0.1 寸	头痛目翳,咽喉肿痛,耳聋,乳痛,乳汁少,热病,昏迷	浅刺 0.1～0.2 寸
后溪	输穴八脉交会穴	微握拳,当小指本节后的远侧掌横纹头赤白肉际	头项强痛,腰背痛,目赤,耳聋,咽喉肿痛,癫狂痫,盗汗,疟疾,手指肘臂挛急	直刺 0.5～0.8 寸
养老	郄穴	当尺骨小头近端桡侧凹陷中	目视不明,头痛,面痛,肘、肩、臂疼痛,项强	直刺 0.5～0.8 寸
小海	合穴	当尺骨鹰嘴与肱骨内上髁之间凹陷处	肘臂疼痛,麻木;癫痫	直刺 0.3～0.5 寸
天宗	—	当冈下窝中央凹陷处,与第 4 胸椎相平	肩胛痛,乳痛,气喘	直刺 0.5～1 寸
颧髎	—	当目外眦直下,颧骨下缘凹陷处	口眼歪斜,眼睑瞤动,齿痛,面痛,颊肿	直刺 0.3～0.5 寸
听宫	—	耳屏前,下颌骨髁状突的后方,张口时呈凹陷处	耳聋,耳鸣,聤耳,齿痛,癫狂痫	张口,直刺 0.5～1 寸

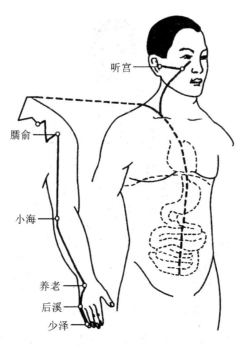

图 8-8　手太阳小肠经循行示意图

（七）足太阳膀胱经

经络循行：起于目内眦（睛明），上额，交会于巅顶（百会）。巅顶部的支脉，从头顶分出到耳上方。巅顶部直行的脉，从头顶入里联络于脑，回出分开下行颈后，沿着肩胛部内侧，夹着脊柱，到达腰部，从脊旁肌肉进入腹腔，联络肾脏，属于膀胱。腰部的支脉，继续夹着脊柱下行，通过臀部，从大腿后边下行，进入腘窝中。项部的支脉，通过肩胛骨的内侧缘直下，经过臀部（环跳）下行，沿着大腿后外侧，与腰部下行的支脉会合于腘窝中，由此向下，通过腓肠肌，出于外踝的后面，沿第五跖骨外侧缘，至足小趾外侧端（至阴），与足少阴肾经相接。

主治病证：头、项、目、背、腰、下肢部病证，神志病及脏腑病证和有关的组织器官病证。

足太阳膀胱经常用腧穴见表 8-8，循行示意图见图 8-9。

表 8-8　足太阳膀胱经常用腧穴

腧穴	特定穴	定　位	主　治	操　作
睛明	—	目内眦角稍上方凹陷处	近视，目赤肿痛，迎风流泪，夜盲，色盲，目翳，急性腰痛	直刺 0.5～1 寸
攒竹	—	当眉头陷中，眶上切迹处	头痛，眉棱骨痛，目视不明，目赤肿痛，眼睑瞤动，眼睑下垂，迎风流泪，面瘫，面痛，腰痛	平刺 0.5～0.8 寸
大杼	八会穴（骨会）	当第 1 胸椎棘突下，旁开1.5 寸	咳嗽，发热，头痛，肩背痛	斜刺 0.5～0.8 寸
肺俞	背俞穴	当第 3 胸椎棘突下，旁开1.5 寸	咳嗽，气喘，咳血，鼻塞，骨蒸潮热，盗汗，皮肤瘙痒，瘾疹	斜刺 0.5～0.8 寸

续表

腧穴	特定穴	定位	主治	操作
心俞	背俞穴	当第5胸椎棘突下,旁开1.5寸	心痛,心悸,心烦,失眠健忘,梦遗,癫狂痫,咳嗽,吐血,盗汗	斜刺0.5~0.8寸
膈俞	背俞穴 八会穴 (血会)	当第7胸椎棘突下,旁开1.5寸	胃脘痛,呕吐,呃逆,饮食不下,便血,咳嗽,气喘,吐血,潮热,盗汗,瘾疹	斜刺0.5~0.8寸
肝俞	背俞穴	当第9胸椎棘突下,旁开1.5寸	黄疸,胁痛,脊背痛,目赤,目视不明,夜盲,吐血,衄血,眩晕,癫狂痫	斜刺0.5~0.8寸
胆俞	背俞穴	当第10胸椎棘突下,旁开1.5寸	黄疸,口苦,呕吐,食不化,胁痛,潮热	斜刺0.5~0.8寸
脾俞	背俞穴	当第11胸椎棘突下,旁开1.5寸	腹胀,呕吐,泄泻,痢疾,便血,纳呆,食不化,水肿,黄疸	直刺0.5~1寸
胃俞	背俞穴	当第12胸椎棘突下,旁开1.5寸	胃脘痛,呕吐,腹胀,肠鸣	直刺0.5~1寸
肾俞	背俞穴	当第2腰椎棘突下,旁开1.5寸	遗精,阳痿,月经不调,带下,遗尿,小便不利,水肿,耳鸣,耳聋,气喘,腰痛	直刺0.5~1寸
委中	合穴	在腘横纹中点,当股二头肌腱与半腱肌肌腱的中间	腰痛,下肢痿痹,腹痛,吐泻,小便不利,遗尿,丹毒,瘾疹,皮肤瘙痒,疔疮	直刺1~1.5寸
承山	—	小腿后正中,伸直小腿或足跟上提时,腓肠肌肌腹下出现尖角凹陷	痔疾,便秘,腰腿拘急疼痛,脚气	直刺1~2寸
飞扬	络穴	小腿后面,外踝后,昆仑直上7寸,承山外下方1寸处	头痛,目眩,鼻塞,鼻衄腰背痛,腿软无力,痔疾	直刺1~1.5寸
昆仑	经穴	外踝后,外踝尖与跟腱之间凹陷	头痛,项强,目眩,鼻衄,腰痛,足跟肿痛,难产,癫痫	直刺0.5~0.8寸
申脉	八脉交会穴	在足外侧部,外踝直下方凹陷中	头痛,眩晕,失眠,嗜卧,癫狂痫,目赤痛,眼睑下垂,腰腿痛,项强,足外翻	直刺0.3~0.5寸
至阴	井穴	足小趾末节外侧,距趾甲根角旁0.1寸	胎位不正,难产,胞衣不下,头痛,目痛,鼻塞,鼻衄	浅刺0.1~0.3寸胎位不正用灸法

(八)足少阴肾经

经络循行:起于足小趾下,斜走足心(涌泉),出于舟骨粗隆下,沿内踝之后,进入足跟,再向

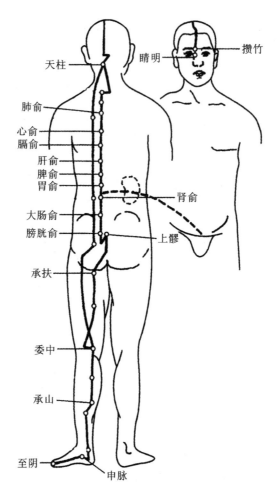

图 8-9 足太阳膀胱经循行示意图

上行于小腿内侧,出于腘窝内侧半腱肌腱与半膜肌腱之间,上经大腿内侧后缘,通过脊柱,属于肾脏,联络膀胱。肾脏直行的脉:向上通过肝脏和横膈,进入肺中,沿着喉咙,夹于舌根两侧。肺部的支脉:从肺出来,联络心脏,流注于胸中,与手厥阴心包经相接。

主治病证:妇科病,前阴病,肾、肺、咽喉病及经脉循行部位的其他病证。

足少阴肾经常用腧穴见表 8-9,循行示意图见图 8-10。

表 8-9 足少阴肾经常用腧穴

腧穴	特定穴	定　位	主　治	操　作
涌泉	井穴	足底第 2、3 趾趾缝纹头端与足跟连线的前 1/3 与后 2/3 交点	头痛,眩晕,昏厥,癫狂痫,小儿惊风,失眠,便秘,小便不利,咽喉肿痛,足心热	直刺 0.5~1 寸
太溪	输穴　原穴	在足内侧,内踝后方,当内踝尖与跟腱之间的凹陷处	月经不调,遗精,阳痿,小便频数,消渴,泄泻,头痛,目眩,耳聋,耳鸣,咽喉肿痛,齿痛,失眠,咳喘,咳血	直刺 0.5~1.5 寸

续表

腧穴	特定穴	定　位	主　治	操　作
照海	八脉交会穴	在足内侧,内踝尖下方凹陷处	月经不调,痛经,带下,阴挺,阴痒,小便频数,癃闭,咽喉干痛,目赤肿痛,痫证,失眠	直刺0.5~0.8寸
复溜	经穴	太溪直上2寸,跟腱的前方	水肿,腹胀泄泻,盗汗,热病不汗或汗出不止,下肢痿痹	直刺0.5~1寸

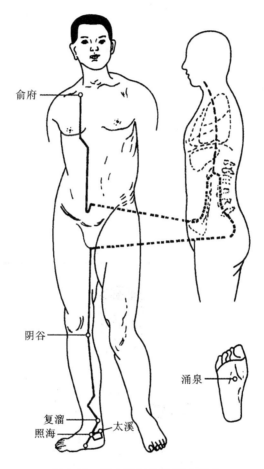

图8-10　足少阴肾经循行示意图

(九) 手厥阴心包经

经络循行:起于胸中,出属心包络,向下通过横膈,从胸至腹,依次联络上、中、下三焦。胸部的支脉,沿着胸中,出于胁部,至腋下3寸处(天池),上行抵腋窝中,沿上臂内侧正中,行于手太阴和手少阴之间,进入肘窝中,向下行于前臂掌长肌腱与桡侧腕屈肌腱之间,进入掌中,沿着中指到指端(中冲)。掌中的支脉,从掌中(劳宫)分出,沿着无名指尺侧到指端,与手少阳三焦经相接。

主治病证:心、胸、胃、神志病及经脉循行部位的其他病证。

手厥阴心包经常用腧穴见表8-10,循行示意图见图8-11。

表 8-10　手厥阴心包经常用腧穴

腧穴	特定穴	定　位	主　治	操　作
曲泽	合穴	肘横纹中,当肱二头肌腱的尺侧缘	心痛,心悸,热病,中暑,胃痛,呕吐,泄泻,肘臂疼痛	直刺 0.5~1.5 寸
郄门	郄穴	腕横纹上 5 寸,掌长肌腱桡侧腕屈肌腱间	心痛,心悸,心烦胸痛,咳血,呕血,衄血,疔疮,癫痫	直刺 0.5~1 寸
间使	经穴	当大陵与曲泽的连线上,腕横纹上 3 寸,掌长肌腱与桡侧腕屈肌腱之间	心痛,心悸,癫狂痫,热病,疟疾,胃痛,呕吐,肘臂痛	直刺 0.5~1 寸
内关	络穴八脉交会穴	当大陵与曲泽的连线上,腕横纹上 2 寸,掌长肌腱与桡侧腕屈肌腱之间	心痛,心悸,胸闷,眩晕,癫痫,失眠,偏头痛,胃痛,呕吐,呃逆,肘臂挛痛	直刺 0.5~1 寸
大陵	输穴原穴	在腕横纹的中点处,当掌长肌腱与桡侧腕屈肌腱之间	心痛,心悸,癫狂痫,疮疡,胃痛,呕吐,手腕麻木,胸胁胀痛	直刺 0.3~0.5 寸
劳宫	荥穴	在手掌心,当第 2、3 掌骨之间偏于第 3 掌骨,握拳屈肘时向中指尖处	口疮,口臭,鼻衄,癫狂痫,中风昏迷,中暑,心痛,呕吐	直刺 0.3~0.5 寸
中冲	井穴	在手中指末节尖端中央	中风昏迷,中暑,小儿惊风,心痛,舌强肿痛	浅刺 0.1 寸

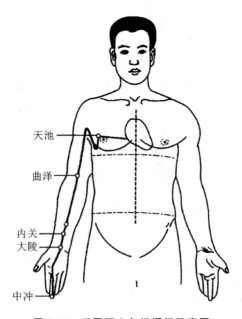

图 8-11　手厥阴心包经循行示意图

(十) 手少阳三焦经

经络循行:起于无名指末端(关冲),向上出于手背第 4、5 掌骨之间,沿着腕背,出于前臂后侧尺、桡骨之间,向上通过肘尖,沿上臂外侧三角肌后缘,上达肩部,交出于足少阳经的后面,向前进入缺盆,分布于胸中,联络心包,向下通过横膈,从胸至腹,依次属于上、中、下三焦。胸中的支脉,从胸部膻中上行,出缺盆部,上行颈旁,联系耳后,直上出耳上方至额角,下向面颊,再上行抵达目眶下。耳部的支脉,从耳后进入耳中,出走耳前,经过上关穴,交前支于面颊部,到达目外眦,与足少阳胆经相接。

主治病证:腹胀,水肿,遗尿,小便不利,耳聋,耳鸣,咽喉肿痛,目赤肿痛,颊肿,耳后、肩臂肘部外侧疼痛等病证。

手少阳三焦经常用腧穴见表 8-11,循行示意图见图 8-12。

表 8-11　手少阳三焦经常用腧穴

腧穴	特定穴	定　位	主　治	操　作
关冲	井穴	手无名指末节尺侧,距指甲根角旁 0.1 寸	热病,昏厥,中暑,头痛,目赤,耳聋,咽喉肿痛	浅刺 0.1 寸
中渚	输穴	液门后 1 寸,第 4、5 掌骨小头后缘间凹陷中	头痛,耳鸣,耳聋,目赤,咽喉肿痛,热证,消渴,疟疾,手指屈伸不利,肘臂肩背疼痛	直刺 0.3~0.5 寸
外关	络穴 八脉交会穴	阳池与肘尖连线上,腕背横纹上 2 寸,尺骨与桡骨之间	热病,头痛,目赤肿痛,耳鸣,耳聋,胸胁痛,上肢痿痹	直刺 0.5~1 寸
支沟	经穴	阳池与肘尖连线上,腕背横纹上 3 寸,尺骨与桡骨之间	便秘,热病,胁肋痛,落枕,耳鸣,耳聋	直刺 0.5~1 寸
肩髎	—	在肩髃后方,当臂外展时,肩峰后下方凹陷处	肩臂挛痛不遂	直刺 0.8~1.2 寸
翳风	—	在耳垂后方,当乳突与下颌角之间的凹陷处	耳鸣,耳聋,聤耳,口歪,牙关紧闭,齿痛,呃逆,瘰疬,颊痛	直刺 0.8~1.2 寸
耳门	—	当耳屏上切迹的前方,下颌骨髁状突后缘,张口有凹陷处	耳鸣,耳聋,聤耳,齿痛	直刺 0.5~1 寸
丝竹空	—	当眉梢凹陷处	目赤肿痛,眼睑瞤动,目眩,头痛,癫狂痫	平刺 0.5~1 寸

(十一) 足少阳胆经

经络循行:起于目外眦(瞳子髎),向上到达额角部(颔厌),下行至耳后(风池),沿着颈部行于手少阳经的前面,到肩上又交出于手少阳经的后面,向下进入缺盆部。耳后的支脉,从耳后进入耳中,出走耳前,到目外眦后方。外眦部的支脉,从目外眦分出,下走大迎,与手少阳经会合,到达目眶下,下经颊车至颈部,与前脉会合于缺盆,然后向下进入胸中,通过横膈,联络肝脏,属于胆,沿着胁肋内,出于少腹两侧腹股沟动脉处,绕阴部毛际,横向进入髋关节部(环跳)。缺盆部直行的脉:从缺盆下腋下,沿着侧胸部,经过季胁,向下会合前脉于髋关节处,再向下沿大腿外侧,出于膝关节外侧,向下经腓骨前面,直下到腓骨下段,再出于外踝前面,沿足背部进入第 4 趾外侧端(足窍阴)。足背部的支脉,从足临泣处分出,沿着第 1、2 跖骨之间,出于足大趾端,绕回贯穿趾甲,至大趾背的丛毛部,与足厥阴肝经相接。

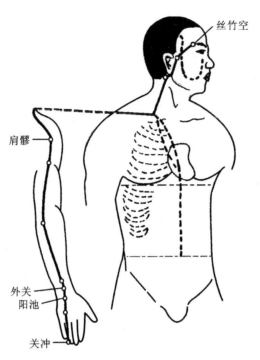

图 8-12 手少阳三焦经循行示意图

主治病证:侧头、目、耳、咽喉病,神志病,热病及经脉循行部位的其他病证。

足少阳胆经常用腧穴见表 8-12,循行示意图见图 8-13。

表 8-12 足少阳胆经常用腧穴

腧穴	特定穴	定位	主治	操作
瞳子髎	—	眼外角,眶骨外缘处	目赤肿痛,目翳,青盲,口歪,头痛	直刺 0.3~0.5 寸
风池	—	枕骨下,胸锁乳突肌与斜方肌上端之间凹陷处,平风府	头痛,眩晕,失眠,癫痫,中风,目赤肿痛,视物不明,鼻塞,鼻衄,鼻渊,耳鸣,咽喉肿痛,感冒,热病,项强	向鼻尖方向斜刺 0.8~1.2 寸
肩井	—	前直乳中,大椎与肩峰连线的中点上	头痛,项强,肩背痛,上肢不遂,瘰疬,乳痈,乳少,难产,胞衣不下	直刺 0.3~0.5 寸 孕妇禁用
环跳	—	侧卧屈股,当股骨大转子最凸点与骶管裂孔连线的中、外 1/3 交点处	下肢痿痹,半身不遂,腰腿痛	直刺 2~3 寸
风市	—	大腿外侧中线,腘横纹上 7 寸	下肢痿痹,全身瘙痒,脚气	直刺 1~2 寸
阳陵泉	合穴 八会穴 (筋会)	腓骨头前下方凹陷处	黄疸,口苦,呕吐,胁肋痛,下肢痿痹,膝膑肿痛,脚气,肩痛,小儿惊风	直刺 1~1.5 寸

续表

腧穴	特定穴	定　位	主　治	操　作
光明	络穴	外踝尖上 5 寸,腓骨前缘	目痛,夜盲,目视不明,乳房胀痛,乳汁少	直刺 1~1.5 寸
悬钟	髓会	外踝尖上 3 寸,腓骨前缘	项强,偏头痛,咽喉肿痛,胁肋胀痛,便秘,下肢痿痹,脚气	直刺 0.5~0.8 寸
丘墟	原穴	足外踝的前下方,趾长伸肌腱外侧的凹陷处	胸胁胀痛,下肢痿痹,外踝肿痛,脚气,疟疾	直刺 0.5~0.8 寸
足临泣	输穴 八脉交会穴	足背外侧,第 4 跖趾本节的后方,小趾伸肌腱的外侧凹陷处	偏头痛,目赤肿痛,目眩,目涩,乳痈,乳胀,月经不调,胁肋肿痛,足跗肿痛,瘰疬,疟疾	直刺 0.3~0.5 寸
足窍阴	井穴	足第 4 趾末节外侧,趾甲根角旁 0.1 寸	目赤肿痛,耳聋,耳鸣,咽喉肿痛,头痛,失眠,多梦,胁痛,足跗肿痛,热病	浅刺 0.1~0.2 寸

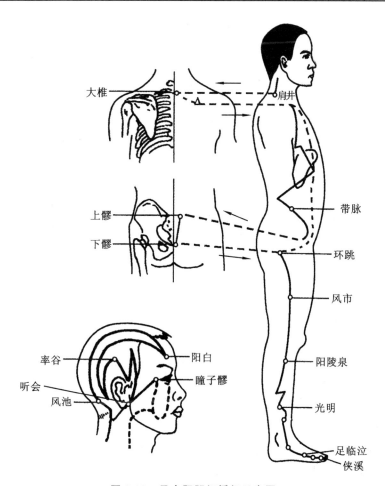

图 8-13　足少阳胆经循行示意图

（十二）足厥阴肝经

经络循行：起于足大趾背毫毛处（大敦），沿足背第 1、2 跖骨间上行，经内踝前 1 寸（中封）处，上行小腿内侧（会三阴交），至内踝上 8 寸处交出于足太阴脾经的后面，上经膝、股内侧，进入阴毛中，环绕外阴部，上达小腹，夹胃旁，属于肝脏，联络胆腑，再向上通过横膈，分布于胁肋，沿着喉咙后面，向上进入鼻咽部，连接于目系（眼球与脑相连系的脉络），上出前额，与督脉会于巅顶。目系的支脉，从目系下行颊里，环绕口唇之内。肝部的支脉，从肝分出，通过横膈，向上流注于肺，与手太阴肺经相接。

主治病证：肝病、妇科病、前阴病及经脉循行部位的其他病证。

足厥阴肝经常用腧穴见表 8-13，循行示意图见图 8-14。

表 8-13　足厥阴肝经常用腧穴

腧穴	特定穴	定　位	主　治	操　作
大敦	井穴	在足大趾末节外侧，距趾甲根角旁 0.1 寸	疝气，遗尿，癃闭，经闭，崩漏，月经不调，阴挺，痫证	浅刺 0.1～0.2 寸
行间	荥穴	当第 1、2 趾间，趾蹼缘的后方赤白肉际	头痛，眩晕，目赤肿痛，青盲，口歪，月经过多，崩漏，经闭，带下，疝气，小便不利，尿痛，中风，癫痫，胁肋疼痛，急躁易怒，黄疸	直刺 0.5～0.8 寸
太冲	输穴原穴	当第 1 跖骨间隙的后方凹陷处	头痛，眩晕，目赤肿痛，口歪，青盲，咽喉肿痛，耳鸣，耳聋，月经不调，崩漏，疝气，遗尿，胁痛，胸闷，急躁易怒，下肢不利	直刺 0.5～1 寸
曲泉	合穴	屈膝，膝关节内侧面横纹内侧端，股骨内侧髁的后缘，半腱肌、半膜肌止端前缘凹陷处	小腹痛，小便不利，淋证，癃闭，月经不调，痛经，带下，阴挺，阴痒，遗精，阳痿，膝股疼痛	直刺 0.8～1 寸
章门	脾募穴八会穴（脏会）	在侧腹部，当第 11 肋游离端的下方	腹胀，泄泻，痞块，胁痛，黄疸	直刺 0.8～1 寸
期门	肝募穴	乳头直下，第 6 肋间隙，前正中线旁开 4 寸	胸胁胀痛，腹胀，呃逆，吐酸，乳痛，咳喘	斜刺 0.5～0.8 寸

（十三）督脉

经络循行：起于小腹内，下出于会阴部，向后行于脊柱内，上达项后风府，进入脑内，上行巅顶，沿前额下行鼻柱，至上唇唇系带龈交穴处。

主治病证：神志病，热病，腰骶、背、头项局部病证及相应的内脏疾病。

督脉常用腧穴见表 8-14，循行示意图见图 8-15。

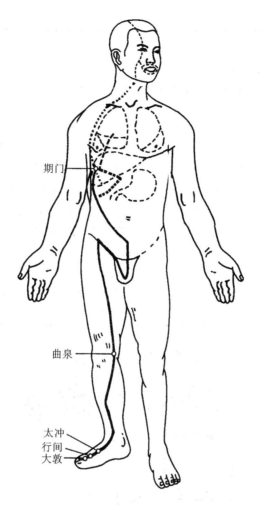

图 8-14　足厥阴肝经循行示意图

表 8-14　督脉常用腧穴

腧穴	特定穴	定　位	主　治	操　作
腰阳关	—	当后正中线上,第 4 腰椎棘突下凹陷中	腰骶疼痛,下肢痿痹,月经不调,带下,遗精,阳痿	直刺 0.5～1 寸
命门	—	当后正中线上,第 2 腰椎棘突下凹陷中	腰痛,下肢痿痹,遗精,阳痿,早泄,月经不调,带下,遗尿,尿频,泄泻	直刺 0.5～1 寸
至阳	—	当后正中线上,第 7 胸椎棘突下凹陷中	黄疸,胸胁胀痛,身热,咳嗽,气喘,胃痛,脊背强痛	斜刺 0.5～1 寸
大椎	—	在后正中线上,第 7 颈椎棘突下凹陷中	热病,疟疾,骨蒸盗汗,咳嗽,气喘,癫痫,小儿惊风,感冒,畏寒,风疹,头项强痛	斜刺 0.5～1 寸

续表

腧穴	特定穴	定位	主治	操作
风府	—	当后发际正中直上1寸,枕外隆凸直下,两侧斜方肌之间凹陷中	头痛,眩晕,项强,中风不语,半身不遂,鼻衄,癫狂痫,目痛,鼻衄,咽喉肿痛	向下颌方向缓慢刺入0.5~1寸
百会	—	前发际正中直上5寸,或两耳尖连线的中点处	头痛,眩晕,中风失语,癫狂痫,失眠,健忘,脱肛,阴挺,久泄	平刺0.5~1寸
神庭	—	额前部发际正中直上0.5寸	癫狂痫,中风,头痛目眩,失眠惊悸,目赤,目翳,鼻渊,鼻衄	平刺0.3~0.5寸
水沟 (人中)	—	当人中沟的上1/3与中1/3交点处	昏迷,晕厥,癫狂痫,抽搐,唇肿,齿痛,鼻塞,鼻衄,牙关紧闭等。为急救要穴之一	向上斜刺0.3~0.5寸

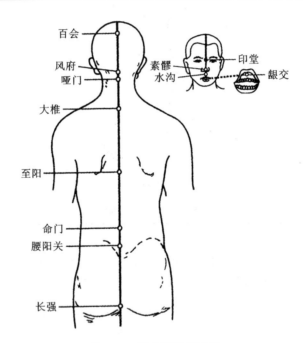

图 8-15　督脉循行示意图

（十四）任脉

经络循行:起于小腹内,下出于会阴部,后前行于阴毛部,沿腹内,向上经过关元等穴,到达咽喉部,再上行环绕口唇,经过面部,进入目眶下(承泣)。其另一条脉,由胞中贯脊,上循背部正中。

主治病证:腹、胸、颈、头面的局部病证及相应的内脏器官疾病,部分腧穴有保健作用,少数腧穴可治疗神志病。

任脉常用腧穴见表8-15,循行示意图见图8-16。

表 8-15　任脉常用腧穴

腧穴	特定穴	定　位	主　治	操　作
中极	膀胱募穴	前正中线上,当脐下 4 寸	癃闭,遗尿,尿频,月经不调,带下,痛经,崩漏,阴挺,遗精,阳痿,疝气	直刺 1～1.5 寸
关元	小肠募穴	前正中线上,当脐下 3 寸	虚劳羸瘦,中风脱证,眩晕,阳痿,遗精,月经不调,闭经,崩漏,带下,不孕,遗尿,小便频数,癃闭,疝气,腹痛,泄泻	直刺 1～2 寸
气海	肓原穴	前正中线上,当脐下1.5寸	腹痛,泄泻,便秘,遗尿,阳痿,遗精,闭经,痛经,崩漏,带下,阴挺,疝气,中风脱证,虚劳羸瘦	直刺 1～2 寸
神阙	—	在腹中部,脐中央	腹痛,久泄,脱肛,痢疾,水肿,虚脱	禁刺,宜灸
中脘	胃募穴 八会穴(腑会)	前正中线上,当脐上 4 寸	胃痛,呕吐,吞酸,腹胀,食不化,泄泻,黄疸,咳喘痰多,癫痫,失眠	直刺 1～1.5 寸
膻中	心包募穴 八会穴(气会)	前正中线上,平第 4 肋间,两乳头连线的中点	胸闷,气短,胸痛,心悸,咳嗽,气喘,乳汁少,乳痈,呃逆,呕吐	平刺 0.3～0.5 寸

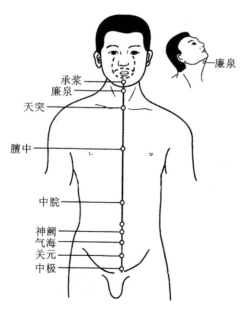

图 8-16　任脉循行示意图

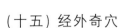

（十五）经外奇穴

经外奇穴的腧穴、定位、主治及操作如表8-16所示。

表8-16 经外奇穴

腧穴	定位	主治	操作
四神聪	百会前后左右各1寸,共4穴	头痛、头晕、眼疾、失眠、健忘、癫痫等神志病	平刺0.5~0.8寸
太阳	眉梢与目外眦之间,向后约一横指凹陷处	头痛、目疾、面瘫	直刺或斜刺0.3~0.5寸
夹脊	第一胸椎至第五腰椎棘突下两侧,后正中线旁开0.5寸,一侧17穴,左右共34穴	上胸部的穴位治疗心肺、上肢疾病;下胸部穴位治疗胃肠疾病;腰部穴位治疗腰腹及下肢疾病	直刺0.3~0.5寸或者用梅花针叩刺
腰痛点	第二、三掌骨及第四、五掌骨之间,腕背侧远端横纹与掌指关节的中点处,一手2穴,左右共4穴	急性腰扭伤	由两侧向掌中斜刺0.5~0.8寸
外劳宫	第二、三掌骨间,掌指关节后0.5寸凹陷处	落枕、手臂肿痛、小儿急、慢惊风	直刺0.5~0.8寸
四缝	第二~五指掌面的近侧,指间关节横纹的中央,一手4穴,左右共8穴	小儿疳积、百日咳	点刺出血或挤出少许黄色透明黏液
十宣	十指尖端,距指甲游离缘0.1寸,一手5穴,左右共10穴	昏迷、癫痫、高热、手指麻木	浅刺0.1~0.2寸或点刺出血

 考点提示

本任务中考试重点主要为常用腧穴的定位与主治病证。

任务二　针刺法及护理

要点导航

重点:针刺的方法及护理。

难点:对毫针刺法的应用及针刺过程中异常的处理。

针刺法,又名针法、刺法,指在中医经络学说理论指导下,利用毫针等针具,运用一定的手法,刺激人体腧穴的一种操作技术。此法可通过刺激腧穴,激发经络之气,调整脏腑功能,以调和阴阳、疏通经络、行气活血、扶正祛邪,而达到防病治病的目的。临床常用于止痛、镇痛、降高热、调理脾胃等。

一、毫针的应用

毫针为针灸临床使用最多的一种针具。目前临床广泛采用的毫针多由不锈钢制成。也有用其他金属制成的毫针,如金针、银针、合金针。毫针由针尖、针身、针根、针柄、针尾五个部位构成(图 8-17)。

(一)毫针的规格

1. 毫针的长短　毫针的长短原来以"寸"计算,现在按法定单位"mm"表示,临床上以 25~75 mm 的毫针较为常用。

2. 毫针的粗细　毫针的粗细,按法定单位"mm",临床上以 0.32~0.38 mm 的毫针最为常用。

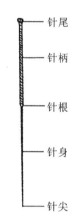

图 8-17　毫针的结构

(二)毫针的检查与保养

1. 毫针的检查

(1)针尖:要端正不偏,无钩曲或卷毛,尖中带圆,圆而不钝,锐利适度。

(2)针身:要圆正匀称,光滑挺直,坚韧而有弹性。

(3)针根:要牢固,无剥蚀或松动。

(4)针柄:金属丝缠绕要均匀、牢固,针柄的长短、粗细要适中。

2. 毫针的保养　为了防止针尖受损、针身弯曲或生锈、污染等,对反复使用的针具应妥善保存。首先,毫针在使用后,必须擦洗干净,然后根据毫针的长短,分别放置于针盒、针管或针夹内,针盒、针夹应垫铺和覆盖纱布,针管应在两端塞入干棉球。待高压消毒备用。

二、针刺前的练习和准备

（一）针刺练习

针刺练习可以锻炼指力和手法。有以下练针方法。

1. 纸垫练针法 用松软的纸张折叠成纸垫,练针时用左手平执纸垫或者放在平面桌上用手扶持,右手拇、食、中三指持针柄,使针尖垂直地抵在纸垫上,然后右手拇指与食、中指交替捻动针柄,并逐渐加一定压力,针尖穿透纸张后换位练习。纸垫练针法见图8-18。

2. 棉团练习法 取棉絮一团,用棉线缠绕成外紧内松的棉球,外包一层白布缝制。因棉团松软,可以做提插、捻转等多种基本手法练习。棉团练针法见图8-19。

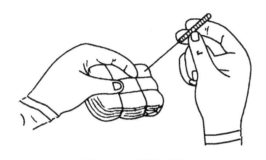

图 8-18　纸垫练针法

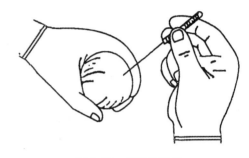

图 8-19　棉团练针法

3. 自身练针法 通过纸垫、棉团练针,达到了一定的指力和手法后,可以在自己身上进行试针练习,体会指力的强弱、行针的手法、针刺的感觉等。

4. 相互练针法 在自身练习比较熟练的基础上,模拟临床情况,两人交叉练习,不断提高毫针刺法的基本技能。

（二）针刺准备

1. 选择针具 施术前,按照选定的腧穴,选择好长短、粗细适宜的针具。如针身有缺损和伤痕者,应弃之不用。

2. 选择体位 要以患者舒适并可保持较长时间,医者便于准确实施操为原则。可以根据选穴的不同而取仰卧、侧卧、俯卧、仰靠、俯伏坐位和侧伏坐位等体位,切记不可取站位。对初次针刺者、精神紧张惧针者、体虚病重者,宜首选仰卧位。

3. 消毒针具 最好用高压锅或蒸沸消毒,亦可用75%酒精消毒。如果有条件可选用一次性无菌针灸针。施术者的手指要干净,并用75%酒精棉球擦洗,施针穴位应用碘酒和酒精消毒。

三、针刺方法

（一）持针和进针方法

1. 持针法 临床一般用右手持针,最常用的是三指持针法,用刺手的拇指、食指、中指夹持针柄。此法适用于常规长度毫针的操作(图8-20)。

2. 进针法

（1）指切进针法:又称爪切进针法。以左手拇指或食指的指甲切掐于所刺腧穴旁,右手持针将针紧靠左手指甲缘刺入皮下。此法多用于短针进针(图8-21)。

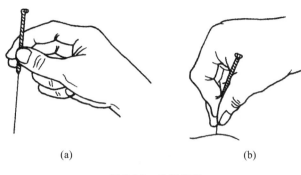

(a) (b)

图 8-20　持针姿势

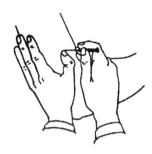

图 8-21　指切进针法

（2）舒张进针法：以左手拇、食指将针刺部位的皮肤向两边撑开，使皮肤紧绷，右手持针，使针从左手拇指、食指两指的中间刺入。此法主要用于皮肤松弛或有皱纹的部位（图 8-22）。

（3）提捏进针法：针刺者用左手拇、食二指将所刺处皮肤捏提起，右手持针于捏起皮肤的上端刺入。适用于皮肤浅薄部位（如印堂、列缺）或消瘦者的进针（图 8-23）。

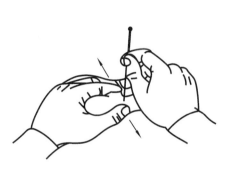

图 8-22　舒张进针法

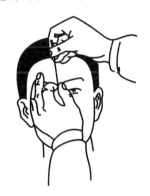

图 8-23　提捏进针法

（4）夹持进针法：用左手拇、食二指持捏消毒干棉球夹持针身下端，将针尖固定于所刺腧穴皮肤表面部位，右手捻动针柄，将针刺入腧穴。适用于长针进针（图 8-24）。

（5）针管进针法：将针先插入用玻璃、塑料或金属制成的比针短 3 分（1 分≈0.333 cm）左右的小针管内，放在穴位皮肤上，左手压紧针管，右手食指对准针柄一击，使针尖迅速刺入皮肤，然后将针管去掉，再将针刺入穴内。此法进针不痛，多用于儿童和惧针者。

3. 针刺的角度、方向和深度

（1）针刺的角度：针刺时针身与皮肤表面所形成的夹角。一般分为直刺、斜刺和平刺三种（图 8-25）。

①直刺：将针身与皮肤呈 90°角垂直刺入，此法适用于人体大部分的腧穴。

②斜刺：将针身与皮肤约呈 45°角倾斜刺入，此法适用于肌肉浅薄处或内有重要脏器，或不能深刺或不宜深刺的腧穴。

③平刺：将针身与皮肤呈 15°～20°角沿皮刺入，适用于皮薄、肉少处的腧穴。

（2）针刺的方向：针刺时针尖的指向，一般根据经脉循行的方向、腧穴部位的特点、病情治疗需要而确定。

（3）针刺的深度：针身刺入人体内的深浅程度，治疗时具体针刺的深度应结合患者的年龄、病情、体质、部位等多方面综合决定。身体强宜深刺，弱宜浅刺；中青年宜深刺，年老及小儿

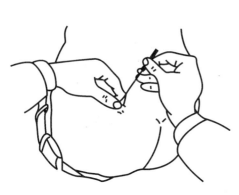

图 8-24　夹持进针法

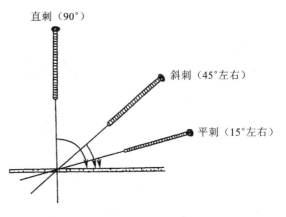

图 8-25　针刺的角度

宜浅刺;阴证、久病宜深刺,阳证、新病宜浅刺;四肢、臀、腹及肌肉丰厚处宜深刺,头面、胸背及皮薄肉少处宜浅刺。

（二）得气与行针基本手法

微课 8-1

1. 得气　又称针感,是指针刺入腧穴后,针刺部位产生的酸、麻、胀、重等经气感应及操作者觉得针下有沉紧感。得气与否直接关系到针刺的治疗效果。

2. 行针　毫针进针后,为了使患者产生针感,或调整针感的强弱,或使针感向某一方向扩散、传导而施行的操作方法,称为"行针",又称"运针"。行针的手法有多种,临床上常用的主要有提插法和捻转法两种。提插法是将针刺入腧穴一定深度后,施行上提下插的操作方法。捻转法是将针刺入腧穴一定深度后,以拇指和食、中二指持住针柄,进行向前向后捻转动作的操作方法。两种方法在临床上既可单独应用,又可配合应用。

3. 补泻手法　针刺补泻,即治疗中补法和泻法,是根据《灵枢·经脉》中"盛则泻之,虚则补之,热则疾之,寒则留之"这一基本原则而确立的两种方法。

（1）补法:能激发人体正气,使低下的功能恢复旺盛的方法。操作手法是进针慢且浅,用力轻,提插、捻转幅度小,频率慢,留针后不捻转,出针后多按压针孔。临床多用于虚证。

（2）泻法:疏泻病邪,使亢进的功能恢复正常的方法。操作方法是进针快且深,用力重,提插、捻转幅度大,频率快,且反复捻转,出针后不按压针孔。临床多用于实证。

（3）常用的几种补泻手法:

①提插补泻:针下得气后,由浅而深,重插轻提,提插幅度小,频率慢,称为补法。针下得气后,由深而浅,重提轻插,提插幅度大,频率快,称为泻法。

②捻转补泻:针下得气后,拇指向前,食指向后,左转为主,捻转角度小,频率慢,用力较轻,称为补法。针下得气后,拇指向后,食指向前,右转为主,捻转角度大,频率快,用力较重,称为泻法。

③徐疾补泻:缓慢进针,快速出针,称为补法。快速进针,缓慢出针,称为泻法。

④迎随补泻:针尖随着经脉循行方向顺经而刺为补法。针尖迎着经脉循行方向,逆经而刺为泻法。

⑤平补平泻:进针得气后,均匀地提插、捻转,即行出针为平补平泻。

（三）留针与出针方法

1. 留针　将针刺入腧穴后,使针留置腧穴内一定时间称为留针。其目的是为了加强针刺的作用和便于继续行针。一般病证只要针下得气而施以适当的补泻手法后,即可出针或留针 10~30 min。而对于一些急性腹痛,顽固性、寒性疼痛或痉挛性疾病,可延长留针时间至 60 min,必要时可长达数小时。

2. 出针　又称起针,是毫针操作技术的最后步骤,其操作手法是以手拇、食两指持消毒干棉球轻轻按压针刺部位,刺手持针做轻微小幅度地捻转,并随势将针缓慢提及皮下,静留片刻,迅速拔出。最后检查针数,以防漏针。

四、针刺过程中的护理

(1) 针灸室内要保持清洁、空气流通,定期进行紫外线空气消毒。

(2) 临床前做好患者及家属的思想工作,患者在饥饿、过饱、醉酒后、过度疲劳、精神紧张等情况下不宜刺针,体弱者不宜强刺激。治疗过程中密切观察患者的反应,如有意外情况发生应及时处理。

(3) 治疗前做好针具的检查工作。

(4) 严格无菌操作,治疗前应对毫针、患者皮肤、操作者手指进行消毒。

(5) 皮肤有感染、湿疹、溃疡、出血倾向、瘢痕及肿瘤患者,局部不宜刺针。

(6) 患者的胸、背部不宜深刺或尽量避免直刺,以免损伤心肺。下腹部的腧穴,孕妇禁用或慎用,小儿囟门未闭合时禁刺。

(7) 在行针、留针时,不宜将针身全部刺入皮肤内。进针、行针的动作不宜过猛过急,以免弯针、断针。

五、针刺异常情况及护理

1. 晕针　在针刺过程中患者发生晕厥的现象。

(1) 原因:多因体质虚弱、过度劳累、饥饿或大汗、大泻、大出血之后,或因精神紧张而晕针。多见于首次接受治疗的患者,或体位不适,或施术手法过重,导致针刺时或留针过程中发生晕针。

(2) 现象:患者在针刺过程中,突然出现头晕目眩、面色苍白、心慌气短、出冷汗、恶心呕吐、精神萎靡倦怠、血压下降,严重者会出现四肢厥冷、神志昏迷、唇甲青紫、二便失禁。

(3) 处理:立即停止针刺,将已经刺入的针具迅速取出。扶患者平卧,头部放低,松衣宽带,注意保暖。轻者静卧片刻,给饮热茶,即可恢复。若未能缓解者,用指掐或针刺急救穴,如水沟、合谷等,也可灸百会、气海、神阙等,必要时配合现代急救措施。

(4) 预防:要重视患者的体质。若初次接受针灸治疗者,都要做好解释工作,消除患者的恐惧心理;正确选择舒适自然持久的体位。选穴宜适当,手法不要过重。对于劳累、饥饿、大渴患者,应嘱其休息,进食、饮水后再予针刺。针刺过程中,应密切观察患者的神态,询问针刺后情况,发现不适等晕针先兆,应及早采取措施。

2. 滞针　在行针时或留针后,施术者感觉针下涩滞,提插、捻转、出针均困难,而患者则感觉疼痛的现象。

(1) 原因:患者精神紧张,针刺入后局部肌肉强烈挛缩;或因行针时捻转角度过大、过快,或持续单向捻转等,而致肌纤维缠绕针身所致。

(2) 现象:针在穴内,行针时捻转不动,提插、出针均困难。若勉强捻转、提插时,则患者感到剧痛。

（3）处理：做好解释工作，消除患者紧张情绪，使局部肌肉放松，或延长留针时间。施术者可用手指在邻近部位做循按动作，或弹动针柄，或在附近再刺一针。若因手法不当、单向捻针而致者，需反向将针捻回。

（4）预防：对于精神紧张及初诊患者，应先做好解释工作，消除患者的紧张情绪，行针时手法宜轻巧，捻转角度不宜过大，不可连续单向捻针。

3. 弯针　进针时或将针刺入腧穴后，针身在体内形成弯曲的现象。

（1）原因：施术者进针手法不熟练，用力过猛过急，或针下碰到坚硬组织；或因患者在留针时改变了体位；或针柄受外力压碰；或因滞针处理不当，而造成弯针。

（2）现象：针柄改变了进针或刺入留针时的方向和角度，伴有施术者提插、捻转和出针困难，而患者感到疼痛。

（3）处理：出现弯针后，切忌急拔猛抽。若轻度弯曲，可按一般拔针法，将针慢慢退出。若针身弯曲较大，应顺着弯曲的方向将针退出。如弯曲不止一处，必须视针柄扭转倾斜的方向，逐渐分段退出。若患者体位改变，则应嘱患者恢复原来的体位，再行退针。

（4）预防：施术者操作手法要熟练，指力要轻巧，避免进针过猛、过急。患者的体位要舒适自然，留针期间不得随意变动体位。针刺部位和针具不得受外物压碰。

4. 断针　针体折断在人体内的现象。

（1）原因：多由针具质量不佳或针具有剥蚀损伤；或针刺时将针身全部刺入，行针时强力提插、捻转；或留针时患者体位改变；或遇弯针、滞针时处理不当；或外物压碰，均可出现断针。

（2）现象：施术者行针时或出针后发现针身折断，或部分针浮露于皮肤之外，或全部没于皮肤之下。

（3）处理：施术者应头脑冷静，交代患者不要惊慌，保持原有的体位，以防残端隐陷。如果皮肤还露有残端，可用镊子钳出。如果残端与皮肤相平或稍低，而尚可见到残端者，可用左手拇、食两指在针旁按压皮肤，使残端露出皮肤之外，右手持镊子将针拔出。如果折断部没于皮内，须在X线下定位，行外科手术取出。

（4）预防：操作前必须认真检查针具，对不符合要求的针具要剔除不用。针刺时切勿将针体全部刺入体内，应留部分在体外，避免过猛、过强的行针。如果发现弯针、滞针应及时正确处理，不可强力猛拔。

5. 出血和血肿　出血是指出针后针刺部位出血；血肿是指针刺部位出现皮下出血而引起肿痛的现象。

（1）原因：多因刺伤血管所致，也可见于患者凝血功能障碍。

（2）现象：出针后针刺部位出血，出针后针刺部位肿胀疼痛，继则皮肤呈现青紫色。

（3）处理：出血者，可用消毒干棉球按压止血；如果少量皮下出血，一般不必处理，可自行消退。如果局部肿胀疼痛比较剧烈，影响到活动功能时，可先做冷敷，止血后再做热敷，以促使局部瘀血消散吸收。

（4）预防：操作者必须认真检查针具，熟悉人体解剖知识，避开血管针刺。针刺手法强度适中，避免行针手法过重，出针时立即用消毒干棉球按压针孔。

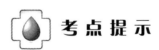

本任务中考试重点为针刺过程中的护理和针刺异常情况的护理。

任务三　灸法及护理

 要点导航

重点：各种灸法的操作及护理。

难点：灸法的选择应用及护理。

艾灸法是将艾绒或以艾绒为主要成分制成的艾条或艾炷，点燃后悬置或放置在穴位或体表部位，进行烧灼、温熨，借灸火的热力以及药物的作用，达到治病、防病和保健目的的一种外治方法。

知识链接

施灸材料以艾叶为主，艾为菊科多年生灌木状草本植物，自然生长于山野之中，我国各地均有生长。古时以蕲州产者为佳，特称蕲艾。艾在春天抽茎生长，茎直立，高 60～120 cm，具有白色软毛，上部有分支。茎中部的叶呈卵状三角形或椭圆形，有柄，泪状分裂，裂片椭圆形至椭圆形状披针形，边缘具有不规则的锯齿，表面深绿色，有腺点和极细的白色软毛。背面布有灰白色绒毛，7～10 月开花，瘦果呈椭圆形。艾各地均有生长，便于采集，价格低廉，故几千年来一直为针灸临床所应用。艾叶气味芳香，味辛、微苦，性温热，具纯阳之性。艾叶作施灸材料，有通经活络、祛除阴寒、回阳救逆等多方面的作用。

一、灸法的功效和适应证

灸法有温经散寒、消瘀散结、扶阳固脱、引热外行、防病保健等功效，适用于风寒湿痹证；寒邪所致胃脘痛、腹痛、泄泻、痢疾等证；气血凝滞所致的乳痈初起、瘰疬、瘿瘤等证；虚寒证、寒厥证、虚脱证和中气不足、阳气下陷引起的遗尿、脱肛、阴挺、崩漏、带下等；某些热性病，如疖肿、带状疱疹、丹毒、甲沟炎等，可用艾灸引热外行；无病时施灸可防病保健。

二、灸治前的准备

1. 用物的准备　艾条或艾炷、酒精灯、凡士林、棉签、镊子、弯盘、治疗盘、灭火瓶。根据需要准备温灸器、温灸筒、毫针。间接灸时需备用食盐、附子饼、姜片、蒜片等。

2. 治疗环境准备　治疗室保持通风换气，温度相对稳定在 20 ℃左右。

3. 施灸的顺序　一般是先灸上部，后灸下部；先灸背、腰部，后灸腹部；先灸头部，后灸四肢。

三、操作方法

（一）艾炷灸法

将纯净的艾绒放在平板之上，用拇、食、中指三指边捏边旋转，使艾绒紧捏成规格大小不同的圆锥形艾炷。小者如麦粒大，中等如杏核大，大者如蚕豆大，灸时每燃尽 1 个艾炷，称为 1 壮。使用艾炷灸时，根据艾炷是否直接置于皮肤穴位上烧灼，又分为直接灸和间接灸两种。

1. 直接灸 将艾炷直接放在皮肤上施灸的一种方法。根据灸后有无烧伤化脓，又分为化脓灸和非化脓灸。

（1）非化脓灸：又称无瘢痕灸，临床上多用中、小炷。先将施灸部位涂上少量凡士林，上置艾炷点燃，不等灸火烧到皮肤、患者感到烫时，用镊子将艾炷夹去，换炷再灸。一般灸 3～7 壮，以局部皮肤充血、红润为度。灸后不化脓、不留瘢痕。此法适用范围较广，多用于虚寒证。

（2）化脓灸：又称瘢痕灸，临床上常用小艾炷。先在施灸部位涂以大蒜汁，然后放置艾炷点燃，待艾炷燃尽，以湿纱布除去灰烬，复加艾炷再灸。一般灸 5～10 壮，灸时疼痛剧烈，可用手在灸部周围轻轻拍打，以缓解灼痛，灸后局部皮肤灼伤，起疱化脓，应勤换膏药。30～40 天后灸疮自愈，留下瘢痕，故灸前必须征得患者的同意。此法多用于顽固性痹证、哮喘、瘰疬、肺痨等慢性疾病。

2. 间接灸 又称隔物灸或间隔灸。在艾炷与皮肤之间隔上某种物品而施灸的一种方法。根据不同的病证，可选用隔姜灸、隔蒜灸、隔盐灸、隔附子饼灸等。本法具有艾条和药物的双重作用，较直接灸更易于被患者接受，适用于慢性疾病和疮疡。

（1）隔姜灸：

①方法：把鲜生姜切成直径 2～3 cm、厚 0.2～0.3 cm 的薄片，中间以针穿刺数孔，上置艾炷，放在应灸的部位，然后点燃施灸，当艾炷燃尽后，可易炷再灸。一般灸 5～10 壮，以皮肤红晕而不起疱为度。在施灸过程中，若患者感觉灼热不可忍受时，可将姜片向上提起，或缓慢移动姜片。

②作用：此法应用较广，适用于一切虚寒病证，对呕吐、腹痛、泄泻、遗精、阳痿、早泄、不孕、痛经和风寒湿痹等疗效较好。

（2）隔蒜灸：

①方法：把鲜大蒜头切成 0.2～0.3 cm 的薄片，中间以针穿刺数孔，上置艾炷，放在应灸的腧穴部位或患处，然后点燃施灸，待艾炷燃尽，易炷再灸，一般灸 5～7 壮。因大蒜液对皮肤有刺激性，灸后容易起疱；若不使起疱，可将蒜片向上提起，或缓慢移动蒜片。

②作用：多用于治疗瘰疬、肺痨及初起的肿疡等病证，有清热解毒、杀虫等作用。

（3）隔盐灸：

①方法：用干燥的食盐（以青盐为佳）填敷于脐部，或于盐上再置一薄姜片，上置大艾炷施灸。

②作用：多用于治疗伤寒阴证或吐泻并作、中风脱证等，有回阳、救逆、固脱之力。

（4）隔附子饼灸：

①方法：将附子研成粉末，用酒调和做成直径约 3 cm、厚约 0.8 cm 的附子饼，中间以针刺数孔，放在应灸腧穴或患处，上面再放艾炷施灸，直至灸完所规定壮数为止。

②作用：多用于治疗命门火衰而致的阳痿、早泄或疮疡久溃不敛等，有温补肾阳等作用。

（二）艾条灸法

用桑皮纸包裹艾绒卷成圆筒形的艾条，将其一端点燃，对穴位或患处施灸的一种方法。根据艾条灸的操作方法,又分为温和灸、雀啄灸和回旋灸。

1. 温和灸　将艾条的一端点燃,对准施灸腧穴或距患处皮肤 2～3 cm,进行熏烤,使患者局部有温热感而无灼痛感为宜。一般每穴灸 5～10 min,至皮肤红晕为度。

2. 雀啄灸　施灸时,艾条点燃的一端与施灸部位的皮肤并不固定在一定的距离,而是像鸟雀啄食一般,一上一下移动施灸的方法。

3. 回旋灸　施灸时,艾条点燃的一端与施灸部位的皮肤保持一定的距离,但不固定,而是向左、右方向移动或反复旋转施灸。

(三) 温灸法

用特殊的温灸器,如温灸盒、温灸筒施灸。

(四) 温针灸法

在毫针刺入穴位后的留针期间,在针柄上套以艾炷施灸,适用于既需要留针又需要施灸的疾病。

四、护理配合

微课 8-2

(1) 施术者应严肃认真、专心致志、精心操作。施灸前应向患者说明施术要求,消除恐惧心理,取得患者的合作。若需选用瘢痕灸时,必须先征得患者同意。实热证、阴虚发热、邪热内炽者禁灸。

(2) 临床施灸应选择正确的体位,要求患者的体位平正舒适。

(3) 施灸时,对颜面五官、阴部、有大血管分布等部位,不宜选用直接灸法;关节活动部位不宜用瘢痕灸;妊娠期妇女的腹部及腰骶部不宜施灸。

(4) 在施灸或温针灸时,要注意防止艾火脱落,以免造成皮肤及衣物的烧损。灸后若局部出现水疱,只要不擦破,可任其自然吸收。若水疱过大,可用消毒针从疱底刺破,放出疱液后,再涂以龙胆紫药水。对于化脓灸者,在灸疮化脓期间,不宜从事体力劳动,要注意休息,严防感染。若有继发感染,应及时对症处理。对呼吸系统疾病患者进行灸治时,尤其应当注意。

(5) 施术的诊室,应注意通风,保持空气清新,避免烟尘过浓,污染空气,伤害人体。

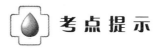

本任务中考试重点为各种灸法的操作和护理配合。

任务四　拔罐及护理

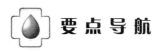

重点:拔罐的护理配合。

难点：拔罐的各种操作方法。

拔罐疗法古称角法、吸筒法，是以罐为工具，采用燃烧热力或抽吸的方法，排除罐内空气形成负压，使罐吸附于施术部位，造成局部充血或瘀血，从而调动身体功能，防治疾病的一种方法。现代常用的罐具一般为玻璃罐（图 8-26）。

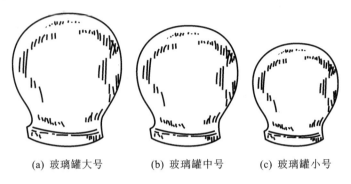

(a) 玻璃罐大号　　　(b) 玻璃罐中号　　　(c) 玻璃罐小号

图 8-26　常用的玻璃罐具

一、拔罐的功效和适应证

拔罐疗法具有祛风散寒、通经活络、消肿止痛、吸毒排脓等作用。在临床应用较为广泛，常用于急性腰扭伤、外伤瘀血，外感风寒所致头痛、咳嗽、哮喘，风寒湿痹所致关节疼痛、腰背酸痛，还可用于丹毒、红丝疔、毒蛇咬伤、疮疡初起未溃等外科疾病。

二、拔罐前的准备

1. 物品准备　选择罐具、治疗盘、酒精棉球、火柴，冬季要备毛毯等保暖用品。

2. 治疗环境准备　治疗室通风换气，保持室温相对稳定在 20 ℃左右。

3. 术者准备　修剪指甲，穿工作服、戴口罩，肥皂水清洗双手，核对医嘱，向患者解释拔罐操作程序。

4. 患者准备　患者取合适体位，暴露拔罐部位。

三、操作方法

（一）罐的吸附方法

根据形成负压的原理，分为火罐法、水罐法和抽气法。

1. 火罐法　利用燃烧消耗罐内氧气，排出罐内空气，形成负压，将罐具吸附于治疗部位的方法。

（1）闪火法：用止血钳夹住 95％ 酒精棉球，点燃后伸入罐内，在罐内绕 1～2 周后立即将火退出，同时迅速将罐扣在治疗部位皮肤上。此种方法为临床常用方法，较为安全，不受体位限制（图 8-27）。

（2）投火法：将 95％ 酒精棉球或纸片点燃后投入罐内，迅速将罐扣在治疗部位的皮肤上（图 8-28）。此种方法常用于侧面拔罐。

（3）贴棉法：将 95％ 酒精棉球（大小适宜，酒精不宜过多）贴在罐内壁，点燃后迅速扣在治疗部位皮肤上。此种方法多用于侧面拔罐。

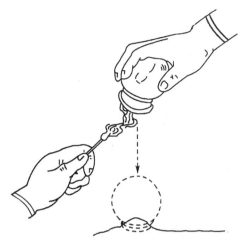

图 8-27　闪火法

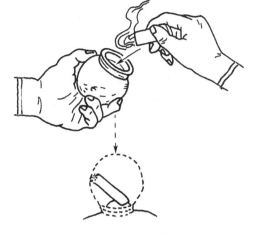

图 8-28　投火法

2. 水罐法　又称煮罐法,常用于竹罐。将竹罐投入沸水或者药液中煮 5～10 min。用镊子夹住罐底,罐口朝下取出,迅速用湿毛巾紧扣罐口,扣在治疗部位的皮肤上。

3. 抽气法　用于抽气罐,将抽气罐放置在治疗部位皮肤上,用抽气筒将罐内空气抽出形成负压,吸附在治疗部位皮肤上。

（二）罐的留置与操作方法

1. 留罐　又称坐罐,拔罐后将罐留置 10～15 min,根据皮肤的厚薄,以皮肤不起水疱为限。此种方法常用,可单个罐留罐,也可多个罐留罐。

2. 走罐　又称推罐,在罐口或皮肤上涂上适量润滑剂,拔罐后以手推拉罐体,使之在皮肤上循经往返移动,以皮肤潮红为度。此种方法多用于肌肉肥厚、面积较大的部位,一般用玻璃罐操作。

3. 闪罐　将罐拔上后立即取下,反复操作,以皮肤潮红为度。此种方法多用于肌肉较松弛部位,常用于治疗局部疼痛、麻木或功能减退的虚证患者。

4. 留针拔罐　在针刺治疗留针时,以针刺处为中心拔罐。此种方法多用于风湿类疾病。

5. 刺血拔罐　为加强刺血法的疗效,刺血后在其相应部位上拔罐。此法多用于各种急慢性软组织损伤、神经性皮炎、痤疮、丹毒等病证。

（三）起罐方法

又称脱罐方法,一手拿住罐具使之倾斜,另一手将罐口边缘皮肤按压下,使空气进入罐内,即可取下。

四、护理配合

（1）拔罐时选择让患者舒适并便于施术的体位。

（2）注意保暖,避免拔罐后施术部位受凉。

（3）要结合治疗部位肌肉丰满程度和面积大小,选择大小适宜的罐具,使用后要消毒保存。

（4）使用火罐法,尤其是投火法和贴棉法,要注意酒精不宜过多,操作时动作迅速、小心谨慎,避免烫伤。

（5）拔罐前明确患者无过敏、溃疡、水肿等拔罐禁忌证。

（6）起罐时要缓慢向罐内放气,使罐自然落下。

（7）若留罐后出现水疱,小的无需处理,大的在挑破水疱后保持局部干燥卫生,可用消毒纱布包敷,避免感染。

（8）注意观察拔罐后的罐斑。若罐斑呈紫红或紫黑色多为血瘀证或热毒证;水疱较多或水肿、有水汽为体内湿盛;无皮色变化、触之不温为虚寒证;拔罐后皮肤微痒或有皮纹为风证。

 考点提示

本任务中考试重点为拔罐的操作方法。

 任务五　耳针疗法及护理

 要点导航

重点：耳针的操作方法。
难点：耳穴的分布。

一、耳针的功效和适应证

耳穴是分布在耳廓上的腧穴,是耳廓上的一些特定的反应点或刺激点。耳与人体脏腑经络有着密切的关系。各脏腑组织在耳廓均有相应的反应区。刺激耳穴,对相应的脏腑有一定的调治作用。

二、耳穴的分布

耳穴在耳廓上的分布,好像一个在子宫内倒置的胎儿,头部朝下,臀部朝上,胸腹躯干部在中间。与头面相应的穴位分布在耳垂或耳垂邻近;与上肢相应的穴位分布在耳舟;与躯干和下肢相应的穴位分布在对耳轮和对耳轮上、下脚;与内脏相应的穴位多集中在耳甲艇和耳甲腔;消化道在耳轮脚周围环行排列。耳穴图见图 8-29。

三、耳针的操作方法

1. 定穴　根据诊断,确定处方,选定耳穴。

2. 消毒　除了针具和医者手指消毒外,耳穴皮肤应先用 2% 碘酒消毒,再用 75% 酒精消毒并脱碘,或者用酒精或碘伏消毒 2 次。

3. 针刺　耳针的刺激方法很多,根据治疗需要可选用短毫针、电针、三棱针进行针刺,亦

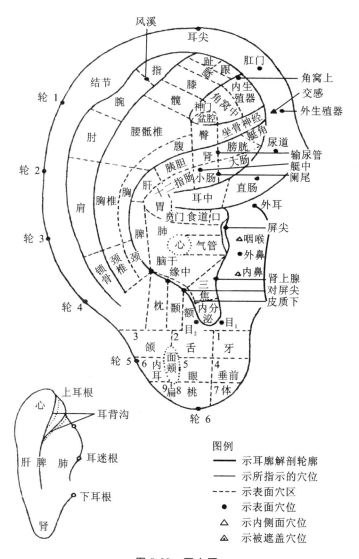

图 8-29　耳穴图

可做耳穴注射、埋针、压籽、温灸、激光照射等。其中毫针刺法是利用毫针针刺耳穴的一种方法；压籽法是耳穴表面贴敷压丸的一种简易方法，压丸以王不留行籽多用。

四、耳针的护理配合

（1）严格消毒，防止感染，如有感染征象及时处理。

（2）耳廓有湿疹、溃疡、冻疮等，不宜用耳穴治疗。有习惯性流产史的孕妇禁用耳针，妇女怀孕期间应慎用。

（3）有严重器质性病变者不宜针刺。对严重心脏病、高血压者，不宜行强刺激法；极度衰弱、醉酒、大惊、重度贫血、出血性疾病、不配合者禁用。

（4）耳针可能发生晕针，注意预防并及时处理。

（5）压籽法可隔 5～7 天一次。急性病可两侧耳穴同用；慢性病每次用一侧耳廓，两耳交替。

任务六　推拿疗法及护理

要点导航

重点：不同推拿手法的功效及适应证。

难点：推拿的手法及护理。

一、推拿的功效和适应证

推拿疗法具有疏通经脉、调和气血、通畅气机、解表发汗、开窍提神、健脾和胃、滑利关节、消除疲劳、消瘀止痛的作用。临床适用范围越来越广泛，不仅应用于骨伤、内、妇、儿、五官等科疾病的治疗，其保健和美容作用也日渐为人们所重视。按照治疗人群分为成人推拿和小儿推拿。成人推拿适用于骨伤科疾病、内科疾病、妇科疾病、五官科疾病等，小儿推拿适用于咳嗽、发热、哮喘、呕吐、厌食、便秘等疾病。

二、推拿前的准备

1. 推拿物品准备　准备好按摩巾、按摩膏（或其他润肤介质）、治疗盘等。

2. 治疗环境准备　按摩治疗室应通风换气，保持室温相对稳定在 20 ℃左右。

3. 术者准备　修剪指甲、穿工作服、戴口罩，并用肥皂水清洗双手等。

4. 患者准备　患者取合适体位，并将按摩巾放置在合适位置。

三、推拿手法

用手或肢体其他部分，按各种特定的规范化动作在体表操作的方法，称为推拿手法。手法是推拿治病的主要手段，其基本要求是持久、有力、均匀、柔和。根据手法的动作形态，推拿手法分为以下几类。

1. 推法

（1）操作方法和要领：手指、掌或肘着力于体表一定部位上，进行单方向的直线移动，称为推法。具体分为拇指平推法、掌推法、肘推法。拇指平推法是用拇指指面在治疗部位或穴位上着力，并做直线推动；掌推法是指用手掌或者掌根在治疗部位或穴位上着力，以掌根为重点，用前臂力量沿一定方向推进，可用另一手掌叠于掌背以增加力量；肘推法是指屈肘后用肘尖在一定的治疗部位着力，沿一定方向推进。操作时指、掌、肘要紧贴体表，用力要稳，速度要缓慢均匀（图 8-30）。

（2）功效和应用：推法具有温经活络、化瘀散结、健脾和胃、调和气血等功效，可在人体各个部位使用。拇指平推法常用于肩背部、胸腹部、腰背部和四肢。掌推法常用于腰背部、胸腹部和大腿。肘推法常用于华佗夹脊穴、大腿后侧。

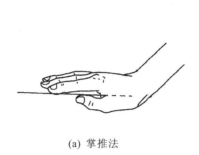

(a) 掌推法　　　　　　　　　　　　　(b) 肘推法

图 8-30　推法

2. 拿法

(1) 操作方法和要领:用大拇指与食指、中指二指,或用大拇指与其余四指相对用力地在一定部位和穴位上进行有节律性的提捏,称为拿法。拿法根据治疗部位不同,可以分为两指拿法、三指拿法、四指拿法和五指拿法。两指拿法是用拇指与食指相对用力,夹住治疗部位进行捏揉动作;三指拿法是用拇指与食指、中指相对用力,夹住治疗部位进行捏揉动作;四指拿法是用拇指与食指、中指、无名指相对用力,夹住治疗部位进行捏揉动作;五指拿法是用拇指与食指、中指、无名指、小指相对用力,夹住治疗部位进行捏揉动作。操作时腕关节要放松,着力面为螺纹面,力度需由轻渐重,再由重渐轻,动作要连续柔和而有节奏,拿捏时间宜短,次数不宜超过10 次(图 8-31)。

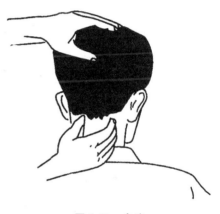

图 8-31　拿法

(2) 功效和应用:拿法具有疏通经络、解表发汗、提神开窍等功效,常用于颈项、肩部和四肢。拿法用于颈部可以祛风散寒、开窍明目,以治疗感冒、肌肉酸痛、活动障碍等证;拿风池穴可以发汗解表、开窍醒神,以治疗头痛、感冒、鼻塞、项强等;拿肩井穴可祛风散寒、舒筋活血,以治疗肩背部肌肉酸痛等。

3. 按法

(1) 操作方法和要领:用手指、手掌或肘部等部位着力于治疗部位或穴位,用力下按,按而留之称为按法。常用按法有指按法、掌按法、肘按法。指按法是用拇指指面或者食指、中指、无名指三指指面按压体表;掌按法是用单掌或双掌按压体表;肘按法是用肘尖按压体表。操作时方向要垂直向下,用力要由轻到重,稳而持续,使刺激充分透达组织深部,操作结束时逐渐减轻按压的力量(图 8-32)。

(2) 功效和应用:该手法具有较强的疏通经脉、散寒止痛功效,适用于全身各部位,尤以经穴及阿是穴常用。牙痛用指按颊车、下关、合谷和阿是穴等;急、慢性腰痛用掌按脊柱、腰部等。

4. 摩法

(1) 操作方法和要领:用手指指面或者手掌掌面着力于治疗部位或穴位,以腕部连同前臂,做环形的、有节奏的盘旋抚摩活动,称为摩法。摩法可分为指摩法、掌摩法。指摩法是用食指、中指、无名指、小指指面着力于治疗部位或穴位,做环旋摩擦;掌摩法是用单手手掌或双手

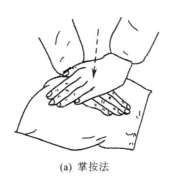
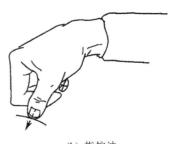

(a) 掌按法   (b) 指按法

图 8-32 按法

手掌着力于治疗部位或穴位,做环旋摩擦。操作时肘关节微屈、腕关节放松,着力部位紧贴体表,压力均匀缓慢,频率为 120 次/分左右(图 8-33)。

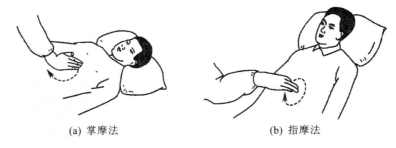

(a) 掌摩法   (b) 指摩法

图 8-33 摩法

(2)功效和应用:摩法具有温经通络、行气活血、消肿止痛、健脾和胃的功效,指摩法适用于全身各部,掌摩法适用于腰背部、胸腹部。摩法刺激轻柔和缓,常配合其他手法如揉法、按法、推法等,用于治疗胸腹胀满、脘腹疼痛、泄泻、便秘、月经不调等。

5. 揉法

(1)操作方法和要领:用手掌大鱼际、掌根或手指螺纹面着力于治疗部位或穴位,做轻柔缓和的环旋转动,并带动该处的皮下组织,称为揉法。揉法可分为指揉法、掌揉法。指揉法是用手指螺纹面着力于治疗部位或穴位,做小幅度环旋转动;掌揉法是用大鱼际或掌根着力于治疗部位或穴位,以腕关节连同前臂做小幅度环旋运动。操作时用力要轻柔缓和,动作协调有节律,幅度从小到大,带动皮下组织一起运动,频率为 120～160 次/分(图 8-34)。

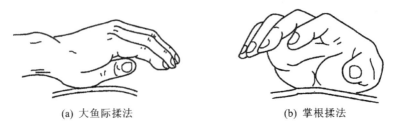

(a) 大鱼际揉法   (b) 掌根揉法

图 8-34 揉法

(2)功效和应用:揉法具有健脾和胃、活血祛瘀、消肿止痛等功效,适用于全身各部。中指揉法在小儿推拿中常用,如中指揉龟尾穴止泻、通便,以治疗泄泻、便秘等;掌揉法常用于头面部,掌揉印堂、上星、神庭、太阳等穴位,以治疗面神经瘫痪等。

6. 摇法

（1）操作方法和要领：用一手附于肢体关节近端，另一手握住肢体关节远端，使关节做被动、和缓环转活动，称为摇法。摇法按照关节位置可分为摇颈法、摇肩法、摇肘法、摇腕法、摇腰法、摇髋法、摇踝法。①摇颈法：以双手摇颈法为例，要求患者坐位，术者站于患者侧后方，一手扶住其头顶部稍后方，另一手托住其下颌部，双手做相反方向环转摇动（图8-35）。②摇肩法：以托肘摇肩法为例，要求患者坐位，患侧自然屈肘，术者站于患者患侧，一手托住患者上臂及肘部做环旋摇动。③摇髋法：要求患者仰卧位，屈膝屈髋，术者站于患者侧方，一手扶住其膝部，另一手握住其踝部，做髋关节环旋摇动。操作时用力要平稳，摇动幅度要由小渐大，但要在关节生理许可范围内或在患者能够忍受范围内，动作需缓和。

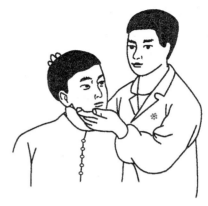

图 8-35　摇颈法

（2）功效和应用：摇法具有舒筋活血、滑利关节等功效，适用于颈、肩、髋、踝等关节，常用于治疗颈项部、腰部、四肢关节酸痛、伸屈不利等病证。

7. 㨰法

（1）操作方法和要领：用第5掌指关节背侧着力于治疗部位，以腕关节的伸屈动作与前臂的旋转运动相结合，使小鱼际和手背在治疗部位做连续不断的往返㨰动，称为㨰法。操作时肩关节要放松，肘关节自然屈曲130°～150°，腕关节放松，腕关节伸屈幅度要大，吸定点为小指掌指关节背侧，要贴近体表，不能拖动、碾动或跳动，频率为120～160次/分（图8-36）。

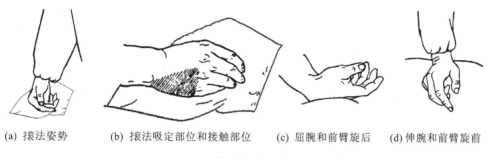

(a) 㨰法姿势　　(b) 㨰法吸定部位和接触部位　　(c) 屈腕和前臂旋后　　(d) 伸腕和前臂旋前

图 8-36　㨰法

（2）功效和应用：㨰法具有行气活血、滑利关节、解痉止痛等功效，适用于颈项部、肩背部、腰臀部、四肢等肌肉丰厚部位。㨰法常用于治疗肢体麻木、关节疼痛等病证，如：颈椎病，用颈项部㨰法和颈部牵引、按揉法等配合治疗；腰椎间盘突出症用腰部及下肢㨰法和扳法等配合治疗。

8. 搓法

（1）操作方法和要领：用双手掌面着力于治疗部位，相对用力交替或往返快速搓动，称为搓法。搓法可分为搓摩法、搓转法、搓揉法。搓摩法是双手掌对称用力，做前后环转搓摩运动；搓转法是双手掌对称用力前后搓动，并使肢体随之转动；搓揉法是双手掌对称用力做搓揉动作。操作时双手用力要对称，搓动要快，移动要慢（图8-37）。

（2）功效和应用：搓法具有调和气血、疏通筋络功效，最常作为辅助性结束手法应用，适用于腰背、胁肋与四肢,以上肢最为常用,常用于治疗腰腿、肩背、四肢酸痛麻木。搓法用于肩部及上肢酸痛、活动不利时,常与抖法配合应用。

9. 捏法

(1)操作方法和要领:用指腹相对用力,挤压治疗部位,称为捏法。捏法可分为三指捏法和五指捏法。三指捏法是用大拇指与食指、中指夹住肢体,相对用力挤压;五指捏法是用大拇指与其余四指夹住肢体,相对用力挤压。操作时用力要均匀、有节奏,挤压动作要循序而行(图8-38)。

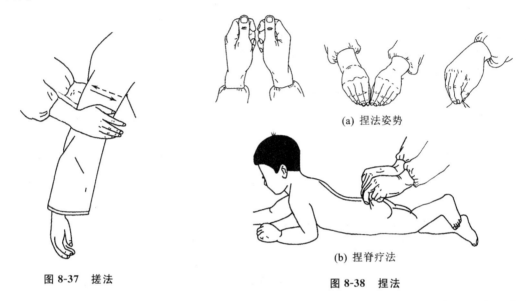

(a) 捏法姿势

(b) 捏脊疗法

图 8-37 搓法   图 8-38 捏法

(2)功效和应用:捏法具有疏通经络、行气活血功效,适用于头部、颈项部、四肢及背脊。捏法常配合拿法,组成捏拿法,用于治疗肢体、局部疼痛。捏法用于背脊部,称为捏脊法,常用于治疗食欲不振、消化不良、腹泻、失眠及小儿疳积等证。

10. 抖法

(1)操作方法和要领:用单手或双手握住患肢远端,稍用力做小幅度、连续、频率较快的上下抖动,称为抖法。抖法可分为抖上肢法、抖下肢法和抖腕法。抖上肢法是用双手或单手握住患者手腕部或者手掌部,将上肢慢慢向前外侧抬起约60°,稍用力做小幅度、连续、频率较快的上下抖动,并使抖动的振幅,由腕关节逐渐传递到肩部;抖下肢法是用单手或双手握住患者的两踝部,使下肢呈内旋状,做连续、小幅度的上下抖动,使髋部和大腿部放松;抖腕法是将双手拇指放于腕背部,其余四指放于手掌侧,使关节做连续、小幅度的上下抖动。操作时抖动幅度不宜太大、频率较快,抖动需连续、有节奏,频率为160~180次/分(图8-39)。

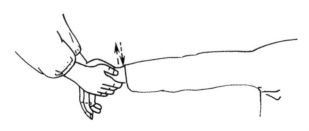

图 8-39 抖法

（2）功效和应用：抖法具有滑利关节、活血止痛、和中理气、消除疲劳的功效，多用于四肢，以上肢为常用。抖法主要用于治疗腰腿疼痛、肢体麻木等。

四、推拿的护理配合

（1）施术前应明确患者属于推拿疗法的适用范围，以免造成不良后果。急慢性传染病、恶性肿瘤、骨折、急性损伤、严重皮肤病、心脑血管病等患者禁忌推拿。

（2）按摩床和治疗巾保持柔软、卫生干净，按摩室保持舒适。

（3）操作时手法既要达到渗透、有力，又要柔和、均匀，以免损伤皮肤和筋骨。操作过程中，应根据患者的反应随时调整手法和力度，在达到治疗效果的同时，保证患者身心感觉的愉悦。

（4）针对患者皮肤干燥或出汗等不同情况，施以不同的介质，从而有利于操作和治疗，同时又可起到保护皮肤的作用。

（5）久病极度虚弱者或极度饥饿、暴饮暴食、剧烈运动之后，妇女经期、怀孕期间均不宜做推拿。

 考 点 提 示

本任务中考试重点为推拿手法的基本要求。

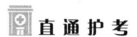 直 通 护 考

A1 型题

1. 对十二经脉的交接规律，下列叙述正确的是（　　　）。

　A. 同名的阴经在手足末端交接　　　　　　B. 同名的阳经在头面部交接

　C. 阴经与阳经在头面部交接　　　　　　　D. 阴经与阳经在胸腹部交接

　E. 同名的阳经在手足末端交接

2. 手足三阳经在四肢的排列次序为（　　　）。

　A. 太阳在前，阳明在中，少阳在后　　　　B. 阳明在前，太阳在中，少阳在后

　C. 少阳在前，阳明在中，太阳在后　　　　D. 太阳在前，少阳在中，阳明在后

　E. 阳明在前，少阳在中，太阳在后

3. 下列可以进行拔火罐治疗的是（　　　）。

　A. 急性腰扭伤　　　　　　B. 外感风寒，风寒湿痹　　　　C. 平素体质虚弱

　D. 各种疮疡疖肿　　　　　E. 高热、抽搐、昏迷

4. 手厥阴心包经循行于（　　　）。

　A. 上肢内侧前线　　　　　B. 上肢内侧中线　　　　　C. 上肢外侧前线

　D. 上肢外侧中线　　　　　E. 上肢外侧后线

5. 前发际正中至后发际正中为（　　　）。

　A. 14 寸　　　　B. 12 寸　　　　C. 10 寸　　　　D. 8 寸　　　　E. 6 寸

6. 对涌泉穴的定位方法，下列叙述正确的是（　　　）。

　A. 足趾跖屈时，足底（去趾）前1/3凹陷处

B. 足趾跖屈时,足底(去趾)后 1/3 凹陷处

C. 足趾跖屈时,足底(去趾)中 1/3 凹陷处

D. 足趾跖屈时,足底前 1/3 凹陷处

E. 足趾跖屈时,足底后 1/3 凹陷处

7. 在耳屏前,下颌骨髁状突的后缘,张口呈凹陷处的腧穴是(　　　)。

A. 耳门　　　　B. 风池　　　　C. 听会　　　　D. 听宫　　　　E. 颊车

8. 肝的经脉名称是(　　　)。

A. 足厥阴　　　　　　　　B. 足太阴　　　　　　　　C. 手太阴

D. 手厥阴　　　　　　　　E. 足少阴

9. 仰卧时前正中线上,脐下 3 寸处的腧穴是(　　　)。

A. 关元　　　　B. 中脘　　　　C. 气海　　　　D. 中极　　　　E. 下脘

10. 膻中穴在前正中线上,两乳头之间,相当于(　　　)。

A. 第 1 肋间隙　　　　　　B. 第 2 肋间隙　　　　　　C. 第 3 肋间隙

D. 第 4 肋间隙　　　　　　E. 第 5 肋间隙

11. 任脉起于(　　　)。

A. 会阴　　　　B. 小腹内　　　　C. 神阙　　　　D. 承泣　　　　E. 目眶下

12. 手足阳经交接的部位是(　　　)。

A. 头面　　　　　　　　　B. 胸中　　　　　　　　　C. 腹部

D. 手指　　　　　　　　　E. 足趾

13. 下列情况中除哪一点外均属于不宜拔罐的情况?(　　　)

A. 皮肤过敏、溃疡　　　　B. 风寒痹证　　　　　　　C. 大血管部位

D. 高热、抽搐者　　　　　E. 孕妇的腹部、腰骶部

14. 中脘穴可以治疗胃病,这是属于腧穴的(　　　)作用。

A. 近治　　　　B. 远治　　　　C. 双向调节　　　　D. 特殊　　　　E. 以上都不是

15. 在小腿前外侧,当犊鼻下 3 寸,距胫骨前缘 1 横指穴是(　　　)。

A. 梁丘　　　　B. 足三里　　　　C. 下巨虚　　　　D. 上巨虚　　　　E. 合谷

16. 适用于皮肉浅薄部位的毫针进针方法是(　　　)。

A. 指切进针法　　　　　　B. 夹持进针法　　　　　　C. 提捏进针法

D. 舒张进针法　　　　　　E. 针管进针法

17. 推拿手法的基本要求是(　　　)。

A. 轻快、柔和、缓慢、着实　　　　　　　B. 持久、有力、迅速、深透

C. 持久、有力、均匀、柔和　　　　　　　D. 柔和、平稳、不浮、不滞

E. 以上都不是

18. 两肩胛骨内缘至后正中线之间横量是(　　　)。

A. 8 寸　　　　B. 5 寸　　　　C. 3 寸　　　　D. 10 寸　　　　E. 7 寸

19. 治疗胎位不正应首选(　　　)。

A. 足窍阴　　　　B. 中冲　　　　C. 至阴　　　　D. 少冲　　　　E. 厉兑

(李晓梅)

项目九 生活护理

扫码看课件

思政小模块

学习目标

知识目标:熟悉生活起居护理。掌握饮食护理和情志护理的基本原则。了解运动养生的方法和意义。

能力目标:

1. 具备从中医角度进行生活护理的能力。

2. 树立"三分治疗七分养"的中医护理理念。

素质目标:护理过程中体现出高度的同情心与责任心。

任务一　生活起居护理

 要点导航

重点:生活起居护理的基本原则。

难点:对情志护理的理解和应用。

生活起居护理是护理人员根据病情对患者生活起居予以相应的指导和护理。其目的是保养患者的正气,调整机体内外阴阳的平衡,增强机体抵御外邪的能力,促进疾病的治疗和康复。

一、生活起居护理的基本原则

(一) 顺应自然,调节阴阳

中医学认为,天人合一,人与自然界密切相关。《素问·宝命全形论》说:人与天地相应。因此在护理健康教育中,应根据自然界阴阳变化的规律来指导患者生活起居。

《黄帝内经》指出:人以天地之气生,合四时之法成。自然界一年有春、夏、秋、冬四季变化,春温、夏热、秋燥、冬寒,春夏属阳,秋冬属阴。人体的生活起居要随着季节的变换而改变,适应自然规律,才能祛病延年。《素问·四气调神论》说:圣人春夏养阳,秋冬养阴。因此在护理中应遵循这一原则。春夏季节应指导患者晚卧早起,适当午睡,保护阳气不要过分消耗;秋季应早卧早起,以顺应阳气之收,使肺气得以收敛;冬季阴气极盛,寒风凛冽,则需早卧晚起,保证充足的睡眠时间,以利于阳气潜藏,阴精积蓄。若不能顺应自然界的变化规律,则可导致疾病的发生或使病情加重。

(二)起居有常,劳逸适度

起居有常,是指起卧作息和日常生活中的各个方面要有一定规律。只有起居有常才能保持机体的健康状态。在护理过程中,对患者的起卧作息和日常活动要按照客观规律进行规范,制订合理的作息制度。

适度的活动,包括体力劳动和脑力劳动,能使气血通畅、筋骨坚实、提神爽志、增强抵御外邪的能力,有利于机体功能的恢复。因此,在病情允许的情况下,凡能下床活动的患者,每天都应保持适度的活动与锻炼,防止过度安逸使气血郁滞,加重病情,不利于患者康复。

(三)慎避外邪,形神共养

六淫和疠气是导致人体发病的外在因素,患病之人正气不足,更易受到外邪的侵袭。在生活起居护理中应遵循"虚邪贼风,避之有时"的原则。指导患者根据四时气候的变化,做到夏防暑、冬避寒。在遇到传染病流行时或附近有传染病患者时,要注意避之有时,或及早采取提高机体抗病能力的其他方式,避免外邪的侵袭。

形即形体,是神的物质基础,而神是形的外在表现。在生活起居护理中,要注意形体的保养,也要注意精神的调摄。要指导患者通过合理饮食、适当地休息和活动、利用适当的医疗条件,对人的五脏六腑、气血津液、四肢百骸、五官九窍等形体进行摄养和护理。同时也要应用各种方式调节患者的情志活动,使其达到情绪稳定、心平气和的精神状态,以利于疾病的康复。

二、生活起居护理的方法

(一)环境适宜

1. 自然环境 居处和医院周围应气候适宜、空气清新、水源洁净、环境安静、避免噪声。良好的生活和医疗环境有利于患者的休养和康复。环境污染包括空气、水、灯光、噪音等都可使患者产生心烦意乱等不良情绪。如心悸患者可因突然的声响受惊。医院更应努力为患者创造有利于健康恢复的自然环境。

2. 居室环境 应通风整洁,温湿度适中,光线适宜。病室内应经常通风,及时排除秽浊之气。根据季节和室内的空气状况,决定每日通风的次数和每次持续的时间。一般每天至少通风1~2次。阳虚和易受风邪侵袭者,在通风时应注意不使直接当风。居室地面和家具、用品等应每日清洁,病室及物品应及时消毒。室内温度一般以18~20 ℃为宜,湿度以50%~60%为宜。居室的光线应适度,并针对不同的患者适当调节。如急性热证、神经衰弱的患者,光线宜稍暗;阳虚、风寒湿痹证患者,光线要充足。

(二)生活规律

1. 定时作息 生活起居要有规律,要根据不同患者的体质、个人爱好、结合其病证及客观环境进行合理安排。一般来说,实证或急性病患者,在病情严重时应卧床休息,待病情缓解后可逐渐恢复活动;虚证或体弱患者应以静为主,辅以轻度活动。

2. 睡眠充足　健康人一般每日睡眠时间不应少于6 h。患者更应增加睡眠和休息时间。"服药千朝,不如独眠一宿",充足的休息和睡眠时间,有利于休养生息,培固正气,促进脏腑功能的恢复。要督促患者养成按时就寝、按时起床的作息规律。避免昼息夜作,阴阳颠倒。重症患者更应卧床休息,失眠患者睡前要神志安定、平心静气,并用热水泡脚、饮温热牛奶及足底按摩等有效的方法促进睡眠。

3. 衣着应时　一年四季、昼夜晨昏应按气温冷暖适时变化衣着。中医认为,春季多风,夏季多暑,长夏多湿,秋季多燥,冬季多寒,顺应气候变化,衣着上要做到春防风、夏防暑、长夏防湿、秋防燥、冬防寒。患者一般体质较弱,对昼夜温差的变化也特别敏感。所以冬季夜间应注意保暖,夏季虽然暑热,也应注意不可袒胸露腹而受凉。

4. 节制性生活　人的性生活是正常和必要的,但必须保持适中有度。中医认为肾藏精,主生殖。肾中精气盛衰决定着人的生、长、壮、老、已,故保精固肾是养生之道,过度纵欲则耗损肾中精气,加重病情。因此节制性生活对患者尤其必要,某些病情较重的患者还应禁止房事。

 考点提示

本任务中考试重点为生活起居护理的基本原则。

任务二　情志护理

 要点导航

重点:情志护理的基本原则。

难点:对情志护理方法的理解和应用。

人体是以脏腑、经络、气血为内在联系的有机整体,正常的心理情志活动,依赖于脏腑功能活动的正常、气血的充盈平和、体内阴阳平衡。若气血不和,阴阳失调,脏腑功能活动失常,则人体的心理情志变化亦失常。异常的心理变化,又可逆乱气血,损伤阴阳,使脏腑功能活动紊乱而发生不同的疾病。《黄帝内经》认为:心在志为喜为惊,过喜或过惊则伤心;肝在志为怒,过怒则伤肝;脾在志为思,过度思虑则伤脾;肺在志为悲为忧,过悲则伤肺;肾在志为恐,过恐则伤肾。张景岳也提出了"五志首先影响心神,后再相应之脏"的观点。

情志护理,即护理人员通过语言、表情、姿势、态度、行为等来影响和改善患者的情绪,解除其顾虑和烦恼,增强其战胜疾病的意志和信心。情志护理能减轻或消除引起患者痛苦的各种不良的情绪和行为,以及由情志产生的种种躯体症状,使患者能在最佳心理状态下接受治疗和护理,达到早期康复的目的。

一般而言,性格开朗乐观之人,心胸宽广、遇事心气平静而自安,故不易为病;性格抑郁之人,心胸狭窄、感情脆弱、情绪常剧烈波动,易酿成疾病,这种耐受性的差异,与人意志的勇怯密切相关。《素问·经脉别论》中就指出:当是之时,勇者气行则已,怯者则著而为病也。

一、情志护理的基本原则

(一)关爱尊重,耐心细致

患者病后经常会产生寂寞、苦闷、忧愁、焦虑、悲哀、痛苦等不良情绪,这就需要护理人员在护理工作中应和蔼可亲、关爱体贴、语言温和及为患者提供舒适的就医环境,通过语言交流来了解患者想些什么、愿意说些什么、要求什么、忌讳什么,从而采取相应措施开导患者和帮助解决问题。同时替患者保守秘密、尊重患者、调畅患者情志,使其产生安全感和安定乐观的情绪,从而增强战胜疾病的信心。

(二)详审三因,辨证施护

由于患者职业、文化、家庭、性格、生活阅历等不同,其情感、兴趣、意志、欲望及病情亦有差异,故其心理状态也就不同。护理人员应详细审查发病时间、发病地域及患者的具体情况,全面收集资料,分析病情,根据不同情绪采取不同的心理疏导,才会收到事半功倍的治疗效果。

(三)静养心神,自我调摄

中医认为喜、怒、忧、思、悲、恐、惊七情过激均可引起人体气机紊乱,如《素问·阴阳应象大论》说:"怒伤肝""喜伤心""思伤脾""忧伤肺""恐伤肾"。阐明了心理因素导致内脏疾病的机制。在治疗上十分强调心理治疗,强调通过自我心理调摄,保持良好的心境,消除不良刺激。护理人员应针对病因,开导患者,启发和调动患者与疾病做斗争的积极性,充分发挥患者的主体作用。

(四)鼓励支持,积极乐观

保持乐观的心态能使人气血调和,无论患者病情怎样,都要细心开导,鼓励患者保持积极乐观的情绪,增强其战胜疾病的信心和意志,以促进病情的好转。相反,悲观颓废的情绪可能会使病情迅速恶化而产生不良后果。因此,保持积极乐观的心态对患者的健康有着十分重要的意义。

二、情志护理的主要方法

案例导入

一堂实验课:老师拿着两个瓶子,一瓶说是红色香精,一瓶说是蓝色臭精。老师打开香精,说:"非常香,闻到香味的举手,闻不到不举手。"不到 3 min,1/3 的人举手,说闻到香味了,还有2/3的人没有举手。老师又把臭精打开,用同样的方法让学生闻,一数,40％的人举手,60％的人没有举手。"现在走进闻闻,究竟是什么味道?"结果一闻什么香精啊、臭精,一点味道也没有,只不过在水里加了些颜料而已。那问题就来了,为什么老师说香,就真的有人觉得香;老师说臭,就真的有人感觉臭?这就是暗示的作用。

(一)说理开导法

说理开导法指通过正面的说理,使患者认识到情志对人体健康的影响,从而使患者能自觉地调和情志,戒除不良心理因素,提高战胜疾病的信心,积极配合治疗,促使机体早日康复。人体出现疾病只有因势利导,将不良的情绪疏通畅泄,才能为治疗和康复创造有利条件。在具体实践中要求护理人员关心患者的思想状况,关爱患者的身心健康,与患者进行有效沟通,从而取得患者的信任,掌握其情志变化,做好患者的心理疏导工作。

(二)移情法

移情法又称转移法,即通过一定的方法和措施改变患者的情绪和意志,以解脱不良情绪的困扰。有些患者患病后,往往将注意力过度集中在疾病上面,整天围绕着疾病胡思乱想,甚至陷入恐惧之中。在这种情况下,分散患者对疾病的注意力,使思想焦点从病所转移于他处;或改变周围环境,减少患者与不良刺激因素接触,从而减轻对自身疾病的关注程度。如指导患者练习气功,不仅锻炼身体,而且清净养神;再有音乐歌舞、琴棋书画等可陶冶患者情操,带患者进入一种优雅的境界,从而克服紧张、烦闷之感。交友览胜、种花垂钓等方法均可让患者把精神及注意力从疾病转移到其他方面上去。正如《理瀹骈文》中指出:七情之病者,看书解闷,听曲消愁,有胜于服药者矣。

(三)情志相胜法

情志相胜法是以五行生克制化关系为理论依据,有意识地采用一种情志去克制、战胜另一种引起疾病的不良情志,从而治疗疾病,减轻病痛的心理治疗方法。根据五行相克的规律,《素问·阴阳应象大论》中提出怒胜思、思胜恐、恐胜喜、喜胜悲、悲胜怒。如对过喜所造成的精神散乱,施恐怖之言以吓之,对于过度思虑所致的疾病,以怒而激之。

(四)暗示疗法

心理暗示是指护理人员运用语言、情绪、行为等给患者以暗示,从而减轻或消除患者的精神负担,增强其战胜疾病的信心。护理人员还可用针药暗示解除病因,达到治疗目的,必要时可予安慰剂治疗。对心存疑惑、性格内向、沉默寡言的患者,还要及时解答患者各种疑问,消除不必要的顾虑和误解,帮助患者从疑惑中解脱出来。

(五)发泄疗法

中医学认为,"郁则发之",排解不良情绪最简单的方法就是使之发泄,发泄可使人压抑和忧郁的情感得到表达和疏导,情释怀开,身心得舒。发泄的方式有多样,比如哭、大笑、谈心、倾诉等。通过发泄,达到自我调节的作用。对于精神状态抑郁和压抑的患者,应顺从其意志和情绪,满足其合理的要求,但要适可而止,不能太过。如一个人悲痛欲绝或委屈万分时,痛痛快快地大哭一场,让眼泪尽情地流出来,就觉得舒服些,切忌把不良情绪埋在心底。

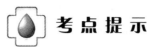 考 点 提 示

本任务中考试重点为情志护理的基本原则,其次是情志护理的主要方法。

任务三　饮 食 护 理

 要 点 导 航

重点:饮食护理的基本原则。
难点:食物的性味与功效。

饮食护理是指在中医理论指导下,研究各种食物的性味、功效、主治及配伍规律,以食疗和食养为手段,对人类进行养生、保健、防治疾病、促进康复的一种方法。饮食为后天之本,人体通过饮食,吸收水谷精微以营养全身,维持人体正常的生命活动,充养人的形体和情性。祖国医学历来重视饮食护理,并积累了丰富而宝贵的经验,逐渐形成了独特的饮食护理理论及饮食护理方法。

一、食物的性味与功效

(一) 食物的四性

1. 寒性食物　具有生津润燥、清热解毒、软坚散结、利水等功效。常见的食物有苦瓜、冬瓜、丝瓜、西瓜、萝卜、海带、葫芦、柿子、莴笋、荸荠及各种动物的胆等。适用于实热证的调护,如肺燥咳嗽、热病、血热出血、肠燥便秘、淋证等。寒性食物易伤阳气,故阳气不足、脾胃虚弱者应忌用。

2. 凉性食物　具有清热解毒、凉血通络、利尿消肿等功效。常见的食物有豆腐、小米、小麦、茶叶、薏米、绿豆、梨、甘蔗、莲子、芹菜、菠菜、冰糖等。适用于热性病证的调护,如疮痈、温病、中暑、小便不利等。凉性较寒性食物平和,但久吃仍能损伤阳气,故阳虚、脾胃虚弱者应慎用。

3. 热性食物　具有温中散寒、温肾壮阳、解毒止痛等功效。常见的食物如生姜、大蒜、葱、花椒、淡豆豉、茴香、薤白、桂枝、白酒、狗肉等。适用于各种阴寒之证,如腰膝冷痛、风寒湿痹、脘腹冷痛等。但热性食物辛香燥烈,易助火伤津,凡热证及阴虚火旺者应忌用。

4. 温性食物　具有补中益气、健脾养胃、补肾填精、养心安神等功效。常见的食物如羊肉、牛肉、鸡、鸽、鲤鱼、鲫鱼、糯米、桂圆肉、荔枝、花生、胡萝卜、红糖等。适用于虚寒性病证的调护,如脾胃虚弱,便溏泄泻,腰膝酸软,外感风寒、气血两虚等。该类食物比热性食物平和,但仍有助火伤津倾向,凡热证及阴虚火旺者应慎用或忌用。

5. 平性食物　具有健脾和胃、补中益气、生津润燥、养血安神等功效。常见的食物有牛奶、鸡蛋、猪肉、黑鱼、蚕豆、山药、莲肉、黑木耳、黄花、土豆、蘑菇等。适用于各种疾病的恢复期及养生保健。

（二）食物的五味

1. 酸味　酸味食物具有止汗、止泻、敛精等作用。酸味入肝,过酸伤肝。常用的酸性食物有食醋、山楂、乌梅、石榴、木瓜、杏、枇杷、柚子、葡萄等。适用于泄泻、汗证、遗精、尿频、带下等证,有溃疡、龋齿等证者忌用。

2. 苦味　苦味食物具有清热燥湿、泻火解毒等作用。苦味入心,过苦伤心。常用的食物有苦瓜、杏仁、桃仁、百合、白果、荷叶、淡豆豉、薤白等。适用于各类热证、心烦、湿证、咳喘等证,脾胃虚弱、恶心、呕吐等证忌用。

3. 甘味　甘味食物具有滋补、和中缓急、解毒等作用。甘味入脾,过甘伤脾。常用的甘味食物有蜂蜜、饴糖、甘草、大枣、莲藕、茄子、菠菜、南瓜、胡萝卜、木耳、蘑菇、花生、苹果、香蕉、梨、核桃、龙眼、鲤鱼、虾、猪肉、羊肉、牛肉、鸡肉、牛奶等。适用于诸虚劳损、脏腑不和、拘挛疼痛等证,脾胃气滞证慎用。

4. 辛味　辛味食物具有行气通经功效,香燥太过易耗气伤津。辛味入肺,过辛伤肺。辛味食物主要有姜、葱、蒜、花椒、香菜、油菜、肉桂、辣椒、韭菜、茴香等。适用于外感、瘀血、脾胃气滞等证,气虚自汗、津亏、失血等证忌用。

5. 咸味　咸味食物具有软坚散结、泻下与补益阴血等作用。咸味入肾,过咸伤肾。常见的咸味食物有海带、海蜇、海藻、紫菜、海参、蟹、田螺、猪头、狗肉、白鸭肉等。适用于瘰疬、痰核等证,高血压、水肿、心脏血管疾病、肾病慎用。

二、饮食护理的基本原则

食物有气味之偏颇,病有阴阳之盛衰,故饮食护理必须遵循以下原则。

微课 9-1

（一）合理膳食,粗细搭配

不同的食物所含的营养成分不一样,不同的疾病需要不同的食物调养。所以临床护理中,要根据病证性质,结合食物性味,选用相适宜的食物配膳,以合理膳食、粗细搭配、五味不偏,最利于尽早康复。若长期偏食,会因营养不均衡而导致疾病,或加重病情,如多吃甜味食物能使血糖升高、头发脱落。因此,在饮食护理中应指导患者饮食多样化、搭配合理,不可偏食。

（二）饮食有节,适时定量

指饮食要有规律、有节制、定量、定时。饮食不当、过饥或过饱,都可导致疾病,或加重病情。过饥则机体营养来源不足,不能保证患者的营养供给;过饱则损伤脾胃,使食物停滞胃肠,不能及时消化,导致机体缺乏足够的营养,影响尽早康复。因此,要指导患者养成良好的饮食习惯,切忌暴饮暴食。

（三）审证求因,协调饮食

疾病的原因错综复杂,要做到合理调配饮食,必须审证求因。如泄泻一证,因有寒湿、湿热、食滞等不同,治疗时便有化湿、散寒、清热、消积之不同,治疗处方不同,食疗处方亦不相同。寒湿泻宜服生姜红糖水,湿热泻可用马齿苋水煎去渣取汁,入粳米煮粥服用,伤食泻可食萝卜粥、麦芽汤等。因此只有审证求因,协调配食,才能达到护病求本的目的。

(四)三因制宜,灵活选食

1. 因人施食 根据患者年龄、体质的不同,灵活选择。儿童身体娇嫩,为稚阴稚阳之体,宜食性平和、易于消化,又能健脾开胃的食物,而且食物的品种宜多样化及粗细粮、荤素合理搭配,不可偏嗜,以免造成过胖或过瘦,忌食滋腻峻补之品。青年人气血旺盛,宜食营养丰富的血肉有情之品和五谷杂粮、新鲜果菜,忌暴饮暴食及寒热、饥饱无度。老年人脾胃功能虚弱,运化无力,气血容易亏损,宜食清淡、温热熟软之品,忌食生冷、黏硬、不易消化之品。体胖者多痰湿,饮食宜清淡,如多食青菜、水果等含纤维素多的食物,忌食肥甘厚腻、助湿生痰之物。体瘦者多阴虚内热,血亏津少,宜食滋阴生津、补血的食物,忌食辛辣、燥烈之品。

> **知识链接**
>
> 　　孕产妇的饮食护理:妊娠期由于胎儿的需要,机体的阴血相对不足,宜食性味甘平、甘凉的补益之品,如鱼肉、乳类、蔬菜、水果等酸性开胃之品,忌食辛热、温燥之品,即所谓"产前宜凉"。哺乳期由于产后随着胎儿的娩出,气血受到不同程度的损伤,机体呈虚寒状态,同时多兼见瘀血内停,此时宜食有营养、易消化、补而不腻之物,如小米粥、大枣、骨头汤、鸡汤等,忌食寒凉、辛燥、酸性食物,即所谓"产后宜温"。

2. 因时施食 根据四时的不同气候特点,辨证施食。由于春、夏、秋、冬四时气候的变化对人体的生理、病理有很大影响,因此在选择饮食时,还要根据四季不同气候特点,灵活选择不同性质、不同功效的食物进行调理。如:春季阳气升发,宜选用辛温升散的食物;夏季气候炎热,宜选用清淡、解暑、生津的食物;秋季阳气收敛,宜选用滋阴润肺的食物;冬季阳气潜藏,宜选用保阴潜阳、热量较高的食物。

3. 因地制宜 东南地区气温偏高、湿气重,宜选用清淡、利湿的食物;西北地区气温偏低、燥气盛,宜选用温热、生津、润燥的食物。如成都、重庆等地由于湿气较重,人们多食辣椒、花椒以除湿。

三、饮食种类护理

(一)汤羹类

以水和食物一同煎煮或蒸、炖而成。可根据食物的滋味、性能加入适当的佐料,食用时除饮汤外,同时吃其中的食物。汤羹有汤和羹之分,羹是其中较稠厚的液体食品,所用的食物多有滋养补益作用,如肉、蛋、鱼、海味、银耳、莲子等。汤羹主要有补益滋养或清润功能,如:山药羊肉汤能补益脾肾,鲤鱼枣汤能补脾养血,银耳羹能滋养肺胃之阴等,适用于老幼及脾胃虚弱者。

(二)粥食类

一般以粳米、糯米、粟米、玉米、大麦、小麦等富含淀粉的粮食和某些果实、蔬菜或肉类,一同加水煮成,为半流质食品。若加入的食物有渣不宜同煮,可先煎熬取汁或绞取汁液,再与粮食同煮。粥食可加糖或盐等调味。粥因加用的原料多样,所以其配方有补、泻和温、热、寒、凉等多种不同的功效,如羊肉粥、地黄粥、芹菜粥、荷叶粥等。粥食有广泛的适用范围,许多疾病不论虚实、寒热大都可以找到相应的粥类配方。它是食疗应用较多的一个类型。

（三）米饭、面食类

米饭、面食类包括以粳米、糯米、小麦、豆类等富含淀粉的食物为主要原料，加入其他食物或药物而制成的各种米饭、糕点、小吃等。此类食物花样品种较多，有蒸食的米饭、粽子、包子等，也有煮食的面条、粉丝、汤圆等。这类食物主要是中国人饮食中热量的主要来源。

（四）糖果类

以白糖、冰糖或红糖、饴糖等作为主要原料，加水煎炼成半固体状，再掺入其他食物的汁液浸膏或粗粉，搅拌均匀后，继续煎至挑起呈丝状而不粘手为止，将糖倒在平滑的容器上，待稍冷时用刀分割成块状，供嚼食或噙含咽汁，如梨膏糖、薄荷糖、芝麻糖、胡桃糖等。适用于阴虚燥咳、咽喉肿痛、口燥咽干患者。

（五）膏滋类

膏滋又称煎膏。一般选取滋养补益性食物加水煎煮，取汁液浓缩至一定稠度，然后加入炼制过的蜂蜜或白糖、冰糖，再浓缩至呈半固体状。临用时以沸水化服。主要有滋养补虚、润燥生津、润肺止咳等功效，如桑葚膏、川贝雪梨膏。适用于阴虚燥咳、口燥咽干者。

（六）散剂类

将食物晒干或烘干、炒焦，研磨而成的细粉末。所用食物多为富含淀粉、蛋白质的谷物、干果，亦可加入适宜的药物。用时以沸水调均食用或以温开水、米饮送下。由于原材料不同或加入的药物不同，其功效也不尽相同，宜因人而异选用。

（七）菜肴类

荤素菜肴的总称。其种类繁多，有炙、蒸、煎、烩、炒、烧、煮、炸、爆、炖、溜、渍、腌等多种。菜肴类一般都要加入调味佐料，由于所用食物和菜肴品种不同，因而吃法各异，作用也不尽相同。

（八）饮料类

古代常用的饮料类除汤饮外，还有酒浆、乳品、茶类、露、汁等。酒浆是将有药效的食物或药物加酒浸泡过滤后制成，如《食鉴本草》中的猪肾酒；乳品则常用人乳，牛、羊、马等动物乳；茶类为单独用茶叶或与某些食物、药物混合制成，如《饮膳正要》中的枸杞茶，现代所制减肥茶、降压茶等皆属此类；若将菜果草木花叶诸品含水之物，取其鲜品，蒸馏得水，则为露；汁则是新鲜多汁的植物果实、茎叶或块根，捣烂绞取汁液或压榨取汁制成。饮料类适用于各种进食困难的患者。

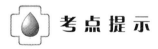

考点提示

本任务中考试重点为饮食护理的基本原则。

任务四　运动养生

 要 点 导 航

重点:运动养生的护理原则。

难点:武术的方法。

一、运动养生的意义

运动养生是通过适量的运动来保养生命的方法,古人称运动养生法为动形,即运动形体(身体),运动形体的方法属传统养生学中的六大养生方法之一。适当的运动可以疏通筋骨、调节气息、畅达经络、调和脏腑、调畅气血、增强体质、延年益寿。

二、运动养生的常用方法

中医运动养生的内容极为丰富、种类甚广、方法极多,常见的方法如下。

1. 散步　每日散步,是最基本的运动方法。规律持久,持之以恒,方可见功。

2. 跑步　提倡以适当的速度跑适当的距离,须量力而行,要持之以恒。一般人选择跑步距离在800～3000 m之间,心律达到120～140次/分较为适宜。

3. 健身操和健美操　徒手操如早操、工间操、课间操,均属健身操类;健美器械有哑铃、杠铃、单杠、双杠、爬绳(爬杆)及各种健身器等,可选择自己适合和喜爱的项目进行锻炼。

4. 登山　良好的户外运动,取其自然景致、新鲜空气,于怡情中健身。

5. 武术　可分徒手及持械两大类,在徒手健身术中,有五禽戏、八段锦、易筋经、太极拳、形意拳、八卦掌等多种。持械则以持沙袋、木棍等来锻炼身体。

三、运动养生的护理原则

中医护理对运动养生锻炼讲求意、息、动的和谐统一,即意守、调息、行动的协调统一。同时强调运动适量,不可过劳,否则会有害于健康。归纳起来,有三大护理原则。

(一) 掌握运动养生的要领

运动养生要做到意守、调息、动形的统一。这三方面中,最关键的是意守,只有精神专注,方可宁神静息,呼吸均匀,导气血运行。三者的关系:以意领气,以气动形。这样,在锻炼过程中,外炼经脉、筋骨、四肢,内炼精神、脏腑、气血。内外和谐、气血周流,整个机体可得到全面锻炼。

(二) 强调适度,不宜过量

运动养生是通过锻炼以达到健身的目的,因此,要注意掌握运动量的大小。运动量太小则达不到锻炼目的,起不到健身作用;太大则超过了机体耐受的限度,反而会使身体因过劳而受损。

（三）持之以恒,坚持不懈

锻炼身体并非一朝一夕的事,要经常而不间断,持之以恒、坚持不懈,才能收到健身效果。运动养生不仅是身体的锻炼,也是意志和毅力的锻炼。

 考 点 提 示

本任务中考试重点为运动养生的护理原则。

直 通 护 考

A1 型题

1. 春季人体肝气、脾气相对不足,易精神倦怠,嗜睡,应适当控制睡眠时间,起居方面应遵循（   ）。

   A. 早卧早起   B. 早卧晚起   C. 晚卧早起   D. 晚卧晚起   E. 以上均不对

2. 饮食护理的原则,哪个不宜?（   ）

   A. 合埋膳食,粗细搭配   B. 饮食有节,适时定量   C. 审证求因,协调饮食

   D. 三因制宜,灵活选食   E. 以上均不对

3. 下列四季衣着,慎避外邪中,哪项不妥?（   ）

   A. 春防风   B. 夏防热   C. 长夏防湿   D. 秋防燥   E. 冬防寒

4. 七情过极,可采用情志相胜法,若怒伤肝,可采用（   ）。

   A. 以思胜之   B. 以悲胜之   C. 以喜胜之   D. 以恐胜之   E. 以惊胜之

5. 下列属于温性食物的是（   ）。

   A. 羊肉   B. 冬瓜   C. 苦瓜   D. 大米   E. 绿豆

6. 对病室环境的要求,下列哪项除外都正确?（   ）

   A. 安静整洁   B. 温、湿度适宜   C. 定时通风

   D. 光线适宜   E. 注意保持病室环境不变

（牛继红）

项目十　常见病证的整体护理

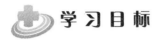 **学习目标**

扫码看课件

知识目标：了解内、外、妇、儿科常见疾病的病因、病机。熟悉常见疾病各证型的调护措施。掌握各病证的护理原则和要点。

能力目标：

1. 能运用中医整体观念、辨证施护的方法对患者进行整体施护。

2. 能结合护理要点，运用多种方法辨证施护。

素质目标：培养以人为本、整体施护的工作态度和方法。

任务一　内科常见病证护理

 要点导航

重点：内科常见病证的护理原则和要点。

难点：内科常见病证的辨证施护。

　　　　　　　　　　案例导入

　　刘某，女，17岁，学生。患者自述昨晚睡觉受凉，今早起床感觉恶寒、发热、头痛，伴有周身肢体酸痛及鼻塞流清涕。就诊时恶寒重，体温 38.7 ℃，无汗，舌苔薄白，脉浮紧。

　　问题：1. 分析病史，判断是何种病邪侵犯机体，其诱因是什么。

　　2. 通过患者的临床表现做出疾病及证型的诊断。

　　3. 对该患者如何进行调护？

一、感冒

感冒是以恶寒、发热、头痛、鼻塞、流涕、全身不适等为主要临床表现的一种外感疾病。以感受六淫之邪而发的为普通感冒,轻者名伤风、冒寒,重者称重伤风。感受时行戾气引发者为时行感冒,失治误治可变生他病。本病属常见病和多发病,一年四季均可发病,以冬春季为多。现代医学的普通感冒、上呼吸道感染、流行性感冒等可参考本病辨证施护。

【病因病机】　感冒常因六淫之邪或时行戾气侵袭肌表,肺卫功能失调而致。

1. 外感六淫　风邪为六淫之首,是引起感冒的主要因素。因四时气候不同,风邪常随时令不同而与其他邪气相合,如春季夹热邪,夏季夹暑湿,秋季夹燥邪,冬季夹寒邪。临床上风寒、风热之证多见。

2. 时行戾气　具有传染性的疫疠邪气侵入人体而发病。有发病较快、病情重、易流行的特点,治疗不当可继发咳嗽、心悸、胸痹、水肿等。

3. 体虚外感　正气不足,卫外不固,易感外邪,可使感冒频发,全身症状加重,病程长而难愈。

【护理原则和要点】

1. 护理原则　宣肺解表,调和营卫。

2. 护理要点

(1)辨清感邪性质。

(2)测量体温,观察寒热、汗出等病情变化。

(3)根据不同证候指导药物使用,做好生活护理及其他治疗的配合。

【辨证施护】

(一)风寒感冒

证候表现:恶寒重,发热轻,无汗,头痛,肢节酸疼,鼻塞声重,时流清涕,喉痒,咳嗽,痰吐稀薄色白,舌苔薄白,脉浮或浮紧。

护理措施如下。

1. 方药护理

(1)荆防败毒散:煎服,以辛温解表、宣肺散寒。汤药不宜久煎,宜趁热服用或辅以热粥助汗,但勿发汗太过,汗出过多可扑滑石粉止汗。

(2)感冒清热颗粒:开水冲服,1袋/次,2次/天。

2. 针灸护理　针刺大椎、风池、合谷,用泻法。

3. 生活护理

(1)多休息,避免劳累。室内空气新鲜,保持适宜温度、湿度,避免汗出当风。汗出后及时擦干身体,更换衣被。

(2)清淡饮食,多饮水,多吃蔬菜水果。轻症可用姜、葱白、芫荽加红糖煎汤热服。禁食生冷油腻之品。

(3)保持心情舒畅,促进气血调畅,以利驱邪外出。

(二)风热感冒

证候表现:发热,微恶风寒,或有汗,头痛,鼻塞,流浊涕,口干渴,咽喉红肿疼痛,咳嗽,痰黄稠,舌苔薄黄,脉浮数。

护理措施如下。

1. 方药护理

（1）银翘散：煎服，以辛凉解表，宣肺清热。感受戾气邪毒暴虐，重在清热解毒，方中加大青叶、板蓝根、蚤休、贯众、石膏等。汤药宜温服。高热者服用苦寒解毒药物，宜中病即止，过服伤胃，导致中焦虚寒。

（2）银翘解毒片：口服，4片/次，2～3次/天。银翘解毒片、桑菊感冒冲剂等均可用于风热感冒。时行感冒用板蓝根冲剂等。

2. 针灸护理 针刺风池、大椎、曲池、尺泽、合谷，用泻法。头痛加太阳，鼻塞加迎香，咽喉疼痛加少商点刺出血。

3. 生活护理

（1）注意休息，保持室内空气新鲜，避免直接吹风和对流风。时行感冒要进行呼吸道隔离。

（2）多饮水补充水分，发热口渴者可与温开水或清凉饮料，如绿豆汤。饮食宜清淡，多食凉性瓜果，如西瓜、黄瓜、苦瓜等。时邪毒盛、流行广泛时用板蓝根、大青叶、菊花、金银花煎汤预防。禁食辛辣、油煎、肥腻之品。保持二便通畅，以利驱邪外出。

（3）保持心情愉快，防止五志化火。

（三）暑湿感冒

证候表现：发热恶风，汗出热不退，头昏重，身倦息，心烦口黏，渴不欲饮，胸闷呕恶，小便短赤，舌苔薄而腻，脉濡数。

护理措施如下。

1. 方药护理

（1）新加香薷饮：煎服，以清暑祛湿解表。汤药宜轻煎温服，呕吐患者宜少量频服。湿热较重可加六一散。

（2）藿香正气水：口服，10毫升/次，2次/天。

2. 针灸护理 针刺风池、大椎、曲池，用泻法。

3. 生活护理

（1）暑热季节暑湿当令，应避暑防寒湿。室内温度、湿度适宜，室内外温差不宜过大。

（2）饮食宜清淡，易于消化，多食清热解暑之品，如西瓜、绿豆汤、薏米粥等。禁食生冷、甜黏、油煎、肥腻之品。

（3）适当活动，防止气机壅滞，水湿内停。

（四）气虚感冒

证候表现：恶寒较重，或有发热，热势不高，鼻塞流涕，气短乏力，感冒频发，持久不愈，舌质淡苔薄白，脉浮无力。

护理措施如下。

1. 方药护理

（1）参苏饮：煎服，以益气解表。体虚之人不可发汗过多，易伤气阴。

（2）玉屏风散：口服，6克/次，2次/天。适用于表虚、自汗、易受风邪者。

2. 针灸护理 艾柱或艾条灸心俞、肺俞、风门，每次10 min，1～2次/天。

3. 生活护理

（1）慎起居，适寒温，注意防寒保暖，随时加减衣服。保持室内卫生，可用食醋熏蒸法进行空气消毒。感冒流行季节，不宜去公共场所。

（2）饮食宜富有营养，易于消化。如黄芪山药粥：黄芪 20 g，山药 30 g，粳米适量，加水煮粥食用。禁食生冷、甜黏、油煎、肥腻之品。

（3）适当锻炼，增强体质。

二、胃痛

胃痛又称胃脘痛，是以胃脘近心窝处经常发生疼痛为主证的疾病。本病多由外邪、饮食、情志或脾胃素虚引起胃气郁滞，胃失和降，不通则痛所致，现代医学的急慢性胃炎、胃及十二指肠溃疡、胃癌、胃功能紊乱等以胃痛为主要表现的疾病均可参照本病进行辨证施护。

【病因病机】

（1）寒邪犯胃，寒凝气滞，胃失和降而致胃脘作痛。

（2）饮食不节、暴饮暴食或食生冷肥甘之品，使脾胃受伤，食滞中焦，气机不畅，胃失和降而发生疼痛。

（3）肝郁气滞，肝失疏泄，横逆犯胃，致肝胃不和或肝脾不和，胃失濡养而疼痛。

（4）素体脾胃虚弱或劳倦太过、失血太多或久病不愈，损伤脾胃，致脾阳不足，中焦虚寒，胃失温养而痛。

【护理原则和要点】

1. 护理原则　理气、和胃、止痛。

2. 护理要点

（1）避免腹部受寒，劳逸结合。

（2）饮食有节，少食多餐，忌食辛辣生冷食物。

（3）平时调理脾胃，发作时止痛。

【辨证施护】

（一）寒邪犯胃

证候表现：胃脘冷痛暴作，得热痛减，遇寒加重，口不渴或喜热饮，舌淡，苔薄白，脉弦紧。

护理措施如下。

1. 方药护理　香苏散合良附丸加减以温胃散寒，理气止痛。

2. 针灸护理　针刺中脘、内关、公孙、足三里，用泻法，加灸或在背俞穴上拔罐。

3. 生活护理

（1）可食用生姜、红糖、羊肉、狗肉等食物，忌食生冷食物。

（2）避免胃部受寒，饮食有节，药物宜温热服用。

（3）局部用热水袋热敷。

（二）饮食停滞

证候表现：胃痛，脘腹胀满，嗳腐吞酸或呕吐不消化的食物，其味腐臭，吐后痛减，矢气酸臭，舌苔厚腻，脉滑。

护理措施如下。

1. 方药护理　保和丸加减以消食导滞，和胃止痛。

2. 针灸护理 针刺中脘、内关、足三里、梁门、天枢,用泻法。

3. 生活护理

(1)胃痛剧烈者暂时禁食,待病情缓解后,再进食流质或半流质饮食。

(2)饮食有节,食滞重症不宜止吐。

(三)肝气犯胃

证候表现:胃脘胀闷,脘痛连胁,每因情志因素而痛作,嗳气频繁,大便不畅,舌苔多、薄白,脉弦。

护理措施如下。

1. 方药护理 柴胡疏肝散加减以疏肝理气,和胃止痛。

2. 针灸护理 针刺中脘、内关、足三里、期门、阳陵泉、太冲,用泻法。

3. 生活护理

(1)调情志,避免情志不畅时进食。

(2)多食理气和胃解郁之品,如菊花、拂手玫瑰茶、柑橘等。

(四)瘀阻胃络

证候表现:胃痛较剧,痛如针刺,痛有定处,拒按,或有呕血黑便,舌质紫暗,脉涩。

护理措施如下。

1. 方药护理 失笑散合丹参饮加减以活血化瘀,和胃止痛。

2. 针灸护理 针刺中脘、内关、足三里,用泻法。

3. 生活护理

(1)观察有无呕血和黑便。

(2)少食煎炸及粗糙食物,戒烟酒。

(3)多食行气活血之品,如山楂、果茶、桃仁粥等。

(五)胃阴不足

证候表现:胃痛隐作,灼热不适,饥不欲食,五心烦热,消瘦乏力,大便干结,舌红少津,脉细数。

护理措施如下。

1. 方药护理 一贯煎合芍药甘草汤加减以滋养胃阴,和中止痛。

2. 针灸护理 针刺中脘、内关、足三里、脾俞、胃俞,用补法。

3. 生活护理

(1)多食润燥生津、滋养胃阴之品,如百合、银耳等,忌食香、温、燥及浓茶、咖啡等食品,以避免耗伤津液。

(2)中药汤剂宜久煎、温服、少量频服。

(六)脾胃虚寒

证候表现:胃痛绵绵,空腹为甚,得食痛缓,喜暖喜按,泛吐清水,纳差便溏,神疲乏力,舌淡,脉沉迟。

护理措施如下。

1. 方药护理 黄芪建中汤加减以温中健脾,和胃止痛。

2. 针灸护理 针刺中脘、内关、足三里、脾俞、胃俞,用补法,加灸法。

3. 生活护理

(1)避免胃脘部受寒。

（2）饮食有节,少食多餐,注意营养。

（3）用食盐、小茴香、葱白炒热后,布包熨痛处,温中健脾,和胃止痛。

三、泄泻

泄泻是以排便次数增多、粪便稀薄,甚至泻出水样为主要临床表现的病证。大便溏薄,其势缓慢为泄;大便清稀,暴注下泻,发病急骤为泻,二者有轻重缓急之分,统称为泄泻。泄泻一年四季均可发生,以夏秋季节为多见。现代医学中消化器官的功能或器质性疾病导致的腹泻,如急慢性肠炎、肠道激惹综合征、肠结核、吸收不良等,均可参考本证辨证施护。

【病因病机】　病变在脾胃和大小肠,并与肝、肾关系密切,脾虚湿盛是发病的关键。实证多因感受暑、湿、寒、热之邪;或情志失调;或饮食所伤,脾失健运。虚证则由脾胃虚弱,或肾阳虚衰,脾失温煦所致。

【护理原则和要点】

1. 护理原则　燥湿健脾,涩肠止泻。伤食泄泻者不宜止泻。

2. 护理要点

（1）饮食以清淡、少油、容易消化、流质或半流质为宜。忌食生冷、多纤维、不容易消化、肥甘厚味等食物。

（2）保证水分摄入,注意补充水和电解质。

（3）病室宜安静,保持空气流通。有传染者应严格执行消化道隔离,防止交叉感染。

【辨证施护】

（一）寒湿泄泻

证候表现:泄泻清稀,甚如水样,腹痛肠鸣,脘闷食少,舌质淡、苔白腻,脉濡缓。若兼外感风寒,则恶寒发热、头痛、肢体酸痛。苔薄白,脉浮。

护理措施如下。

1. 方药护理　藿香正气散加减以芳香化湿,解表散寒。中药汤剂宜温热服用,以助散寒。不宜使用固涩止泻药物。

2. 针灸护理　针刺天枢、足三里、中脘,用泻法,加灸。

3. 生活护理

（1）保持病室温暖、阳光充足,腹痛者可局部热敷。

（2）饮食宜清淡易消化,温热食之。忌生冷寒凉之品。

（3）急性起病、全身症状明显的患者,应卧床休息,注意腹部保暖。

（4）饮食以少渣、易消化食物为主,避免生冷、多纤维、味道浓烈的刺激性食物。本型宜进食温热、易消化、清淡食物,可予生姜粥等温热性质的食物,以温热化湿。

（二）湿热泄泻

证候表现:泄泻腹痛,泻下急迫,或泻后而不爽。粪色黄褐而臭,肛门灼热,烦热口渴,小便短赤,舌苔黄腻,脉滑数或濡缓。

护理措施如下。

1. 方药护理　葛根芩连汤加减以清热利湿。

2. 针灸护理　针刺中脘、上巨虚、阴陵泉、天枢、足三里,用泻法。

3. 生活护理

（1）注意观察病情变化,若出现口干舌燥、眼窝凹陷、皮肤弹性降低等津液亏损症状,应及时补充液体。

（2）饮食以无渣或少渣、半流质为宜，可多食西瓜、苹果、薏米粥等防暑防湿之品，忌辛辣刺激及烤炙之品。可予六一散泡水饮，或用芦根、竹叶煎水代茶饮。

（三）伤食泄泻

证候表现：腹痛肠鸣，泻下粪便臭如败卵，泻后痛减，伴有不消化的食物。脘腹胀满，嗳腐酸臭，不思饮食，舌苔厚腻，脉滑。

护理措施如下。

1. 方药护理 保和丸以消食导滞。

2. 针灸护理 针刺下脘、内关、天枢、足三里，用泻法。伴有腹痛者，可针刺脾俞、中脘、足三里、天枢等穴。泻下不畅者，可给予大黄粉吞服，目的是消食化滞。

3. 生活护理

（1）注意腹部保暖，切忌外感风寒，以免加重泄泻。

（2）呕吐者，不宜急于止吐，应让宿食全部吐出。控制饮食或禁食数小时至1日，待病情好转后进清淡、流质或半流质饮食。

（四）脾虚泄泻

证候表现：大便时溏时泻，水谷不化，食欲不振，稍进油腻之物，则大便次数增多，脘腹胀闷不适，面色萎黄，肢倦乏力，舌淡苔白，脉细弱。

护理措施如下。

1. 方药护理 参苓白术散加减以健脾益气止泻。

2. 针灸护理 针刺足三里、天枢、中脘、脾俞等穴，用补法。

3. 生活护理

（1）病室宜温暖，做好腹部保暖，避风寒。

（2）饮食宜温热软烂，少油脂而易于消化，可常服用山药粥、薏苡仁、红枣、莲子等，目的是健脾祛湿、益气补血。

（五）肾阳虚泄泻

证候表现：泄泻多在黎明之前，腹部作痛，肠鸣即泻，泻后则安，形寒肢冷，腰膝酸软，舌淡苔白，脉沉细。

护理措施如下。

1. 方药护理 四神丸以温补脾肾，固涩止泻。

2. 针灸护理 针刺章门、肾俞、中脘、天枢、足三里，用补法，可加灸。

3. 生活护理

（1）饮食宜清淡、补益、易消化，如鸡、鸽子、鲫鱼等食品，具有温中、补阳、散寒等功效，勿过食肥甘、生冷等难以消化的食物。

（2）注意观察患者久泻后有无脱水症，肛门下坠或脱肛者及时复位。

（六）肝郁泄泻

证候表现：胸胁胀闷，嗳气食少，每因抑郁恼怒或情绪紧张之时发生腹痛泄泻。舌淡红，脉弦。

护理措施如下。

1. 方药护理 痛泻要方以抑肝扶脾。

2. 针灸护理　针刺肝俞、太冲、肾俞、中脘、天枢、足三里,用补法,可加灸。

3. 生活护理

(1) 保持心情舒畅,消除紧张烦躁情绪。

(2) 饮食宜高营养、易消化,多吃蔬菜、水果,禁生冷油腻。

案例实践

　　患者李某,女,58 岁,2012 年 7 月 28 日就诊。腹痛、腹泻 2 天。患者 2 天前外出淋雨,回家后自恃体胖身健未及时更衣,当晚即作腹痛泄泻,自服黄连素片效果不佳,前来就诊。现症见:腹痛腹泻,泻下急迫,泻而不爽,粪便色黄而臭,肛门灼热,大便日行 7～8 次,小便短赤,烦热,口干渴,舌苔黄腻,脉滑数。

微课 10-1

　　诊断:泄泻(湿热型)。

　　治疗:葛根芩连汤加减以清热利湿,3 剂治愈。

四、眩晕

　　眩晕是目眩与头晕的总称,目眩是指眼花或眼前发黑,视物模糊;头晕是指感觉自身或周围景物旋转,站立不稳。二者常同时并见,统称为眩晕。轻者闭目则止,重者如坐车船,甚者不能站稳,或伴恶心、呕吐、汗出,甚则昏仆等症状。现代医学的耳源性眩晕、脑性眩晕、高血压、低血压、贫血、椎基底动脉供血不足、头外伤后眩晕、神经官能症等以眩晕为主证者,均可参照本病辨治。

　　【病因病机】　本病多由肝阳上亢、肾精不足、气血亏虚及痰浊中阻、瘀血停留,上扰清空或蒙蔽清窍,脑失荣养所致。

　　【护理原则和要点】

　　1. 护理原则　补虚泻实,调整阴阳。

　　2. 护理要点

(1) 辨清虚实,确立正确的施护原则。

(2) 保持病室安静,避免噪声。

(3) 注意观察患者脉搏、血压等体征。

(4) 眩晕发作时,消除患者紧张情绪,分散注意力,减轻患者痛苦。

　　【辨证施护】

(一) 肝阳上亢

　　证候表现:眩晕耳鸣,头痛且胀,每因恼怒或烦劳而加剧,急躁易怒,面红目赤,口苦,舌红,苔黄,脉弦。

　　护理措施如下。

　　1. 方药护理

(1) 天麻钩藤饮加减以平肝潜阳、滋养肝肾。

（2）血平片,3 片/次,3 次/天。

2. 针灸护理　针刺风池、太阳、肝俞、阳陵泉等穴,用泻法。

3. 生活护理

（1）重视心理护理,用安慰、诱导方法劝导患者少生气动怒,保持心情愉快,精神舒畅,解除忧虑,消除悲观情绪,避免外界不良刺激,以免七情影响使疾病反复发作或加重。

（2）注意观察头痛部位、性质、眩晕症状的轻重,以及血压、脉搏、呼吸、神志等变化。

（3）平时可用麦冬、菊花煮水饮以消口干苦。

（4）眩晕严重时,不能起床活动,需卧床休息,做好基础护理。当眩晕缓解后,还需休息一段时间,起坐动作不宜太快,少做旋转、弯腰动作,行走时可用拐杖扶持。怕光线刺激的患者可戴太阳镜,以减少眩晕发作。

（5）保持大便通畅,必要时可给予缓泻剂。

（二）气血亏虚

证候表现:头晕目眩,动则加剧,遇劳即发,面色㿠白,唇甲少华,心悸少寝,神疲乏力,纳呆便溏,舌淡,脉细弱。

护理措施如下。

1. 方药护理

（1）归脾汤加减以补养气血、健运脾胃。

（2）十全大补丸或人参养荣丸,1 丸/次,2 次/天。

2. 针灸护理　针刺三阴交、脾俞、肾俞、足三里,用补法,加灸。

3. 生活护理

（1）增强患者战胜疾病的信心,给予一个整洁、安静、舒适的休养环境,眩晕发作时要闭目养神休息,避免突然强力的主动或被动的头部运动,少做或不做转身、弯腰动作,以免诱发或加重眩晕。

（2）睡眠充足:睡眠欠佳者睡前可进食适当牛奶,睡前避免情绪激动或剧烈运动。

（3）饮食有节,虚则补之。指导进食营养丰富的饮食,如瘦肉、鱼类、蛋,气血虚者可吃甲鱼等补肾之物。

（三）肾精不足

证候表现:眩晕且精神萎靡、少寝多梦、健忘、腰膝酸软、耳鸣或五心烦热、四肢不温、舌质暗红,脉细数或沉细无力。

护理措施如下。

1. 方药护理

（1）杞菊地黄丸加减以补益肝肾。

（2）滋阴补肾丸:1 丸/次,2 次/天。

2. 针灸护理　针刺肾俞、肝俞、脾俞、三阴交,用补法,加灸,灸百会、关元、风池。

3. 生活护理

（1）鼓励患者多活动筋骨,使血脉流通,养气生精,如做保健操、打太极拳等,适当做头部运动,注意劳逸结合。

（2）饮食宜选补肾、助阳、滋阴之品。

（四）瘀血阻络

证候表现:眩晕耳鸣或头痛,痛如针刺,失眠多梦(多有头部外伤史),精神萎靡,舌质暗红或有瘀斑,脉沉弦或弦涩。

护理措施如下。

1. 方药护理

(1) 桃红四物汤加减以活血化瘀,行气止痛。

(2) 正天丸:1包/次,2次/天。

2. 针灸护理 针刺阿是穴、合谷、三阴交,用泻法,或点刺出血。

3. 生活护理

(1) 重视心理护理,使患者保持心神安定,解除忧虑、恐惧心理。

(2) 适当卧床休息,保证充足的睡眠时间,指导患者起居得当。

(3) 加强饮食调节,宜清淡,多食水果、蔬菜、瘦肉、鱼类等。

(4) 避免剧烈的主动或被动的头部运动,以免诱发头晕加重。

案例导入

患者,男,15岁,学生。患者自幼偏食,经常饮食不正常,两年来长感头晕、神疲乏力、心慌气短、四肢倦怠、多梦、夜寐不安。近一周复习应考而头晕加重,遂来就诊。查体:体温 37 ℃,心率 70 次/分,呼吸 21 次/分,血压 90/60 mmHg。神志清,精神可,形体偏瘦,面色苍白,唇甲色淡,心肺未见异常,腹平软,无触痛,二便正常,舌质淡红、苔薄白,脉象细弱。西医检查:轻微缺铁性贫血,其余正常。

诊断:眩晕(气血亏虚)。

方药:归脾汤加减。

五、中风

案例导入

患者张某,男性,88岁,以"右侧肢体活动障碍1月余"为主诉,于2月26日无明显诱因突发头晕、右侧肢体活动障碍,当时神志清晰,口齿欠清楚,无头痛,无恶心呕吐入院,有高血压病史。头颅CT提示:脑梗死。

问题:患者没有昏倒、没有神志不清、没有口眼歪斜,如何进行诊疗?

中风是指以猝然昏仆、不省人事、半身不遂、口眼歪斜、语言不利,或不经昏仆而仅以喝僻不遂为主证的一类病证。因本病起病急骤,变化迅速,与风善行数变的特征相似,故名中风,中风又名"卒中"。中风具有起病急、变化快的特点,分为中经络和中脏腑两类。多见于中老年人,四季均可发病,但以冬春两季为多见。现代医学中的脑出血、脑血栓形成、脑梗死、蛛网膜下腔出血、脑血管痉挛等以中风为主要临床表现者,均可参考本病辨证施护。

【病因病机】 本病多由心、肝、肾三脏阴阳失调,加之忧思恼怒,或饮酒饱食,或房室劳累等诱因,以致肝阳暴亢,血随气逆,夹痰夹火,横窜经络,蒙蔽清窍所致。

【护理原则和要点】

1. 护理原则　以豁痰开窍、平肝息风为主,兼以活血化瘀、化痰通腑。

2. 护理要点

(1)卧床休息,注意体位,避免搬动和外来刺激。

(2)注意个人卫生,防止肺部感染和压疮的发生。

(3)密切观察脉搏、呼吸、血压等生命体征,防止中风的再次发生。

(4)注意营养,以清淡、易消化、低盐、低脂、低糖为原则,少食多餐,戒烟酒。重视功能训练。

知识链接

　　如何辨别中经络和中脏腑:中经络病情轻,一般无神志昏蒙症状;中脏腑常有神志昏蒙症状,病情重。在病程中,中脏腑和中经络可相互转化,病由中脏腑转向中经络,病势为顺,预后为好;若病由中经络转为中脏腑,则病情加重,预后不良。

【辨证施护】

(一) 中经络

1. 风痰入络

证候表现:肌肤不仁,手足麻木,突然口眼歪斜,口角流涎,舌强言謇,甚则半身不遂,舌苔白腻,脉浮滑。

护理措施如下。

(1)方药护理:化痰通络汤加减以祛风化痰通络。

(2)针灸护理:针刺内关、水沟、三阴交、极泉、尺泽、委中、合谷、丰隆,用泻法。

(3)生活护理:

①消除患者恐惧、急躁、焦虑情绪。

②避免当风,在操作中尽量减少掀动衣被和裸露肢体的时间,并随天气变化为患者增减衣被和调节室内温度。

2. 风阳上扰

证候表现:平素眩晕头痛,突发半身不遂,口眼歪斜,舌强言謇,面红目赤,心烦身热,尿赤便干,舌质红或红绛,舌苔薄黄,脉弦有力。

护理措施如下。

(1)方药护理:天麻钩藤饮加减以平肝潜阳,活血通络。

(2)针灸护理:针刺内关、水沟、三阴交、极泉、尺泽、委中、曲池、内庭,用泻法。

(3)生活护理:

①饮食上以清淡、少油腻、易消化、低糖、低盐为原则,忌食辛辣厚腻,禁烟酒。

②避免情绪激动。

③注意保持患侧的功能位置,防止患侧肢体受压、畸形、垂足等情况发生。对已偏废的上肢应用三角巾吊起,防止脱臼。

3.痰热腑实

证候表现:突发半身不遂,口眼㖞斜,舌强语謇或不语,偏身麻木,头晕目眩,痰多,腹胀便结,舌红,苔黄腻,脉滑数。

护理措施如下。

(1)方药护理:星蒌承气汤加减以化痰通腑泄热。

(2)针灸护理:针刺内关、水沟、三阴交、极泉、尺泽、委中、曲池、内庭、丰隆,用泻法。

(3)生活护理:

①保持呼吸道通畅。

②保持大便通畅。

> **知识链接**
>
> 　　如何辨中脏腑之闭证与脱证:闭证为邪闭于内,属实证,症见牙关紧闭,口噤不开,两手握固,肢体强痉。兼见面赤身热,气粗口臭,燥扰不宁,脉弦数,为阳闭;若见面白唇暗,静卧不烦,四肢不温,痰涎壅盛,舌苔白腻,脉沉滑缓,则为阴闭。脱证乃为阳气外脱,症见目合口张,肢体瘫软,手撒肢厥,气息微弱,面色苍白,瞳孔散大,二便自遗,脉微欲绝等,属于中风危证,病性以虚为主,病势危急,预后凶险。

(二)中脏腑

1.闭证

证候表现:突然昏仆,不省人事,牙关紧闭,口噤不开,两手握固,喉中痰鸣。阳闭可见:二便不通,面赤气粗,燥扰不宁,苔黄腻,脉弦滑数。阴闭可见:四肢欠温,舌苔白腻,脉沉滑缓。

护理措施如下。

(1)方药护理:阳闭宜清热豁痰开窍,鼻饲安宫牛黄丸,或清开灵注射液40～60 mL加入10%葡萄糖注射液静脉滴注;阴闭宜辛温开窍,鼻饲苏合香丸。

(2)针灸护理:针刺十二井穴、水沟、太冲、丰隆、劳宫,用泻法,十二井穴点刺出血。

(3)生活护理:紧急抢救,密切观察体温、脉搏、呼吸、血压。鼻饲流食。保持呼吸道通畅。

2.脱证

证候表现:突然昏仆,不省人事,目合口开,鼻鼾息微,肢体瘫软,手撒肢冷,二便失禁,舌紫暗,苔白腻,脉细微欲绝。

护理措施如下。

(1)方药护理:鼻饲参附汤合生脉饮以扶正固脱,及时抢救。

(2)针灸护理:针刺关元、气海、神阙,用补法,加灸法。

(3)生活护理:紧急抢救,密切观察体温、脉搏、呼吸、血压。鼻饲流食。保持呼吸道通畅。注意保暖。

(三)中风后遗症

1.语言不利

证候表现:口眼㖞斜,舌强语謇或失语,或半身不遂,肢体麻木,舌紫暗,苔白滑腻,脉弦滑。

护理措施如下。

(1)方药护理:解语丹加减以疏风化痰,行瘀通络。

(2)针灸护理:针刺廉泉、哑门、绝骨、承浆、大椎等穴,用泻法。

(3)生活护理:加强语言训练。

2.半身不遂

证候表现如下。

(1)气虚为主者:半身不遂,痿软无力,面色无华,舌质淡紫或有瘀斑,苔薄白,脉细弱。

(2)阴虚为主者:半身不遂,患肢僵硬,拘挛变形,舌强不语,或偏瘫,肢体肌肉萎缩,舌红或淡红,脉细数或沉细。

护理措施如下。

(1)方药护理:气虚宜益气活血通络,补阳还五汤加减;阴虚宜调补阴阳,左归丸合地黄饮加减。

(2)针灸护理:针刺肩髃、曲池、外关、合谷、劳宫、环跳、风市、阳陵泉、足三里、绝骨、三阴交、委中、承山、阴陵泉、内庭等,用补法。

(3)生活护理:

①长期卧床生活不能自理的患者,应保持病床床单的整洁,定时为患者翻身拍背、擦浴更衣、清理粪便、整理床铺等,预防发生压疮。

②患者若口角流涎严重或有呛咳时,应调节适当的卧位;如半卧位;平卧时将头侧向一边,防止发生窒息。定时为患者轻拍背部,预防坠积性肺炎的发生。

③若患者上下眼睑闭合不全,应注意保护眼结膜,定时用氯霉素眼药水滴眼。若张口呼吸时,可用生理盐水浸湿纱布,覆盖口上,避免咽喉干燥和异物刺激。

④关心患者,多与患者沟通,确保治疗方案的实施。

⑤注意保持患侧的功能位置,防止患侧肢体受压、畸形、垂足等情况发生。对已偏废的上肢应用三角巾吊起,防止脱臼。

案例实践

患者张某,女,68岁。患者有三十余年高血压病史,自服降压药维持血压,但血压时高时低,1月前因精神紧张后突发昏仆,不省人事,伴半身不遂、口眼歪斜。在某医院诊断为脑出血,经中西医治疗患者神志清醒,血压恢复正常。但仍有半身不遂、口舌歪斜、言语蹇涩,伴面色苍白、气短乏力、口角流涎、自汗、心悸、手足肿胀、舌质淡紫、脉沉细弱。

诊断:中风(气虚血瘀)。

治法:益气活血,扶正祛邪。

方药用补阳还五汤:黄芪240 g、当归6 g、赤芍6 g、川芎6 g、桃仁6 g、红花6 g、地龙6 g。

微课 10-2

六、腹痛

腹痛是指胃脘以下、耻骨毛际以上部位发生疼痛为主证的一种疾病。现代医学中的肠激惹综合征、消化不良、胃肠痉挛、不完全性肠梗阻、急慢性胰腺炎、泌尿系统结石、肠道寄生虫等以腹痛为主要临床表现的疾病均可参照本病进行辨证施护。

【病因病机】　本病多由外邪入里、饮食不节、情志失调、素体阳虚等因素,导致脏腑气机不利、经脉失养所致。

【护理原则和要点】

1. 护理原则　灵活运用"通法",包括实则泻之、虚则补之、热者寒之、瘀者散之等方法。

2. 护理要点

(1)饮食有节,忌食生冷、不洁或有刺激性食物,忌烟酒。

(2)急性腹痛要密切观察患者的体温、脉搏、呼吸、血压及大便等情况。

(3)开导患者克服紧张情绪。

【辨证施护】

（一）寒邪内阻

证候表现:腹痛暴作,冷痛拒按,得温则减,手足不温,小便清长,舌苔白腻,脉沉迟。

护理措施如下。

1. 方药护理　良附丸合正气天香散加减以温中散寒。

2. 针灸护理　针刺神阙、关元、足三里、公孙,用泻法或平补平泻,加灸法。

3. 生活护理

(1)避免腹部受寒。

(2)饮食有节,忌食寒凉之品。

(3)可食生姜红糖水或干姜粥(干姜5 g,高良姜5 g),煎药取汁,入粳米适量,煮粥。

（二）热结肠腑

证候表现:腹痛拒按,口渴喜冷饮,便秘或溏而不爽,小便短赤,舌苔黄腻,脉濡数。

护理措施如下。

1. 方药护理　大承气汤加减以泄热通腑。

2. 针灸护理　针刺神阙、关元、足三里、公孙、脾俞、胃俞,用泻法。

3. 生活护理

(1)腹痛剧烈时暂禁食。

(2)可用番泻叶6 g煎水代茶饮。

（三）中脏虚寒

证候表现:腹痛绵绵,时作时止,喜温喜按,饥饿加重,形寒肢冷,纳差便溏,舌淡、苔薄白,脉沉细。

护理措施如下。

1. 方药护理　小建中汤加减以温中补虚,缓急止痛。

2. 针灸护理　针刺脾俞、胃俞、气海、章门、足三里,用补法。

3. 生活护理

(1)避免腹部受寒。

（2）饮食有节，忌食寒凉和不消化的食物。

（四）饮食停滞

证候表现：腹痛胀满，疼痛拒按，嗳腐吞酸，痛则欲泻，泻后痛减，大便臭秽，或便秘，舌苔厚腻。

护理措施如下。

1. 方药护理　枳实导滞丸加减以消食导滞，理气止痛。

2. 针灸护理　针刺梁门、天枢、气海、足三里、公孙，用泻法。

3. 生活护理

（1）饮食有节。

（2）腹痛甚兼有便秘者暂禁食。

（五）气滞腹痛

证候表现：脘腹胀痛，攻窜不定，痛连少腹，得嗳气或矢气则舒，遇忧思恼怒加剧，苔薄白，脉弦。

护理措施如下。

1. 方药护理　柴胡疏肝散加减以疏肝理气止痛。

2. 针灸护理　针刺梁门、天枢、气海、足三里，用泻法。

3. 生活护理

（1）调畅情志。

（2）不宜食用产气食物如红薯、芋头等。

（3）生姜陈皮萝卜饮：生姜 10 g，陈皮 15 g，萝卜汁 100 g，煎水代茶饮用。

（六）血瘀腹痛

证候表现：腹部刺痛拒按，痛势较剧，痛如针刺，舌紫暗，有瘀斑，脉涩。

护理措施如下。

1. 方药护理　少腹逐瘀汤加减以活血化瘀。

2. 针灸护理　针刺梁门、天枢、气海、足三里、内关、太冲，用泻法。

3. 生活护理

（1）加强锻炼，增强体质。

（2）调畅情志。

七、黄疸

黄疸是以目黄、身黄、小便黄为主要表现的病证，其中以目睛黄染为重要特征。黄疸有阳黄、阴黄之分，危重证候称为急黄。急黄乃阳黄之重症，应及时救治。现代医学中的阻塞性黄疸、肝细胞性黄疸、溶血性黄疸、病毒性肝炎、肝硬化、胆囊炎、胆石症、钩端螺旋体病、肝癌等凡以黄疸为主证者，均可参考本证辨证护理。

知识链接

　　阳黄、阴黄和急黄的区别：阳黄黄色鲜明，伴有发热、口渴、苔黄腻等湿热之象；阴黄黄色晦暗如烟熏，伴有神疲畏寒、苔白腻、脉濡缓等寒湿之象；急黄黄色如金，伴有高热烦渴、神昏谵语等热入心包之象。

【病因病机】 主要是由于感受外邪、饮食不节、脾胃虚寒、积聚转化及砂石、虫体阻滞胆道,致使胆汁外溢引起。

【护理原则和要点】

1. 护理原则 祛湿利小便兼以清热、解毒、温化。

2. 护理要点

(1)对急性黄疸型肝炎患者应隔离。

(2)宜食清淡之品,忌食肥甘厚味,禁酒。

(3)调畅情志,注意休息。

(4)对患者进行卫生教育,以预防疾病传播。

【辨证施护】

(一)阳黄证

证候表现:身目俱黄,黄色鲜明,发热口渴,口干口苦,厌食,呕恶,便秘,小便黄赤,舌红、苔黄腻。

护理措施如下。

1. 方药护理 茵陈蒿汤加减以清热利湿退黄。

2. 针灸护理 针刺阳纲、腕骨、阳陵泉、太冲,用泻法。

3. 生活护理

(1)要求病室整洁、空气新鲜。病床床单干燥平整,及时更换被汗水浸湿的衣被。

(2)患者应多卧床休息,重症应绝对卧床,直至黄疸基本消退,方可逐步起床活动。

(3)阳黄患者多具传染性,其中少数不传染(如发热、右上腹痛、皮肤巩膜有黄染、大便色白者),确诊后决定是否隔离。对有传染性的患者,要严格执行消化疾病隔离制度,按时消毒餐具、衣物和居室,并限制患者活动范围。

(4)阳黄患者,黄疸易消退,食欲随之恢复,胆、脾、胃功能仍较虚弱,故应适当控制,逐渐增加食量,切勿恣食;并注意随着病情的好转增加营养,如瘦肉、禽、蛋类和西瓜、冬瓜、白菜、芹菜、莴苣、番茄、雪梨、柑橘、藕等水果蔬菜。食欲差者,给予山楂、菠萝、萝卜等食品开胃、助消化。

(二)阴黄证

证候表现:身目俱黄,黄色晦暗,脘腹胀满,纳少便溏,神疲乏力,畏寒肢冷,口淡不渴,舌淡、苔白腻,脉弦滑。

护理措施如下。

1. 方药护理 茵陈术附汤加减以健脾和胃,温化寒湿。

2. 针灸护理 针刺脾俞、足三里、胆俞、阳陵泉、三阴交,平补平泻,加灸。或用王不留行籽耳压,取肝、胆、脾、胃、皮质下、耳尖、神门等穴。

3. 生活护理

(1)饮食宜清淡、营养丰富、易消化,忌油腻,戒烟酒。

(2)多与患者交流,消除其焦虑、恐惧心情。

(3)生活起居规律,保证休息和睡眠。注意劳逸结合,以不疲劳为度,切忌负重远行。

（三）急黄证

证候表现：黄疸急起，迅速加深，色黄如金，伴高热烦渴，尿少，便秘，神昏谵语，甚则抽搐，或衄血、便血，肌肤发斑，舌红绛，苔黄燥，脉弦滑数。

护理措施如下。

1. 方药护理 犀角散加减以清热解毒，凉血开窍。或用安宫牛黄丸清心开窍。

2. 针灸护理 针刺至阳、阳陵泉、太冲、涌泉、太溪，用泻法。

3. 生活护理

（1）因病情凶险多变，随时都可能进行抢救，故应住单人房间，严密观察并保持病室内外安静、阳光柔和。

（2）密切观察病情，如黄疸色泽的深浅、体温变化、呼吸情况及精神神经等方面的特征，发现异常，及时通知医生，并做好病情记录与抢救前的准备工作。

（3）患者应绝对卧床休息，做好基础护理。

案例导入

患者王某，2014 年 5 月就诊，初起症见白睛发黄，迅速至全身发黄，色泽鲜明，壮热，口渴，心中懊侬，恶心，呕吐，纳呆，小便赤黄、短少，大便秘结，右胁胀痛而拒按，舌红、苔黄腻，脉弦数。

诊断：阳黄（热重于湿）。

治疗：茵陈蒿汤加减以清热利湿，佐以通腑。

方药：茵陈 30 g、大黄 10 g、栀子 12 g、陈皮 12 g、枳实 10 g、茯苓 15 g。

八、痹证

痹证是由于风、寒、湿、热之邪侵犯人体，壅闭经络，气血运行不畅所致的以肌肉、筋骨、肢体关节发生疼痛、酸楚、麻木、重着、屈伸不利，甚或关节肿大灼热等为主要表现的病证。《黄帝内经·素问·痹论》曰："风寒湿三气杂至，合而为痹也。其风气胜者为行痹，寒气胜者为痛痹，湿气胜者为着痹……"痹证的分类，按病因可分为风痹、寒痹、湿痹、热痹、风湿热痹等；按病理特点可分为行痹、痛痹、着痹。现代医学的风湿性关节炎、类风湿关节炎、骨关节炎、强直性脊柱炎、痛风、硬皮病等，均属本证范围。

【病因病机】 痹证的发生主要是由于正气不足，感受风、寒、湿、热之邪所致，内因是基础，素体虚弱、正气不足、腠理不密、卫外不固，是引起痹证的内在因素，如再感受外邪，使肌肉、关节、经络痹阻而形成痹证。

风寒湿痹凡是天气变化，冷热交错，或居处湿地，涉水冒雨而罹病者，外邪直入关节筋骨而为痹证。所谓"风寒湿三气杂至，合而为痹"，其中，以风为主者，因风性善行而数变，故疼痛游走不定而称为行痹；以寒为主者，因寒凝气滞，使气血运行不畅，故疼痛剧烈，而为痛痹；以湿为主者，湿性黏滞重着，故使肌肉、关节麻木，重着肿胀而成为着痹。素体阳气偏盛，内有蕴热，或由寒邪入里化热,流注经络关节,以致出现关节红肿疼痛发热而成为热痹。

【护理原则和要点】

1. 护理原则 祛邪、通络、止痛。

2. 护理要点

(1) 避免久居潮湿、阴冷之地,适时添加衣服,预防感冒。

(2) 适当锻炼,注意保护关节。

(3) 观察疼痛的部位、性质、诱发因素,关节有无肿胀变形等。

(4) 可配合针灸、推拿、拔火罐等疗法。

【辨证施护】 痹证的辨证,首先应辨明寒热,治以祛风除湿、舒筋活络,随其寒热而兼行清热或祛寒。对于病程日久、气血损伤、脏腑亏虚的痹证患者,应配合运用补益之法。

(一) 行痹

证候表现:肢体关节酸痛,游走不定,关节屈伸不利,或见恶风发热,苔薄白,脉浮。

护理措施如下。

1. 方药护理 防风汤加减以祛风通络,散寒除湿,适宜热服,服药后,可食热粥热饮以助药力。

2. 针灸护理 针刺风府、大椎、血海,上肢可选取肩髃、曲池、尺泽、合谷、外关等穴,下肢可选取环跳、阳陵泉、足三里、三阴交、膝眼、委中等穴,用泻法。

3. 推拿护理 在疼痛部位采用一指禅推、点、按、拿、扳、拨、伸、搓、摇、抖、搓等手法按摩。

4. 生活护理

(1) 生活环境:气候适宜,避风寒。

(2) 饮食护理:适宜温热,忌生冷、肥腻食品,或选五加皮酒、国公酒、木瓜酒等。

(二) 痛痹

证候表现:肢体关节疼痛较剧,痛有定处,得热痛减,遇寒痛甚,关节不可屈伸,局部皮色不红,触之不热,苔薄白,脉弦紧。

护理措施如下。

1. 方药护理 乌头汤加减以温经散寒,祛风除湿。适宜温热服。乌头须先煎。

2. 针灸护理 针刺关元、肾俞,配合局部腧穴,用平补平泻法。针刺过程中加强巡视,观察患者的体位及留针情况。疼痛剧烈者可兼用隔姜灸。

3. 生活护理

(1) 注意防寒保暖。

(2) 局部采用温热疗法或隔姜、附子饼灸。

(三) 着痹

证候表现:肢体关节重着,酸痛,或有肿胀,痛有定处,手足沉重,活动不便,肌肤不仁,苔白腻,脉濡缓。

护理措施如下。

1. 方药护理 薏苡仁汤加减以除湿健脾,祛风散寒。适宜温服。

2. 针灸护理 针刺足三里、三阴交、阴陵泉、脾俞,用泻法,加灸,或局部拔火罐。

3. 推拿护理 在疼痛部位采用一指禅推、点、按、拿、扳、拨、伸、摸、摇、抖、搓等手法按摩。

4. 生活护理

（1）病室宜干燥、阳光充足，不宜在寒冷季节或阴雨潮湿天气外出活动。

（2）饮食宜温热，忌生冷、肥腻食品。或选五加皮酒、国公酒、木瓜酒等。可常服用薏米、赤小豆、扁豆、茯苓、百合、木瓜粥等健脾祛湿之品。

（四）风湿热痹

证候表现：关节疼痛，局部灼热红肿，得冷稍舒，痛不可触，多兼有发热，恶风，口渴，烦闷不安，苔黄燥，脉滑数。

护理措施如下。

1. 方药护理 白虎加桂枝汤加减以清热解毒通络，祛风除湿。中药汤剂适宜偏凉服，注意服药后的效果及反应，如出现手足发麻、恶心、心慌等症状应及时报告医生。

2. 针灸护理 针刺大椎、曲池、合谷等穴，配合局部腧穴，用泻法。可选皮肤针在关节肿胀明显的部位，颈背部相应节段的夹脊穴、背俞穴，局部肿胀处及受累关节周围叩刺，使其出现红晕或微出血，可酌情加以拔罐。刺络拔罐时应做好局部消毒，预防感染。

3. 对症调护 局部红肿热痛明显则应减少活动，将鲜蒲公英或鲜凤仙花捣烂，外敷局部。

4. 生活护理

（1）注意体温、关节、汗出等情况变化，汗出多时应避风，勤换内衣。

（2）饮食宜清淡、易消化，如多食芹菜、新鲜水果以生津止渴，不宜用酒等做食疗，忌食辛辣、肥甘、温燥、刺激性或煎炸食物，戒烟酒。

案例导入

某女，55岁。两膝以下至足疼痛肿胀，行走困难近3月。查体：两膝以下肿胀，足肿尤甚，皮肤绷紧，按之凹陷，行走十分困难，舌质淡，舌体胖，苔白微腻，脉濡缓。诊断为着痹。用薏苡仁汤加减以除湿健脾，祛风散寒；同时取膝眼、足三里、丰隆、阳陵泉透阴陵泉、三阴交、太溪透昆仑为主穴，辅以商丘、丘墟治疗。足三里针用补法，其他穴位针用泻法。1次/天，5次为1个疗程，每疗程间休息2天。中药和针灸同时治疗，10天症状全消。

九、腰痛

腰痛是由于腰部受损，气血运行失调，脉络绌急，或肾虚腰腹失养所引起的，以腰部一侧或两侧或正中发生疼痛为主要症状的一类病证。现代医学的腰部软组织损伤、肌肉风湿及脊柱病变等所致腰痛均可参照本病进行辨证施护。

【病因病机】 腰痛的病因为内伤、外感与跌仆挫伤。内伤多责之禀赋不足，肾亏腰府失养；外感为风、寒、湿、热诸邪痹阻经脉，或劳力扭伤，气滞血瘀，经脉不通而致腰痛。

【护理原则和要点】

1. 护理原则 治疗分标本虚实。感受外邪属实,治宜祛邪通络,根据湿寒、湿热的不同,分别予以温散、清利;外伤腰痛属实,治宜通络止痛,活血祛瘀。内伤致病多属虚,治宜补肾固本,兼顾肝脾。虚实兼见者,宜辨主次轻重,标本兼顾。

2. 护理要点

(1)日常生活中要保持正确的坐、卧、行体位,劳逸适度,不可强力负重,避免腰部跌仆闪挫。

(2)患者应尽量卧硬板床休息,这是稳定病情、控制症状、巩固疗效的重要措施,又是防止复发的重要环节。

(3)急性腰痛:应及时治疗,愈后注意休息调养,以巩固疗效。

(4)慢性腰痛:除药物治疗外,注意腰部保暖,或加用腰托固护,避免腰部损伤。

(5)避免劳欲太过,防止感受外邪,经常活动腰部,或进行腰部自我按摩,有助于腰痛的康复。

知识链接

腰痛的鉴别

腰痛是指腰背及其两侧部位的疼痛,背痛为背脊以上部位的疼痛,尻痛是尻骶部位的疼痛,胯痛是指尻尾以下及两侧胯部的疼痛。肾痹是指腰背强直弯曲,不能屈伸,行动困难,多由骨痹日久发展而来。

【辨证施护】

(一)寒湿腰痛

证候表现:腰部冷痛重着,每遇阴雨天或腰部感寒后加剧,痛处喜温,可兼见转侧不利,静卧痛势不减,体倦乏力,或肢末欠温,食少腹胀,舌苔白腻,脉沉。

护理措施如下。

1. 方药护理

(1)甘姜苓术汤加减以散寒除湿,温经通络。

(2)腰息痛:2粒/次,3次/天。

(3)舒筋活络丸:1～2丸/次,2次/天。

2. 针灸护理 针刺肾俞、委中、阿是穴、大肠俞,用泻法。亦可用王不留行籽耳压腰骶椎、肾、神门等穴。

3. 生活护理

(1)患者应尽量卧硬板床休息,无论在治疗前后,均宜睡硬板床休息。而在急性期则应绝对卧床3周,期间应将物品放置患者易取处,做好生活护理。

(2)注意腰部保暖,防外感,避免咳嗽、打喷嚏,防止便秘。

(3)避免坐卧湿地及涉水冒雨,汗出后应换衣擦身。

(4)忌食辛辣香燥、肥甘厚味及寒凉生冷之品。

(二)湿热腰痛

证候表现:腰部酸痛,痛处伴有热感,每于炎热天气、雨季或腰部着热后痛剧,遇冷痛减。

活动后可减轻,可兼见口渴不欲饮,口苦烦热,小便短赤,舌苔黄腻,脉滑数。

护理措施如下。

1. 方药护理

(1) 四妙散加减以清热利湿,舒筋活络。

(2) 土鳖虫粉:土鳖虫 7 只,焙干研成粗末,用白酒 30 mL 浸泡 1 昼夜,去渣,分服,每日 1 剂。

2. 针灸护理 针刺肾俞、委中、阿是穴、大肠俞、大椎,用泻法。亦可用王不留行籽耳压腰骶椎、肾、神门等穴。

3. 生活护理 避免久居温热潮湿之地,适当运动。少食辛辣生热之品。

(三) 瘀血腰痛

证候表现:跌仆外伤后腰痛如刺,痛有定处,日轻夜重,痛处拒按,可兼见轻者俯仰不便,重者不能转侧,面晦唇暗,舌质紫暗或有瘀斑,脉涩。

护理措施如下。

1. 方药护理

(1) 身痛逐瘀汤加减以活血化瘀,理气止痛。

(2) 活血止痛胶囊:4 丸/次,3 次/天。丹参酒可活血化瘀、养血理血。

2. 针灸护理 针刺膈俞、委中、支沟、阳陵泉,用泻法,可放血加拔罐。亦可用王不留行籽耳压腰骶椎、肾、神门等穴。

3. 生活护理

(1) 注意保暖,腰部适当制动,戴腰围后方可离床活动。

(2) 调畅情志。

(3) 宜食补脾益气、活血祛瘀之品,如田七煲猪脚筋汤、金针云耳蒸鸡,鼓励患者多饮水、多食新鲜蔬菜水果,忌辛辣燥热、肥甘厚味之品。

(4) 便秘者适当用缓泻剂、软化剂,针刺足三里、三阴交、气海以通腑气,灌肠。

(四) 肾虚腰痛

证候表现:腰痛以酸软为主,喜按喜揉,遇劳则甚,常反复发作。可兼见腿膝无力。偏阳虚者,则少腹拘急,面色㿠白,手足不温,少气乏力,舌淡苔白,脉沉而迟;偏阴虚者,则心烦失眠,口燥咽干,面色潮红,手足心热。

护理措施如下。

1. 方药护理

(1) 偏阳虚者,右归丸加减以温补肾阳,填精益髓;偏阴虚者,左归丸加减以滋补肾阴。

(2) 舒筋活络健腰丸:5 克/次,3 次/天。

(3) 壮腰补肾丸:10 克/次,3 次/天。

2. 针灸护理 针刺志室、命门、肾俞、委中、阿是穴,用补法,加灸法。亦可用王不留行籽耳压腰骶椎、肾、神门等穴。

3. 生活护理

(1) 注意卧床休息,按摩腰腿疼痛部位,避免过劳。

(2) 阳虚者注意保暖,天气冷时及时添加衣服,必要时可给热水袋敷腰部及四肢。

（3）阳虚者宜食温补脾肾之品，如当归生姜煲羊肉、川断杜仲煲猪尾汤，忌生冷瓜果及寒凉食物；阴虚者宜食滋阴清热之品，如莲子、百合煲瘦肉汤，冰糖炖雪耳或海参，忌辛辣香燥之品。泌尿系统感染者应多食赤小豆汤、冬瓜汤等，防止寒凉及坐卧冷湿之地。

（4）加强营养物质摄入，忌辛辣寒凉刺激的食物。

案例导入

　　患者，女，78 岁，主要表现为腰部胀痛、乏力，伴右髋部疼痛、活动受限，坐及行走困难。专科情况：第 1,2 腰椎棘突间及椎旁轻度压痛、叩击痛，无下肢放射痛，双下肢直腿抬高试验（－），右髋 4 字试验（－），双下肢肌力、肌张力正常。CT 示：第 1 腰椎椎体骨折，部分折块向后方移位，硬膜囊受压；腰椎椎间盘退行性改变，骨质增生。

　　中医诊断：腰痛，中医予以活血化瘀、理气通络治疗。方可选血府逐瘀汤加减，亦可口服成药活血止痛胶囊、通痹片、筋骨莲胶囊对症治疗。

　　中医护理：嘱患者卧硬板床休息。

十、肩周炎

肩周炎又称肩关节周围炎，俗称凝肩、五十肩。肩周炎是以肩关节疼痛和活动不便为主要症状的常见病证。本病的好发年龄在 50 岁左右，女性发病率略高于男性，多见于体力劳动者。如得不到有效的治疗，有可能严重影响肩关节的功能活动。肩关节可有广泛压痛，并向颈部及肘部放射，还可出现不同程度的三角肌的萎缩。

【病因病机】　本病多因营卫虚弱，筋骨衰颓，复因局部感受风寒，或劳累闪挫，或习惯偏侧而卧，筋脉受到长期压迫，遂致气血阻滞而成肩痛。

【护理原则和要点】

1. 护理原则　急性期祛风散寒，解痉通络，活血化瘀，缓解疼痛，适当运动；冻结期和缓解期都以功能锻炼为主，松解粘连，滑利关节，促进关节功能的恢复。

2. 护理要点

（1）进行卫生知识的宣传，提高对疾病的认识，消除怕疼痛妨碍治疗的紧张心理。

（2）协助患者解决生活中的困难。鼓励患者主动进行锻炼，尽快恢复生活自理能力。

（3）加强功能锻炼，纠正不良姿势。

（4）注意防寒保暖。

【辨证施护】

证候表现：肩周炎不同阶段的表现如下。

1. 肩部疼痛　初期，肩部呈阵发性疼痛，多数为慢性发作，以后疼痛逐渐加剧，或钝痛，或刀割样痛，且呈持续性，气候变化或劳累后常使疼痛加重，疼痛可向颈项及上肢（特别是肘部）扩散，当肩部偶然受到碰撞或牵拉时，常可引起撕裂样剧痛，肩痛昼轻夜重为本病一大特点。多数患者在肩关节周围可触到明显的压痛点，压痛点多在肱二头肌长头肌腱沟处、肩峰下滑囊、喙突、冈上肌附着点等处。若因受寒而致痛者,则对气候变化特别敏感。患者肩怕冷,不少患者终年用棉垫包肩;即使在暑天,肩部也不敢吹风。

2. 肩关节活动受限 冻结期和缓解期,肩关节向各方向活动均可受限,以外展、上举、内旋、外旋更为明显,随着病情进展,肩关节各方向的主动和被动活动均受限,特别是梳头、穿衣、洗脸、叉腰等动作均难以完成,严重时肘关节功能也可受影响,屈肘时手不能摸到同侧肩部,尤其在手臂后伸时不能完成屈肘动作。晚期可发生废用性肌萎缩,出现肩峰突起、上举不便、后伸不能等典型症状,此时疼痛症状反而减轻。

护理措施如下。

1. 方药护理 以养血荣筋丸、活血止痛散等中成药为主。外用颈肩松按摩膏、颈肩松舒缓膏以活血化瘀、通经走络、开窍透骨、祛风散寒。

2. 针灸护理 针刺肩井、肩髃、肩前、肩贞、大椎、曲池、外关、腕骨,用泻法;亦可在肩前部、肩外侧和后部,寻找最痛的部位,用火罐或真空抽气罐治疗。

3. 推拿护理 推拿按摩具有散寒止痛、活血化瘀、疏通经络、滑利关节、强筋壮骨的效果。首要点按大椎、肩井、天宗、曲池 2～3 min,然后对肩周进行按摩;应从轻到重,由重转轻,以部分有温热舒适感为度,防止暴力方法。

4. 理疗 选用高频电磁疗法,1 次/天,10 天为 1 个疗程。可起到消炎、镇痛、解痉、改善血液循环、松弛肌肉的作用。

5. 生活护理

(1)热情接待患者,将患者安置在舒适、安全的房间,与患者交心,给予精神安慰,了解患者的心理状态,给予心理疏导,并认真做好各项护理工作。

(2)关心、体贴患者,协助患者解决生活中的困难。协助患者穿衣、梳头、系腰带等。鼓励患者主动进行锻炼,并进行指导。

(3)功能锻炼应循序渐进。活动范围由小到大,要忍着轻度疼痛坚持锻炼,但不可操之过急,忌强力被动活动,以免损伤或撕裂组织。功能锻炼方法:弯腰划圈、手指爬墙、手拉滑车等。

案例导入

黄某,男,50 岁。右侧肩痛,活动部分受限 4 个月。近半月来疼痛加剧,衣着不便,疼痛尤以夜间为甚,入睡后常因痛而苏醒。曾采用西药封闭、中药外敷、理疗等,效果不理想。查体:局部无明显肿胀,亦无肌肉萎缩,按之有僵硬感,外展 70°手抬举不能平肩,后伸尤感疼痛。诊断为肩周炎,用针灸治疗。取肩髃、肩髎、外关、合谷、尺泽,用泻法,1 次/天,10 次痊愈。

十一、面瘫

面瘫,即面神经麻痹。中医学称为"口眼歪斜"。春、秋两季发病较多。可发生于任何年龄,而多数患者为 20～40 岁,男性略多。临床分为周围性与中枢性两类,两者在发病原因和症状表现上有很大区别,前者多由面神经炎所引起,后者可因脑血管病或脑肿瘤等引起,本篇仅叙述周围性面瘫。

【病因病机】 本病多由脉络空虚,风寒之邪乘虚侵袭阳明、少阳脉络,以致经气阻滞,经筋失养,筋肌纵缓不收而发病。

【护理原则和要点】

1. 护理原则 祛风散寒,通经活络。

2. 护理要点

(1)面瘫患者应该减少电脑、紫外线、电视等一些光源刺激。

(2)治疗期间避免风吹受寒,面部可做按摩和热敷。

(3)防止眼部感染,可用眼罩和眼药水点眼,2~3 次/天。

(4)饮食宜营养丰富易消化,忌食油腻、生冷、刺激、热性、不易消化的食物,如羊肉、狗肉、带鱼、辣椒、动物肉、烟酒等。

【辨证施护】

证候表现:临床发病突然,一侧面部板滞、麻木,继之面部表情肌瘫痪,额纹消失,眼闭合不紧,露睛流泪,鼻唇沟变浅,口角歪向健侧,食物常嵌在齿颊间,患侧不能做蹙额、皱眉、示齿、鼓腮等动作。部分患者初起时有耳后、耳下及面部疼痛,还可出现患侧舌前 2/3 味觉减退或消失,听觉过敏等症状。病程延久,可因瘫痪肌挛缩,口角歪向病侧,称"倒错"现象。

护理措施如下。

1. 方药护理 乾正康以祛风散寒,通经活络。

2. 针灸护理 针刺阳白、四白、攒竹、下关、颧髎、巨髎、地仓透颊车、合谷、足三里。

随证配穴:鼻唇沟平坦加迎香;人中沟平坦加人中;颏唇沟歪斜加承浆;乳突部疼痛加风池、翳风、外关。初期针用泻法,针刺不宜过强,后期补法,加灸。

3. 其他疗法

(1)用皮肤针叩刺阳白、太阳、四白、牵正等穴,用小火罐吸拔 5~10 min,隔日 1 次。本法适用于发病初期,或面部有板滞感觉等面瘫后遗症。

(2)穴位注射:用维生素 B_1 100 mg 或维生素 B_{12} 100 μg 注射液注射翳风、牵正等穴,每穴 0.5 mL,每日或隔日 1 次。以上穴位可交替使用。

(3)穴位贴敷:将马钱子锉成粉,约 0.6 g,撒于膏药或胶布上,贴在患侧的下关穴,隔 2~3 日更换 1 次,一般须更换 4~5 次。

4. 生活护理

(1)患者常流涎,食物残留于口腔,咀嚼困难,味觉减退,因此要指导患者注意口腔卫生,进食后漱口,防止口腔感染。嘱患者适当咀嚼口香糖,以保持口腔清洁及锻炼咀嚼功能。

(2)面神经麻痹导致患者咀嚼不便,进食量减少,造成患者营养失调,故要加强患者的饮食调理,指导患者将食物放在健侧舌后方,细嚼慢咽,少量多餐,以满足机体需要。根据病情给予半流质饮食或普食,饮食应以清淡、易消化为主,如鱼、瘦肉、鸡、牛奶等,忌辛辣、煎炸、燥热、湿毒的食物;避免酸、干、硬、粗糙食物。另外,还要吃一些米面、粗粮类食物,以保持机体足够的能量供给,增强机体的抗病能力。

(3)进行面部肌肉运动功能训练,可维持面部肌肉的运动功能,恢复和增强面部肌肉肌力,促进面部神经肌肉协调功能的恢复。指导患者进行面部肌肉功能锻炼,如对着镜子做皱额、闭眼、鼓腮、吹口哨、露齿等运动。嘱患者避免冷水洗脸,可做面部热敷,用温湿毛巾热敷面部,每天2~3次,以改善血液循环。按摩患侧面部,可防止麻痹肌肉的萎缩,减少并发症和后遗症的发生。

(4) 嘱患者充分休息,防止疲劳过度,防止感冒,适当体育锻炼,增强机体免疫力。

案例导入

　　吴某,男,67岁。自觉右眼流泪不适,左侧面部麻木,口唇不适,喝水外漏,食停颊部,于2013年3月3日来针灸科就诊。检查:左眼不能闭合,左侧额纹消失,左鼻唇沟变浅,右侧口角向上,左侧口角向下歪斜。诊断为面瘫(周围性面神经麻痹)。针灸治疗:取左侧阳白透鱼腰、地仓透颊车、太阳、人中、列缺、合谷、下关。虽病势短,但患者年老体弱,故针刺手法补泻兼施,先泻后补,以补为主;同时用红外线照射患侧皮肤,每天15 min,1次/天。治疗6次后症状好转,继续针刺,10次痊愈。

考点提示

本任务中考试重点为内科各病证的护理要点。

任务二　外科常见病证护理

要点导航

重点:外科常见病证的护理原则和要点。
难点:外科常见病证的辨证施护。

一、痈

痈是气血被毒邪壅塞而不通之意。在中医文献中痈有"内痈""外痈"之分。外痈是一种发生于皮肉之间的急性化脓性疾病,其特点是局部光软无头、红肿疼痛(少数初起皮色不变),结块范围多在6~9 cm,发病迅速,易肿、易脓、易溃、易敛,或伴有恶寒、发热、口渴等全身症状。而内痈生于脏腑,如肝痈、肺痈,虽同属于痈的范畴,但在辨证施护上和外痈多有不同,本节仅论述外痈。现代医学的体表浅表部位脓肿、急性化脓性淋巴管炎、蜂窝组织炎等,均可参照本病进行辨证施护。

【病因病机】　本病多因外感六淫之邪，或过食肥甘厚味，湿热火毒内生，或外伤邪毒导致经络阻塞，营卫不和，气血凝滞所致。热毒蕴结，腐血烂肉乃成脓。气血虚弱之体，因毒滞难化，不易透毒外出，常致病情加重。

【护理原则和要点】

1. 护理原则　内治可分别采用疏风清热、活血行瘀、透脓、补虚等方法。外治可用清热解毒、提脓祛腐、生肌收敛的散剂、膏剂外敷，也可选用切开排脓、扩创手术等方法。

2. 护理要点

（1）起居有节，避免外伤皮肤。

（2）忌食鱼腥发物、辛辣刺激性食物及肥甘厚味。

【辨证施护】

（一）初起期

证候表现：初起时患处突然肿胀，迅速结块，表皮灼热红肿、疼痛，继而肿势增大，边界清楚，按之发硬。轻者无全身症状，重者出现恶寒发热，头痛口干，尿赤，便秘，舌苔黄腻，脉洪数。

护理措施如下。

1. 方药护理　仙方活命饮加减以清热解毒，消肿止痛。外敷黄金散或玉露散。中药汤剂宜饭后温服，热势盛者宜温凉服。

2. 针灸护理　用艾条隔蒜灸 20～30 min，2 次/天，促进痈的消散。

3. 生活护理

（1）注意皮肤卫生，防止皮肤损伤，避免搔抓及皮肤摩擦等刺激。

（2）饮食宜清淡、易消化，多食蔬菜、水果，忌食辛辣刺激性食物和海鲜发物。

（3）观察局部皮肤红、肿、热、痛的变化及全身症状。

（二）成脓期

证候表现：在起病 7 天左右成脓，少数体弱患者可能延后，但不超过 2 周。此时患处肿势高突，疼痛加剧，痛如鸡啄，可伴有高热不退、便秘尿赤、舌红苔黄腻、脉滑数。

护理措施如下。

1. 药物护理　透脓散加减以清热解毒，透脓消肿。脓成宜切开排脓。中药汤剂宜饭后温服，热势盛者宜温凉服。

2. 生活护理

（1）密切观察痈形、肿势、色泽、疼痛的变化及伴随症状。

（2）饮食宜清淡、易消化，多食蔬菜、水果，忌食辛辣刺激性食物和海鲜发物。

（三）溃后期

证候表现：脓肿溃破，脓出黄白稠厚，或夹有赤紫色血块。若排脓通畅，局部肿消痛止，全身症状亦随之消失，待脓净毒泄，逐渐长肉收口而愈；若溃后脓虽出，而肿块周围仍然坚硬，或脓水稀薄，疮面新肉不长，应考虑疮口过小，流脓不畅，或体虚，不能托毒外出。

护理措施如下。

1. 药物护理　一般不需内治，体虚者宜补益气血，可服八珍汤等。脓尽可外用白玉膏掺生肌散。外敷药时，要紧贴患处，药膏范围大于炎症直径；尤其是敷头颈部时注意固定，避免脱落；敷上肢时用三角巾悬吊；敷下肢时适当抬高患肢。注意观察外用药有无过敏反应，如湿疹、瘙痒等。

2. 生活护理

（1）患处出现溃破后需及时进行合理的治疗，防止感染扩散，加重痈的症状。

（2）注意饮食调理，加强营养，宜食高蛋白、高热量、高维生素食物，多食血肉有情之品，但不宜过饱、过早，以免"食复"。

二、湿疹

湿疹是指多种皮损，形态各异，以瘙痒、糜烂、流滋、结痂为主证的皮肤疾病。其主要特点是多行性皮肤损害、常对称分布、自觉瘙痒、有渗出倾向、反复发作，四季皆可发生，以冬季为多见。

【病因病机】

多由风、湿、热阻于肌肤所致。急性者以湿热为主；亚急性者多因脾虚不运，湿邪留于体内；慢性者多因久病耗血，血虚生风燥，肌肤失去濡养而成；发生于小腿伴有青筋暴露者，多由气血运行失常，湿热蕴阻所致。

【护理原则和要点】

1. 护理原则　内治以清热利湿，养血祛风为主；外治以清热利湿中药外敷、熏洗等为主。

2. 护理要点

（1）慎起居，保持居室干燥通风。

（2）注意饮食，忌食辛辣燥热及发物。

（3）患处避免冷热及化学洗涤剂刺激。

【辨证施护】

（一）湿热证

证候表现：起病急，可发生于身体任何部位，常对称发生，皮肤表现为潮红、肿胀、糜烂、流滋、浸淫成片，结痂、瘙痒不堪，或伴有大便秘结、小便短赤、舌苔黄腻、脉滑数。

护理措施如下。

1. 药物护理　内治用龙胆泻肝汤加减以清热利湿；外治流滋多时可用10％黄柏溶液或蒲公英30 g、野菊花15 g煎汤待冷后湿敷，待流滋减少时再用青黛散麻油调搽。

2. 生活护理

（1）忌用热水烫洗或肥皂等刺激物清洗。

（2）避免搔抓，并忌食辛辣及鸡、鸭、牛、羊肉等发物。

（3）发作期不宜注射预防药物。

（二）血虚证

证候表现：反复发作，病程较长，皮损颜色暗淡，浸润肥厚，呈苔藓样变，色素沉着，血痂，脱屑。或伴有头昏乏力，腰膝酸软，舌淡红，苔薄白，脉濡细。

护理措施如下。

1. 药物护理　内治用四物汤加减以养血祛风，清热利湿；外治用青黛膏或皮枯膏外搽，或用苦参汤药浴。

2. 生活护理

（1）观察瘙痒处皮肤的情况，有无抓痕、血痂、色素沉着或苔藓样变等皮损情况。

（2）注意个人卫生，穿着轻、软、棉织类的衣物。

（3）饮食清淡,避免进食辛辣刺激性食物和海鲜发物,忌烟酒。

（4）各种软膏剂、乳膏外搽以止痒。

三、乳痈

乳痈是发生于乳房的一种急性化脓性疾病,又名"吹乳"。有乳房局部结块,红肿热痛,伴有全身发热,且容易传囊的特点。多见于哺乳期妇女,尤其是初产妇,好发于产后3～4周,也可在怀孕期,或非哺乳期及非怀孕期发生。根据发病时期的不同,将在哺乳期发生的称为"外吹乳痈",在怀孕期发生的称为"内吹乳痈",在非哺乳期和非怀孕期发生的称为"不乳儿乳痈"。现代医学中急性化脓性乳腺炎可参照本病进行辨证施护。

【病因病机】　乳汁淤积是最常见的病因。乳头破碎、畸形和内陷,或乳汁多而少饮,或因毒邪外袭,均可使乳汁淤积,乳络不通,乳管阻塞,败乳蓄积,化热而成痈肿。情志不畅,肝气不和,或产后饮食不节,胃中积热,肝气不舒,厥阴之气不行,失于疏泄,胃热壅滞,于阳明之热蕴结,以致经络阻塞,气血瘀滞而成乳痈。新产妇体虚,汗出腠理疏松,或露胸哺乳外感风寒之邪,或乳儿含乳而睡,口中热毒之气侵入乳孔,均可使邪热蕴阻于肝胃之经,乳络郁滞不通,化热而成痈。

【护理原则和要点】

1. 护理原则　根据乳痈病程及成脓与否内外治法也不同。初期:内治宜疏肝清热、通乳消肿,外治宜乳房按摩、药物外敷。成脓期:内治宜清热解毒,托里透脓;外治宜切开引流。溃后:内治宜排脓托毒,外治用药物外敷。

2. 护理要点

（1）调畅情志,保持心情舒畅。

（2）保持乳头清洁,及时治疗乳头擦伤、皲裂及身体其他部位的化脓感染。

（3）养成定时哺乳习惯,乳汁过多时可在哺乳后用吸乳器或手挤压按摩,防止乳汁淤积。

【辨证施护】

（一）初期

证候表现:乳房肿胀疼痛,皮肤微红或不红,肿块或有或无,乳汁分泌不畅,伴有恶寒发热、头痛、胸闷不舒、舌苔薄黄或黄腻、脉弦数。

护理措施如下。

1. 方药护理　内治用栝蒌牛蒡子汤加减以疏肝清热、通乳消肿;外治用手法按摩,使淤滞乳汁得以疏通。

2. 针灸护理　针刺膺窗、乳根、梁丘、少泽,用泻法。

3. 生活护理

（1）妊娠后期做好乳头护理,如用温水清洗乳头;乳头内陷者洗后轻柔按摩,牵拉乳头。

（2）若乳头擦伤、皲裂,或身体其他部位有化脓感染时,应及时就医。

（3）乳痈时停止哺乳,用吸乳器吸出乳汁,防止乳汁淤积。

（二）成脓期

证候表现:肿块逐渐增大,皮色焮红,疼痛加重,壮热不退,口渴喜饮,舌苔黄,脉弦数,为已化脓趋势。若壮热,疼痛加重,硬块变软,按之有波动感,为脓已成。

护理措施如下。

1. 方药护理　内治用透脓散加味以清热解毒,托里透脓。外治宜切开引流,循乳络方向做放射状切口,以免损伤乳络,疮口内插入提毒祛腐药捻;或用针管穿刺抽出脓后,外敷金黄散或金黄膏。

2. 针灸护理 针刺肩井、膻中、足三里、列缺、膈俞穴,用泻法。

3. 生活护理

(1)注意休息,保持患侧乳房局部清洁。如乳房切开引流排脓,卧位时取向切口侧卧,以利脓液流出。

(2)饮食宜清淡、富有营养、易消化,多食蔬菜、瓜果、豆制品等,忌食辛辣、肥甘、刺激性食物和海鲜发物。

(三)溃后期

证候表现:溃后脓出,热退,肿消痛减,逐渐愈合。如溃破后脓出不畅,肿痛不减,身热不退,属脓液波及其他乳络,形成"传囊"之变;或溃破后,乳汁从疮口处溢出,形成乳漏,愈合较慢。

护理措施如下。

1. 方药护理 内治用四妙汤加味以排脓托毒,发生"传囊"之变者,参照初期、成脓期治法;外治用八二丹药捻,外敷黄金膏;脓尽后用生肌散外敷。

2. 生活护理

(1)介绍病情,消除患者恐惧及焦虑心理,使其配合治疗。哺乳期妇女应保持心情舒畅,避免情绪激动。

(2)蒲金粥:蒲公英、金银花、紫花地丁各 30 g,煎药取汁,入粳米适量煮粥,白糖调味服用。

(3)饮食宜清淡、易消化,少食辛辣、肥甘及鱼腥发物。

四、痔疮

痔疮是直肠末端黏膜下和肛管皮肤下的直肠静脉丛发生扩大、曲张而形成的柔软静脉团。痔多见于成年人,以肛管齿线为界,分为内痔、外痔和混合痔。现代医学中的各期内痔及炎性外痔等均可参照本病进行辨证施护。

【病因病机】 本病多由饮食不节、过食辛辣、酒色过度、久坐久立、便秘等引起热毒内蕴,气血壅滞肛门所致。

【护理原则和要点】

1. 护理原则 内治可清热通便、清热止血、补气固脱;外治可选用熏洗、手术治疗等。

2. 护理要点

(1)注意饮食调养,忌酒,少食辛辣刺激性食物,多食蔬菜、水果等。

(2)养成定时排便的习惯,并保持肛门周围清洁。

【辨证施护】

(一)内痔

1. 风伤肠络

证候表现:大便带血,或呈滴血或喷射状,血色鲜红,或有肛门瘙痒,舌红,苔薄白,脉浮数。

护理措施如下。

(1)方药护理:内治用凉血地黄汤加减以清热解毒,祛风凉血;外治用五倍子汤、苦参汤煎水,先熏后洗,或用消痔膏外敷患处。中药汤剂宜饭前温服。

（2）针灸护理:针刺次髎、二白、血海、膈俞,用平补平泻手法。气虚下陷加长强,灸神阙、百会。

（3）生活护理:

①观察患者出血、疼痛、便秘等情况,发现出血症状和体征应及时报告医生。

②饮食清淡,忌食辛辣、有刺激食物。

③多饮水,注意休息,保持大便通畅,养成定时大便的习惯。

2. 湿热下注

证候表现:便血色鲜,量较多,肛内肿物外脱,可自行回缩,肛门灼热,苔黄腻,脉弦数。

护理措施如下。

（1）方药护理:内治用脏连丸以清热利湿;外治用痔疮锭塞入肛内。中药汤剂饭前凉服。

（2）针灸护理:针刺长强、承山、白环俞、曲池,用泻法。

（3）生活护理:

①卧床休息,保持肛门清洁卫生,手纸、内裤要清洁柔软。

②宜进食清热解毒之品如绿豆、鱼腥草,多饮水,可用大黄、番泻叶泡水代茶。

③坚持每晚热水或中药液坐浴,养成定时排便习惯,及时治疗泄泻或便秘。

3. 气滞血瘀

证候表现:肛中有物脱出,或嵌顿,肛管紧缩,坠胀疼痛,甚则肛缘肿胀、触痛明显,舌暗红或有瘀点,苔白或黄,脉弦细涩。

护理措施如下。

（1）方药护理:内治用活血散瘀汤加减以清热利湿、活血化瘀;外治用消痔散敷患处。

（2）针灸护理:艾条灸肛周止痛。

（3）生活护理:

①忌烟、酒、辛辣等刺激之品。

②保持肛门清洁,避免刺激,便纸宜柔软,不穿紧身裤子和粗糙内裤。

③勿负重远行,防止过度劳倦。进行适当体育锻炼。忌久坐、久立或久蹲,不坐太热、太冷、潮湿物体上或地面,最好选用软坐垫。

4. 脾虚气陷

证候表现:肛门有下坠感,痔核脱出不能自行回纳,需手复位,便血色鲜,面色无华,少气乏力,食少便溏,舌淡胖、边有齿痕,苔薄白,脉细弱。

护理措施如下。

（1）方药护理:内治用补中益气汤加减以补气升提;外治用朴硝、花椒加开水浸泡后熏洗,再外敷消痔膏。中药汤剂饭前空服。

（2）针灸护理:艾炷灸神阙、中脘、气海、关元等穴。

（3）生活护理:

①忌食酸冷食物,宜多吃养血益气之品,如大枣、党参等。

②避免久坐久蹲,保持肛门清洁卫生,手纸、内裤要清洁柔软。

（二）外痔

1. 湿热下注

证候表现:便后肛缘肿物隆起不缩小,坠胀明显,甚则灼热疼痛,便结或便溏,舌红苔黄腻,脉滑数。

护理措施如下。

（1）方药护理：内治用脏连丸以清热利湿；外治用苦参汤煎水先熏后洗，或外用消痔膏、黄连膏等。

（2）生活护理：

①外痔伴发感染或嵌顿，或突发血栓外痔应卧床休息。保持肛门清洁。

②饮食以营养丰富、易消化为宜，忌辛辣香燥等刺激性食品，戒烟酒，多食新鲜水果、蔬菜。

2. 血热瘀阻

证候表现：肛缘肿物突起，肿痛剧烈难忍，肛门坠胀，排便、走路、坐下时加重，局部可触及硬性结节，其色暗紫，自觉有异物感，舌紫苔黄，脉弦数。

护理措施如下。

（1）方药护理：内治用地榆槐角丸以清热凉血化瘀；外治用消痔膏，必要时考虑手术治疗。

（2）生活护理：

①多饮水，注意休息，保持大便通畅，养成定时大便的习惯。

②饮食清淡，忌食辛辣、有刺激食物。

③保持肛门周围清洁，便后不能及时洗浴的，蹲厕起身前，用柔软的卫生纸夹在肛门处，以便直肠静脉正常回流。

④司机、孕妇和坐班人群应每天上、下午各做 10 次提肛动作。

案例导入

刘某，女，38 岁，平素喜食辛辣食物，大便干结。2 天前食火锅后，自觉大便干结，便后出血，量多，伴有肛门灼热，肛内肿物外脱，肿物自行回缩，苔黄腻，脉弦数。中医诊断为内痔（湿热下注）。内服脏连，外用苦参汤煎水先熏后洗，并用消痔膏外敷患处。每天做提肛动作 20 次，食蔬菜、水果、粥类，10 日后诸症消失。

任务三　妇科常见病证护理

要点导航

重点：妇科常见病证的护理原则和要点。

难点：妇科常见病证的辨证施护。

一、痛经

痛经是指妇女在经前、经期或经后发生周期性的小腹疼痛，或伴腰膝酸痛等症状，以致影响工作和生活质量，也称为"行经腹痛"。痛经是妇科常见病证，以初潮后 2～3 年的青春期女性为多见。女性在月经将至或行经初期，有轻微的小腹胀痛或腰部酸痛，但不影响工作和生活，月经过后自然消失，不作病论，一般不需处理。现代医学中的原发性痛经（生殖器官无器质性病变）和继发性痛经（盆腔器质性疾病引起）的行经腹痛均可参照本病辨证施护。

【病因病机】　本病多由情志不调、饮食所伤、起居不慎，或外感六淫等所致脏腑功能失调，气血运行不畅，或胞宫失去濡养，以致"不荣则痛"，或冲任胞脉瘀阻，而致"不通则痛"。

【护理原则和要点】

1. 护理原则　行气化瘀，通络止痛。

2. 护理要点

（1）注意调摄精神，保持心情愉快，气机畅达，经血流畅。

（2）劳逸结合，生活规律，经期避免过度劳累和剧烈活动。

（3）经期前后注意保暖，避免淋雨涉水受寒。

（4）注意经期卫生。

【辨证施护】

（一）气滞血瘀

证候表现：经前或经期小腹胀痛拒按，经血量少，经行不畅，血色紫暗，有血块，块下痛减，舌质紫暗、有瘀点，脉沉弦。

护理措施如下。

1. 方药护理　膈下逐瘀汤加减以理气活血，逐瘀止痛。

2. 针灸护理　针刺中极、次髎、地机、太冲，用泻法。亦可用王不留行籽耳压取子宫、内分泌、交感、皮质下、神门等穴。

3. 生活护理

（1）避免精神紧张，解除心理负担，保持心情舒畅。

（2）指导患者按摩小腹以促进气血畅行，缓解疼痛。

（3）合理饮食，多食高纤维食物，少食甜食。可用桃仁 10 g、生地 30 g，水煎取汁，加入粳米、红糖适量，煮粥食用。

（4）经前服用益母草膏、红糖水，或益母草煮鸡蛋等以助经血顺利排出，缓解疼痛。

课堂互动

痛经腹部按摩：痛经患者在经前 3 天开始，每天晚上用双手重叠，掌心向下压于小腹正中，做逆时针旋转按摩 10 min，同时从小腹至脐部按摩 30～50 次。

（二）寒湿凝滞

证候表现：经前或经期小腹冷痛，得热痛减，经血量少，色紫暗，有块，伴形寒肢冷，小便清长，苔白，脉沉紧或细。

护理措施如下。

1. 方药护理　少腹逐瘀汤加减以温经散寒除湿，化瘀止痛。

2. 针灸护理　针刺中极、次髎、地机、太冲、归来，用泻法，加灸。亦可用王不留行籽耳压取子宫、内分泌、交感、皮质下、神门等穴。

3. 生活护理

（1）注意腹部保暖，可热敷腹部。

（2）切忌淋雨、涉水或食生冷瓜果、冷饮等，以免加剧寒凝，使疼痛更甚。

（3）饮食以温性食物为主，如红糖、大枣、鸡蛋、韭菜等，忌食生冷、辛辣、酸涩食物。

（三）气血亏虚

证候表现：经期或经净后，小腹隐痛喜按，行经量少质稀，面色苍白，神疲乏力，头晕心悸，舌淡苔薄，脉细弱。

护理措施如下。

1. 方药护理　圣愈汤加减以补益气血，和中止痛。

2. 针灸护理　针刺中脘、关元、气海、足三里、三阴交，用补法，加灸。亦可用王不留行籽耳压取子宫、内分泌、交感、皮质下、神门等穴。

3. 生活护理

（1）劳逸结合，适当锻炼，增强体质。

（2）给予高营养、易消化饮食。多食鸡蛋、肉类、乳制品和新鲜蔬菜。经前、经后期常服当归生姜羊肉汤或当归养血膏以温阳补血，忌食生冷及辛辣有刺激性食物。

（四）肝肾亏虚

证候表现：经期或经净后小腹绵绵作痛，行经量少，色红无块，腰膝酸软，头晕耳鸣，舌淡红，苔薄，脉细弦。

护理措施如下。

1. 方药护理　调肝汤加减以益肾养肝止痛。

2. 针灸护理　针刺关元、气海、足三里、三阴交、肝俞、肾俞，用补法，加灸。

3. 生活护理

（1）保证休息和睡眠充足，节制房事。

（2）多食补益肝肾之品，如黑芝麻、核桃、甲鱼、猪肝等。

案例导入

王某，女，18 岁，未婚。自 13 岁初潮起，每次月经小腹疼痛，待血块排出后疼痛减轻，伴有少腹冷痛，得热则舒，按之痛甚，经量少，经色紫暗，舌淡紫，苔白，脉沉紧。中医诊断为痛经（寒湿凝滞），治疗用少腹逐瘀汤加减以温经散寒除湿，化瘀止痛。连续用药 2 个月经周期而愈。

二、带下病

带下病是以带下明显增多，伴有色、质、气味异常，或伴有局部、全身症状为主要表现的病证。现代医学中的各种女性生殖系统炎症、内分泌功能失调及肿瘤等，凡导致阴道分泌物异常，其病机、证候与本病相符者，可参照本病进行辨证施护。

知识链接

　　正常白带是肾气充盛,脾气健运,由任脉、带脉所约束而润泽阴道的一种无色、质黏、无臭的阴液,其量不多,经间期、经前期及妊娠期带下稍有增多者,为正常现象。不作疾病论。

【病因病机】　本病的病因主要是湿邪,由于湿邪影响任、带二脉,以致带脉失约、任脉不固而成。湿邪有内湿和外湿之分,内湿者多为脾气虚弱,运化失职,水谷精微不能上输以化血,聚而成湿,流注下焦,伤及任、带而为带下;或肾阳不足,命门火衰,水湿不化,或肾虚封藏不固,或肝经湿热下注损伤任、带而致带下。外湿多为外感湿邪,湿邪也可夹寒、热、毒邪而直接侵犯。

【护理原则和要点】

1. 护理原则　以除湿为主,湿热者宜清利,湿寒者宜燥湿。

2. 护理要点

(1) 密切观察带下的质、量、色、气味及伴随症状。若带下五色杂陈或奇臭无比,应及时就医排查恶变的可能。

(2) 慎起居,避寒湿,防劳累,节房事。

(3) 注意个人卫生,特别是经期、产后保持阴部清洁干燥,每天用温水清洗外阴。

(4) 饮食宜清淡、营养、易消化,忌食辛辣刺激性食物,戒烟酒。

【辨证施护】

(一) 脾虚

证候表现:带下色白或淡黄,质黏稠,无臭气,绵绵不断,面目水肿,面色㿠白或萎黄,四肢不温,神疲肢倦,纳少便溏,舌淡苔白或腻,脉缓弱。

护理措施如下。

1. 方药护理　完带汤加减以健脾疏肝,化湿止带。中药汤剂宜文火久煎,饭前温热顿服。

2. 针灸护理　针刺带脉、三阴交、气海、脾俞、阴陵泉、足三里,用补法。

3. 生活护理

(1) 观察带下的质、量、色及气味,并做好记录。指导患者保持外阴清洁,每日用温水或中药洗剂坐浴或清洗外阴。行经期间暂停阴道灌洗、坐浴和塞药治疗。

(2) 注意休息,避免过度劳累。

(3) 饮食宜清淡、富有营养。忌食肥甘厚腻、生冷之品。

(二) 肾阳虚

证候表现:带下量多、色白清冷,质稀薄、淋漓不断,腰酸如折,小腹感冷,小便频数清长,夜间尤甚,大便溏薄,舌淡苔薄白,脉沉迟。

护理措施如下。

1. 方药护理　内补丸以温肾培元,固涩止带。中药汤剂宜久煎,温热服用。

2. 针灸护理　针刺肾俞、关元、命门、次髎、带脉、三阴交,用补法。

3. 生活护理

（1）宜食温肾助阳、固涩止带之品，如桂圆红枣莲子汤或食羊肉、鹿肉、狗肉等温肾滋补食物。

（2）小腹感冷者可热敷或艾灸。

（三）肾阴虚

证候表现：带下赤白，质稠无臭，阴部灼热感，头晕目眩，或五心烦热，失眠多梦，便秘尿黄，舌红少苔，脉细数。

护理措施如下。

1. 方药护理　知柏地黄汤加减以益肾滋阴，清热止带。中药汤剂宜偏凉服。

2. 针灸护理　针刺肾俞、太溪、次髎、阴陵泉、带脉、三阴交，用补法。

3. 生活护理

（1）病室宜舒适、洁净，使患者安心静养。

（2）饮食宜清淡，可食滋阴利湿之品，如土茯苓炖乌龟、菱角等，忌烟酒及动火之品。

（四）湿热

证候表现：带下量多，色黄或黄绿，质黏稠，有臭味，或如豆渣样，或如米泔水样，有泡沫，外阴灼热瘙痒，小便短赤，或伴少腹作痛，舌苔黄腻，脉弦数。

护理措施如下。

1. 方药护理　止带方加减以清热利湿。

2. 针灸护理　针刺中极、阴陵泉、下髎、带脉、三阴交，用泻法。

3. 生活护理

（1）饮食宜清淡、营养、易消化，多饮汤水。忌食肥甘厚味及辛辣刺激性食物。

（2）外阴瘙痒者可用黄柏、土槿皮等煎汤坐浴、熏洗或清洁外阴，2次/天，内裤也要用药液浸泡消毒。

（五）湿毒

证候表现：带下量多，黄绿如脓，或赤白相兼，或五色带下，状如米泔，臭秽难闻，小腹痛，腰骶酸痛，口苦咽干，小便短赤，舌红苔黄腻，脉滑数。

护理措施如下。

1. 方药护理　五味消毒饮加减以清热解毒利湿。中药汤剂宜偏凉服。

2. 针灸护理　针刺中极、阴陵泉、下髎、带脉、三阴交，王不留行籽贴压耳穴子宫、卵巢、内分泌、肾、脾。

3. 生活护理

（1）饮食宜选清热解毒利湿之品，如冬瓜、薏苡仁、扁豆等，忌食煎炸油腻辛辣之品。

（2）遵医嘱用中药汤剂熏洗后坐浴，1次/天，勿搔抓或烫洗外阴。

（3）若带下赤白或如脓血样恶臭，应及时做进一步检查，排除恶变的可能。

三、崩漏

崩漏是指妇女非周期性子宫出血的病证。凡发病急骤，暴下如注，大量出血为崩，也称为"崩中"或"经崩"；发病势缓，经血量少，淋漓不净，也称为"漏下"或"经漏"。崩和漏可相互转化，血崩经急救止血处理，有时可转为漏下；漏下历时较久，也可转化为血崩，故多以崩漏并称。

现代医学中无排卵性功能失调性子宫出血、生殖器炎症和某些生殖器肿瘤引起的不规则阴道出血等,均可参照本病辨证施护。

【病因病机】　崩漏的发生,主要是冲任失调,不能固摄经血所致。若素体阳盛或情志不遂,肝郁化火,外感热邪或过食辛辣之品,致热伤冲任,迫血妄行;或忧思过度,饮食劳倦,致脾气损伤,统摄无权,冲任不固;或先天肾气不足,或房事不节,损伤肾精,失于封藏,不能固摄血脉,以致经血非时而下,发为崩漏。

【护理原则和要点】

1. 护理原则　本着急则治其标,缓则治其本的原则,塞流(止血)、澄源(求因治本)、复旧(调理善后)。

2. 护理要点

(1)绝经期妇女,如反复多次出血,需做妇科检查,警惕肿瘤所致。

(2)大量出血时,出现虚脱应及时采取抢救措施。

(3)饮食营养丰富,忌食生冷,防止过度疲劳。

【辨证施护】

(一)实证

1. 血热

证候表现:下血量多如崩,或淋漓不断,血色深红,质稠臭秽,夹有血块,口渴喜饮,小便黄赤,大便秘结,舌红苔黄,脉滑数。

护理措施如下。

(1)方药护理:清热固经汤加减以清热凉血,固经涩血。中药宜偏凉服,注意观察服药后阴道出血情况。

(2)针灸护理:针刺中极、三阴交、血海、大敦,用泻法。

(3)生活护理:

①慎起居,多休息,少活动。

②大量出血时,出现虚脱应及时采取抢救措施。

③密切关注阴道出血情况。

2. 血瘀

证候表现:漏下淋漓不止,或突然下血较多,血色紫暗、有块,小腹疼痛拒按,瘀块排出后则痛减,舌紫暗或有瘀点,脉涩。

护理措施如下。

(1)方药护理:逐瘀止血汤加减以活血祛瘀,固冲止血。中药宜餐前热服。

(2)针灸护理:针刺血海、三阴交、中极、足三里,用泻法。

(3)生活护理:

①慎起居,出血量多时卧床休息。

②做好计划生育,避免房劳多产。

③忌食生冷及酸涩食物。

(二)虚证

1. 脾虚

证候表现:骤然下血量多,或淋漓不断,血色淡红,精神疲倦,面色㿠白,气短懒言,纳呆便溏,或有畏寒自汗,舌质淡,苔薄白,脉沉细无力。

护理措施如下。

(1)方药护理:固本止崩汤加减以益气固本,养血止血。

(2)针灸护理:针刺气海、血海、足三里、脾俞,用补法,可加灸法。

(3)生活护理:

①劳逸结合,勿过度劳累,损伤心脾。

②饮食有节,起居有常。

2. 肾虚

证候表现:血崩下血,或淋漓不尽,经色淡红,质稀,畏寒肢冷,精神疲倦,小腹冷痛,喜热喜按,大便溏薄,小便清长,舌质淡,苔薄白,脉沉细为肾阳虚;若经血鲜红,伴有头晕耳鸣,腰膝酸软,或手足心烦热,失眠盗汗,舌质红少苔,脉细数为肾阴虚。

护理措施如下。

(1)方药护理:肾阳虚用右归丸以温补肾阳,摄血固崩;肾阴虚用左归丸滋肾益阴,固冲止血。中药宜热服。

(2)针灸护理:针刺气海、血海、肾俞、然谷、太溪,用补法。

(3)生活护理:

①做好患者的情志调护,消除不良刺激,使其安心治疗。

②大量出血,出现虚脱时应及时采取抢救措施。

③服用补肾食品调理,如山药、核桃、枸杞子等。忌食生冷。

考点提示

妇科常见病证的护理要点。

任务四　儿科常见病证护理

要点导航

重点:儿科各病证的护理原则和要点。

难点:儿科各病证的辨证施护。

一、肺炎喘嗽

肺炎喘嗽是指因外邪犯肺引起的以发热、咳嗽、气急、鼻翼煽动、痰涎壅滞,甚至涕泪闭塞、张口抬肩等为主要临床表现的病证。本病一年四季均可发生,尤以冬春季多见,一般发病急,有的来势凶猛,迅速出现心阳虚脱、内陷厥阴的变证。好发于婴幼儿,年龄越小,发病率越高,病情越重。治疗及时得当,一般预后良好。现代医学的小儿肺炎、毛细支气管炎等均可参照本病的辨证施护。

【病因病机】　引起肺炎喘嗽的病因主要有外因和内因两大类。外因主要是感受风邪,小儿寒温失调,风邪外袭而为病,风邪多夹热或夹寒为患,其中以风热为多见。内因是小儿肺脏娇嫩,卫外不固,如先天禀赋不足,或后天喂养失宜,久病不愈,病后失调,则致正气虚弱,卫外不固,腠理不密,而易为外邪所中。

【护理原则和要点】

1. 护理原则　开肺化痰,止咳平喘。

2. 护理要点

(1)搞好卫生,保持室内空气新鲜,冬春季节尽量少带易感儿去公共场所。

(2)饮食宜清淡、富有营养,多喂温水。

(3)呼吸急促时,应保持气道通畅,并随时吸痰。咳嗽剧烈时可抱起患儿,轻拍其背部,防止呕吐物吸入气管。

(4)重症肺炎患儿要加强巡视,监测呼吸、血压、心率,密切观察病情变化。

【辨证施护】

(一)常证

1. 风寒郁肺

证候表现:恶寒发热,无汗不渴,鼻塞流清涕,呛咳不爽,咳嗽,气喘鼻煽,痰稀、色白、易咯,可见泡沫样痰,或喉间痰鸣,舌淡红,苔薄白,脉浮紧,指纹浮红。

护理措施如下。

(1)方药护理:三拗汤合葱豉汤加减以辛温开肺,化痰止咳。中药汤剂温服、频服。

(2)针灸护理:针刺尺泽、孔最、列缺、合谷、肺俞、足三里,用泻法。

(3)生活护理:

①保持病室安静、舒适、空气流通。

②做好口腔护理,保持口腔卫生,预防感染,增进食欲。

③呼吸急促时,应保持气道通畅,并随时吸痰。

④饮食以清淡易消化的半流质为宜,忌生冷、油腻、辛辣之品。

2. 风热郁肺

证候表现:初起证候稍轻,发热恶风,微有汗出,口渴欲饮,咳嗽,痰稠色黄,呼吸急促,咽红,舌尖红,苔薄黄,脉浮数。重症则见高热烦躁,咳嗽微喘,气急鼻煽,喉中痰鸣,面色红赤,便干尿黄,舌红苔黄,脉滑数,指纹紫红于风关。

护理措施如下。

(1)方药护理:银翘散合麻杏石甘汤加减以辛凉宣肺,清热化痰。

(2)针灸护理:针刺大椎、鱼际、肺俞、列缺、合谷,用泻法。

(3)生活护理:

①室温宜凉爽,高热时多饮水,供给足量的液体,每 4 h 测体温 1 次。

②剧咳时可用银花、枇杷叶泡水频饮,痰多黏稠时予雾化吸入,亦可用雪梨炖冰糖饮之,以清热化痰。或用中药生麻黄、杏仁、薄荷煎水后做蒸汽吸入,约 20 min 后再做体位引流,以促进痰液排出。

③饮食宜清淡、易消化,忌食辛辣、油腻之品,以防助热生痰。

3. 痰热闭肺

证候表现:发热有汗,咳嗽,咳痰黄稠,或喉间痰鸣,气促喘憋,鼻翼煽动,声高息涌,呼吸困难,胸高胁满,张口抬肩,口唇青紫,咽红肿,面色红,口渴欲饮,纳呆,舌红,苔黄腻,脉滑数,指纹紫浮。

护理措施如下。

(1)方药护理:五虎汤合葶苈大枣泻肺汤加减以清热宣肺,涤痰定喘。中药汤药宜凉服,少量多次喂饮。

(2)针灸护理:针刺尺泽、孔最、列缺、合谷、肺俞、足三里、丰隆、中脘,用泻法。

(3)生活护理:

①呼吸困难、气急鼻煽、口唇发绀的患儿,应立即给予氧气吸入,保持呼吸道通畅,定时变换体位,拍击背部,促进痰液排出。

②饮食宜清淡,可给豆浆、牛奶、藕粉、果汁及荸荠汁等。

4. 毒热闭肺

证候表现:壮热不退,咳嗽剧烈,痰黄稠、难咯,或痰中带血,气急喘促,憋闷,呼吸困难,鼻翼煽动,胸高胁满,胸膈满闷,张口抬肩,鼻孔干燥,面色红赤,烦躁不宁,或嗜睡,甚至神昏谵语,呛奶,恶心呕吐,舌红少津,苔黄腻,脉洪数,指纹紫滞。

护理措施如下。

(1)方药护理:黄连解毒汤加减以清热解毒,泻肺开闭。中药汤药宜凉服,少量多次喂饮。

(2)针灸护理:针刺尺泽、孔最、列缺、合谷、肺俞、足三里、大椎,用泻法。

(3)生活护理:

①体温在 39 ℃以上,给冰敷、酒精浴、温水浴等,30 min 后测量体温并记录,亦可针刺大椎、风池穴或点刺放血,同时应注意水分的补充,可以太子参、鲜芦根煎水代茶,频服。

②保持大便通畅。便秘者可用番泻叶 3~5 g 泡水代茶饮,或用开塞露润导,或用生大黄泡水以通腑泄热。

③绝对卧床休息,密切观察体温情况,发生严重的气急喘鸣时,应取半坐卧位并吸氧。

5. 阴虚肺热

证候表现:咳喘持久,低热不退,手足心热,干咳,痰量少或无痰,咳痰带血,面色潮红,口干,口渴欲饮,神疲倦怠,形体消瘦,盗汗,舌红少津,脉细数,指纹淡红。

护理措施如下。

(1)方药护理:沙参麦冬汤加减以养阴清肺,润肺止咳。中药汤剂宜温服。

(2)针灸护理:针刺尺泽、孔最、列缺、合谷、肺俞、足三里、脾俞、阴陵泉、大椎,用补法。

(3)生活护理:

①盗汗多者,可用干毛巾擦干,并及时更换内衣,避免受凉。

②配合食疗,常食百合粥、贝母粥、山药莲子粥、杏仁饮等进行调补,多食新鲜蔬菜和水果,忌用煎炸坚硬之品。

6. 肺脾气虚

证候表现:久咳,咳痰无力,痰稀白、易咯,气短,喘促无力,动则喘甚,低热起伏,面白少华,神疲乏力,自汗,纳呆,口不渴,病程迁延,反复感冒,舌淡,苔薄白,脉细无力,指纹淡。

护理措施如下。

(1)方药护理:人参五味子汤加减以补肺益气,健脾化痰。

（2）针灸护理：针刺尺泽、孔最、列缺、合谷、肺俞、足三里、脾俞、气海，用补法。

（3）生活护理：

①低热患儿应多休息，避免活动量过大。自汗患儿可用黄芪、浮小麦、麻黄根泡水频饮。

②饮食宜清淡、易消化。

（二）变证

1. 心阳虚衰

证候表现：突然面色苍白，发绀，呼吸困难加剧，汗出不温，四肢厥冷，神萎淡漠或烦躁不宁，胁下痞块，心悸，虚烦不安，舌淡紫，苔薄白，脉微弱虚数，指纹紫滞。

护理措施如下。

（1）方药护理：参附龙牡救逆汤加减以温补心阳，救逆固脱。

（2）针灸护理：针刺气海、关元、百会、尺泽、孔最、列缺、合谷、肺俞、足三里，用补法。

（3）生活护理：

①饮食以清淡易消化的半流质为宜，忌生冷、油腻、辛辣之品。

②绝对卧床休息，呼吸急促时，应保持气道通畅，并随时吸痰。

2. 邪陷厥阴

证候表现：壮热神昏，烦躁谵语，四肢抽搐，口噤项强，两目上视，咳嗽气促，痰声辘辘，舌质红绛，指纹青紫、达于命关或透关射甲，脉弦数。

护理措施如下。

（1）方药护理：羚角钩藤汤合牛黄清心丸加减以平肝息风，清心开窍。

（2）针灸护理：针刺关元、百会、尺泽、孔最、合谷、肺俞、足三里，用补法。

（3）生活护理：

①饮食以清淡、易消化的半流质为宜，忌生冷、油腻、辛辣之品。

②绝对卧床休息，呼吸急促时，应保持气道通畅，并随时吸痰。

③重症肺炎患儿要加强巡视，监测呼吸、血压、心率，密切观察病情变化。

 案例导入

王某，男，3岁。因高热咳喘、呼吸急迫、鼻翼煽动、口唇发绀、喉中痰鸣，遂于1984年3月5日入院。体温39.6 ℃，呼吸40次/分，心率160次/分；咽部充血，两肺满布痰鸣及湿性啰音，外周血白细胞$14×10^9$/L，中性76%，胸透为肺纹理粗乱及散见模糊阴影，舌质红，苔黄腻，指纹紫滞。诊断为肺炎喘咳（痰热闭肺）。用五虎汤合葶苈大枣泻肺汤加减，以清热宣肺，涤痰定喘。15天后痊愈。

二、厌食

厌食是小儿时期的一种常见疾病，临床以长期食欲不振，食量减少，甚至厌恶进食为特征。患儿除食欲不振外，一般无其他明显不适，预后良好。但长期不愈者，可使气血生化无源，抗病能力下降，容易滋生他病，甚至影响生长发育，转化为疳积。现代医学中的小儿厌食症可参照

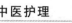

本病进行辨证施护。

【病因病机】 本病多由饮食不节、喂养不当及长期偏食导致脾失健运、胃失和降而致。

【护理原则和要点】

1. 护理原则 调理脾胃,调节饮食。根据不同的表现分别采用运脾和胃、健脾益气、滋养胃阴等方法。

2. 护理要点

(1)注意观察患儿的食量、精神状态和大便情况。

(2)中药汤剂宜温热服,少量顿服。

(3)纠正不良的饮食习惯,禁止饭前吃零食和糖果;适量补充营养丰富且易消化的食物。

【辨证施护】

(一)脾胃不和

证候表现:食欲不振,甚至厌恶进食,食不知味,强迫进食后脘腹饱胀,形体尚可,精神如常,舌质淡红苔薄白,脉有力,指纹青。

护理措施如下。

1. 方药护理 健脾丸以调和脾胃,运脾开胃。亦可用曲麦枳术丸或鸡内金粉,1克/次,2次/天,吞服。中药汤剂宜温热服,少量顿服。

2. 针灸护理 针刺中脘、天枢、气海、足三里,平补平泻,不留针;或用艾灸,并加脾俞、肾俞、关元。

3. 推拿护理 采用捏脊疗法,亦可按揉足三里、内关、中脘等穴。

4. 生活护理

(1)饮食宜清淡、富有营养、易消化,少量多餐。

(2)掌握正确的喂养方法,纠正不良的饮食习惯。

(二)脾胃气虚

证候表现:不思进食,食量减少,食而不化,大便溏薄夹有不消化的食物,面色少华,形体略瘦,精神较差,肢倦乏力,容易出汗,舌质淡苔薄白,脉缓无力,指纹淡紫。

护理措施如下。

1. 方药护理 参苓白术散加味或小儿健脾丸以健脾益气。中药汤剂宜温热服。

2. 针灸护理 针刺中脘、天枢、气海、足三里、脾俞、胃俞,平补平泻,不留针。

3. 推拿护理 采用捏脊疗法,亦可按揉足三里、内关、中脘等穴。

4. 生活护理

(1)生活规律,适当户外活动。

(2)宜进食营养丰富且易消化的食物,忌食生冷。

(三)胃阴不足

证候表现:不思进食,食量减少,食少饮多,皮肤干燥,大便干结,小便短少,舌红少苔,脉细数,指纹紫红。

护理措施如下。

1. 方药护理 养胃增液汤加减以滋阴养胃,或内服醒脾养胃颗粒。

2. 针灸护理 针刺中脘、天枢、气海、足三里,平补平泻,不留针;或针刺四缝穴。

3. 推拿护理 采用捏脊疗法,亦可按揉足三里、内关、中脘等穴。

4. 生活护理

（1）饮食定时定量、清淡而富有营养,忌食辛辣燥热之品。

（2）遵循"胃以喜为补"的原则,先从小儿喜欢的食物着手,来诱导开胃,暂时不考虑营养价值,待其食欲增进后再按营养的需要供给食物。

（3）就餐时保持患儿良好的精神,营造良好的就餐环境。

案例导入

　　杨某,男,5岁,近2个月来,精神较差,面色萎黄,食少便溏,夹有未消化的食物,舌淡苔薄白,脉细。

　　诊断:厌食(脾胃气虚型)。

　　治疗:宜健脾益气,用参苓白术散加味治疗,并针刺中脘、天枢、气海、足三里,平补平泻。另外嘱其饮食有节,忌食肥甘辛辣、生冷之品,治疗2周后痊愈。

三、遗尿

遗尿是指3周岁以上的小儿在睡眠中小便自遗,醒后方觉,并反复出现的一种病证,俗称"尿床"。偶因疲劳或睡前饮水过多而致者,不作病态论。现代医学中的遗尿症可参照本病进行辨证施护。

【病因病机】　本病多因肾气不足,下元虚寒,封藏失职,膀胱约束无权而致;或因肺脾气虚,气不化水,脾失健运,以致水湿不行,渗入膀胱,水道无以制约而发生遗尿。

【护理原则和要点】

1. 护理原则　以扶正为主,分别采用温肾固涩、补肺健脾、疏肝清热等法。

2. 护理要点

（1）重点观察遗尿的次数及尿量、颜色的变化。

（2）多食温补食物,忌食生冷之品。

（3）夜间按时唤醒排尿1～2次,使其逐渐养成自控排尿的习惯。

（4）理解患儿,帮助其消除害羞、紧张的心理。

【辨证施护】

（一）下元虚寒

证候表现:睡中遗尿,多则一夜数次,醒后方觉,精神倦怠,面色苍白,畏寒肢冷,腰膝酸软,双下肢无力,小便清长,舌质淡苔白,脉沉细。

护理措施如下。

1. 方药护理　菟丝子散加减以温补肾阳,固涩小便。

2. 针灸护理　针刺中极、关元、三阴交、膀胱俞、命门、太溪,用补法,可加灸法。或用王不留行籽耳压皮质下、神门、内分泌、肾、肝、脾等穴。

3. 推拿护理　按揉三阴交、足三里、关元;或每日下午揉丹田200次,摩腹20 min,揉龟尾30次。

4. 生活护理

（1）适当调整生活规律，定时作息，白天注意休息，防止过度疲劳。睡前排空膀胱，夜间定时唤醒排尿。

（2）饮食不可过咸，宜食动物肝脏、肾脏及肉类食物，以温补肾阳。

（二）肺脾气虚

证候表现：睡中遗尿，次数少量不多，自汗，易感冒，面色萎黄，四肢无力，食欲不振，尿清频数，便溏，舌淡苔薄白，脉细弱。

护理措施如下。

1. 方药护理　补中益气汤合缩泉丸以补中益气，固摄小便。

2. 针灸护理　针刺气海、关元、三阴交、膀胱俞、肺俞、脾俞、足三里，用补法。或用王不留行籽耳压皮质下、神门、内分泌、肾、肝、脾等穴。

3. 推拿护理　按揉三阴交、足三里、关元；或每日下午揉丹田 200 次，摩腹 20 min，揉龟尾 30 次。

4. 生活护理

（1）饮食宜易消化、营养丰富，忌食生冷之品。

（2）适时增减衣物，避免感冒。

（三）肝经郁热

证候表现：睡中遗尿，味腥臊难闻，平时性情急躁，多梦，或夜间磨牙，口渴，面赤唇红，尿黄短少，舌质红，苔黄，脉弦数。

护理措施如下。

1. 方药护理　龙胆泻肝汤加减以疏肝清热，缓急止遗。

2. 针灸护理　针刺太冲、行间、三阴交、肝俞、足三里，用泻法。或用王不留行籽耳压皮质下、神门、内分泌、肾、肝、脾等穴。

3. 推拿护理　按揉三阴交、足三里、关元。

4. 生活护理

（1）做好情志护理，关心体贴患儿，给予精神安慰，消除其紧张情绪，解除羞涩、自卑的心理状态，疏泄调畅，有利于疾病的康复。

（2）饮食宜清淡，忌食辛辣肥甘之品，多食新鲜水果和蔬菜。

 案例导入

李某，男，10 岁，自幼患遗尿症，每晚遗尿 1～2 次，劳累后加重，神疲乏力，四肢不温，小便清长，舌淡苔薄白，脉沉无力。诊断为遗尿（下元虚寒型）。治疗用菟丝子散加减以温补肾阳，固涩小便。配合推拿手法和针刺中极、关元、三阴交、膀胱俞、命门、太溪，用补法，加灸法。嘱患儿忌食生冷，睡前排空小便，2 周后痊愈。

四、痄腮

痄腮是指由风温邪毒引起的以发热、耳后腮部肿胀热痛为特点的急性传染性疾病。因腮部肿胀,形如蛤蟆颈项,且能互相传染,故又称为"蛤蟆瘟"。本病一年四季都可发生,而以冬春两季易于流行。学龄前儿童发病率较高,一般预后良好。现代医学的流行性腮腺炎可参照本病辨证施护。

【病因病机】　本病多由风温毒邪从口鼻而入,壅阻少阳经脉,与气血相搏,郁而不散,结于腮部所致。

【护理原则和要点】

1. 护理原则　清热解毒,以祛邪为主。

2. 护理要点

(1) 保持病室清洁、安静、通风。

(2) 重点观察患儿发热程度、腮部肿痛情况。

(3) 宜少量多次给予流质或半流质饮食,忌食辛辣香燥之品。

(4) 痄腮患儿应及时隔离治疗。可疑患儿进行隔离,密切观察,可给予板蓝根15～30 g煎水服,或用板蓝根冲剂,1包/次,3次/天,连服3天进行预防。

【辨证施护】

(一) 温毒在表

证候表现:发热恶寒,1～2天后一侧或两侧耳下腮部肿胀疼痛,边缘不清,触之痛甚,咀嚼不便,或头痛,咽红,舌红苔薄黄,脉浮数。

护理措施如下。

1. 方药护理　柴胡葛根汤加减合银翘解毒片以疏风清热,散结消肿。外用青黛散2 g,水或醋调敷于患处,1次/天。

2. 针灸护理　针刺翳风、外关、合谷、曲池、阿是穴,用泻法。留针3～5 min。或王不留行籽耳压腮腺、面颊、神门及轮4、5、6等穴。

3. 生活护理

(1) 本病属于呼吸道传染病,治疗期间应注意隔离。

(2) 饮食清淡、细软、营养丰富,忌食辛辣肥甘之品。

(二) 热毒蕴结

证候表现:壮热烦躁,腮部肿胀疼痛,坚硬拒按,咀嚼困难,咽喉红肿,渴喜冷饮,伴有头痛,呕吐,舌红苔黄,脉滑数。

护理措施如下。

1. 方药护理　普济消毒饮加减合五福化毒丸以疏风清热解毒,散结消肿。外用青黛散2 g,水或醋调敷于患处,1次/天。

2. 针灸护理　针刺翳风、合谷、颊车、角孙、列缺、丰隆,用泻法,留针3～5 min。或王不留行籽耳压腮腺、面颊、神门及轮4、5、6等穴。

3. 生活护理

(1) 本病属于呼吸道传染病,治疗期间应注意隔离。

(2) 饮食清淡、细软、营养丰富,忌食辛辣肥甘之品。

案例导入

陈某,男,7岁。发热5天,恶心,头痛,呕吐,不欲饮食,右耳下肿胀,边缘不清,压痛明显,局部发热,咽部红肿充血,咀嚼困难,舌红苔薄黄,脉数。诊断为痄腮(温毒在表型),用柴胡葛根汤加减合银翘解毒片以疏风清热,散结消肿。外用青黛散2 g,水或醋调敷于患处,1次/天。或针刺翳风、外关、合谷、曲池,用泻法。留针3～5 min。5天后治愈。

 考 点 提 示

儿科常见各病证的护理原则和护理要点。

直 通 护 考

A1 型题

1. 患者鼻塞声重,打喷嚏,流清涕,恶寒,不发热或发热不甚,无汗,周身酸痛,咳嗽,痰白质稀,舌苔薄白,脉浮紧,最佳选方是( )。

　A. 人参败毒散　　　　　　B. 再造散　　　　　　　　C. 荆防败毒散
　D. 川芎茶调散　　　　　　E. 麻黄汤

2. 患者喉中痰鸣如吼,气粗息涌,呼气延长,胸高胁胀,咳呛阵作,咳痰色黄,黏浊稠厚,咳吐不利,汗出,面赤,口苦,烦闷不安,口渴喜饮,舌红,苔黄腻,脉滑数。其治疗最佳选方是( )。

　A. 射干麻黄汤　　　　　　B. 定喘汤　　　　　　　　C. 麻杏石甘汤
　D. 小青龙汤　　　　　　　E. 三拗汤

3. 提出"无痰则不作眩"的论点的医家是( )。

　A. 张景岳　　B. 刘河间　　C. 朱丹溪　　D. 李东垣　　E. 张从正

4. 中风病的中经络中阴虚风动证的代表方是( )。

　A. 大秦艽汤　　　　　　　B. 牵正散　　　　　　　　C. 镇肝熄风汤
　D. 天麻钩藤饮　　　　　　E. 一贯煎

5. 腰痛发病的关键是( )。

　A. 寒湿　　B. 湿热　　C. 肾虚　　D. 气滞　　E. 血瘀

6. 痛痹的临床特征是( )。

　A. 关节疼痛重着,肌肤麻木
　B. 肢体关节疼痛、屈伸不利、肿大、僵硬、变形
　C. 关节酸痛游走不定,恶风
　D. 关节冷痛,痛有定处,遇寒痛增,得热痛减
　E. 关节红肿热痛,恶热

7. 乳痈成脓,切开引流应采用(　　)。

A. 竖切口　　　B. 斜切口　　　C. 横切口　　　D. 放射状切口　E. 都不是

8. 下列哪个症状不是肠梗阻的典型临床表现?(　　)

A. 腹痛　　　B. 腹胀　　　C. 呕吐　　　D. 腹泻　　　E. 便秘

9. 妇科病常见的外感因素主要为(　　)。

A. 风寒湿　　　B. 寒热湿　　　C. 寒热风　　　D. 寒火燥　　　E. 风湿热

10. 脾虚湿盛,带下色白,治疗应首选(　　)。

A. 完带汤　　　B. 易黄汤　　　C. 止带方　　　D. 五味消毒饮　E. 知柏地黄汤

11. 儿科发病率最高的一类疾病首推(　　)。

A. 肺系病证　　B. 心系病证　　C.肝系病证　　D. 脾系病证　　E. 肾系病证

12. 小儿肺炎喘嗽与咳嗽的鉴别要点是(　　)。

A. 咳嗽剧烈　　B. 气急鼻煽　　C. 高热不退　　D. 痰涎壅盛　　E. 大便干结

13. 小儿中药用量:乳婴儿应为成人量的(　　)。

A. 1/6　　　B. 1/3~1/2　　C. 1/2　　　D. 1/2~2/3　　E. 等量

A2 型题

(1~2 题共用题干)

患者,女,6 岁,素体虚弱。近日来,不思饮食,嗳腐吞酸,大便量多而臭,脘腹饱胀,舌质淡红,苔白腻。

1. 护士应判断该患者的病位在(　　)。

A. 肺　　　B. 大肠　　　C. 胃　　　D. 小肠　　　E. 胆

2. 医生予消食导滞法治疗,口服保和丸,护士告知患者的最佳服药时间为(　　)。

A. 饭前服　　　B. 饭后服　　　C. 睡前服　　　D. 晚间服　　　E. 清晨服

(3~4 题共用题干)

患者,男,56 岁,素体较胖,经常酗酒,十年前曾有头晕、头痛、耳鸣、烦躁易怒等症状。近两年来,上述症状均有加重,面色发青,耳鸣如潮。前一日因精神刺激,大怒后突然昏倒,经抢救苏醒后,口眼歪斜,语謇不清,喉中痰鸣。舌淡红,苔黄腻。

3. 通过临床表现,认为该患者目前受累的脏腑为(　　)。

A. 肾脏　　　B. 肺脏　　　C. 肝脏　　　D. 脾脏　　　E. 心

4. 目前患者表现为口眼歪斜,可据此判断患者目前的情况属于(　　)。

A. 惊风　　　B. 中风　　　C. 破伤风　　　D. 伤寒　　　E. 疟疾

(王燕萍)

扫码看答案

附录A 实　　训

实训一　汤剂的煎煮方法

【实训目的】

(1) 掌握中药汤剂煎煮的操作程序。

(2) 能熟练掌握特殊中药的煎煮方法。

(3) 耐心周到地向患者解释医嘱。

【实训准备】

物品:药物准备、清水、煎煮工具(一般为带盖的砂锅或者搪瓷器皿)、搅拌工具等。

【实训方法】

(1) 按照中药付数、所煎药物质量、药物质地、煎煮时间及煎药量计算加水量,用自动加水机进行计算并加水。

(2) 多数药物宜用冷水漫泡,一般药物可浸泡 20~30 min,以种子、果实为主的药可浸泡 1 h。夏天气温高,浸泡时间不宜过长,以免腐败变质。

(3) 先煎:因某些中药有效成分不易煎出或毒性较大,为增强疗效或减少毒性,应先煎 30 min 左右再纳入其他药同煎,保证用药安全。

(4) 后下:有效成分煎煮时容易挥发或被破坏的不耐煎煮的药物,入药宜后下,待他药煎煮完毕,再将其纳入,煎煮 5~10 min 即可。

(5) 为充分利用药材、避免浪费、保证疗效,一剂药最好再煎煮一次,将两煎药汁混合后再分装。应当在常压状态煎煮药物,且煎药温度一般不超过 100 ℃。观察药剂液面高度,防止火大药液溢出或糊锅现象。

(6) 应当根据儿童和成人分别确定剂量。儿童每剂一般煎至 100~300 mL,成人每剂一般煎至 400~600 mL,一般每剂按两份等量分装,或遵医嘱。包装药液的材料应当符合药品包装材料国家标准。

(7) 内服药与外用药应当使用不同的标识区分。

【实训过程】

(1) 教师模拟示范各种汤剂的煎煮方法和解释注意事项。汤剂的煎煮方法操作流程见图 A-1。

(2) 指导学生分组练习。

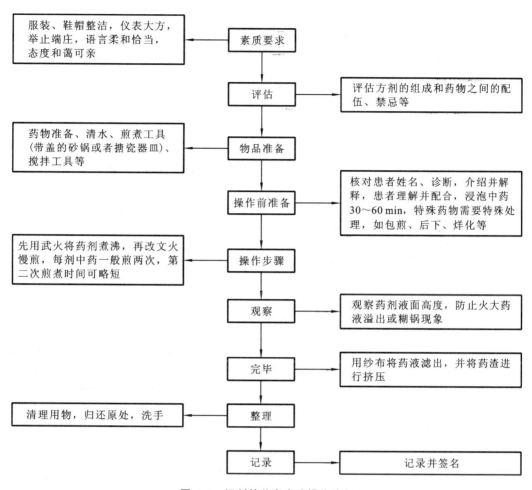

图 A-1　汤剂的煎煮方法操作流程

（3）教师讲评练习效果。

【实训报告】

（1）记录汤剂煎煮的方法、要领、注意事项。

（2）简述汤剂的特殊煎煮方法。

实训二　膏贴疗法

【实训目的】

（1）掌握膏贴疗法的操作程序。

（2）耐心周到地护理患者。

【实训准备】

（1）物品：治疗盘，遵医嘱配制药物，贴膏药时备酒精灯、火柴、剪刀、棉花、纱布、胶布、绷带、保险刀、滑石粉、汽油、棉签等。

（2）护士：衣帽整洁，仪表端庄，戴口罩，用肥皂水洗手。告知患者对于不同的药物可能出现的皮肤过敏现象。

【实训方法】

（1）备齐用物，携至床旁，做好解释，核对医嘱。

（2）协助患者取合适体位，暴露贴药部位，注意保暖。

（3）擦洗皮肤上的贴药痕迹，观察疮面情况及贴药效果。暴露患处（揭去原来贴药），清洁皮肤。

（4）遵医嘱使用已配制的药物，并根据病灶范围选择合适的膏药，剪去膏药周边四角，将膏药背面置酒精灯上加温，使之烊化，贴于患处。

（5）操作完毕，协助患者衣着，整理床单位，安置舒适的体位。

（6）整理所有物品，做好记录并签字。

【实训过程】

（1）教师示教，边操作边讲解。膏贴疗法操作流程见图 A-2。

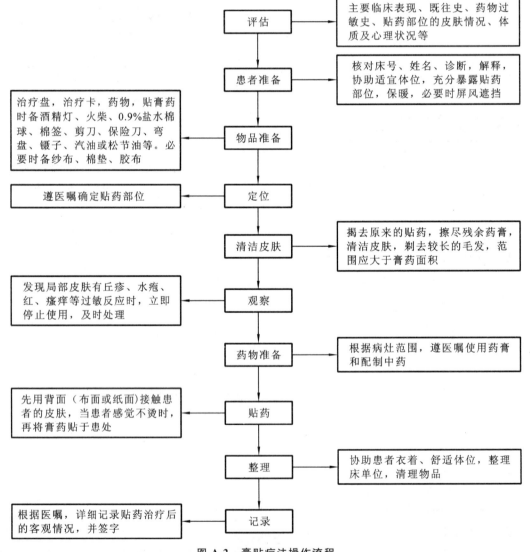

图 A-2　膏贴疗法操作流程

（2）指导学生分组练习。

（3）教师讲评练习效果。

【实训报告】

（1）记录膏贴疗法的过程。

（2）简述膏贴疗法的目的和注意事项。

实训三　药物保留灌肠疗法

【实训目的】

（1）掌握药物保留灌肠疗法的操作程序。

（2）能熟练配置灌肠液。

（3）耐心周到地护理患者。

【实训准备】

（1）物品：治疗盘、药液、治疗巾、小枕、胶布、输液瓶、输液管、一次性导尿管（PVC 管）、卫生纸等。

（2）护士：衣帽整洁，仪表端庄，戴口罩，用肥皂水洗手。

【实训方法】

（1）保留灌肠前，嘱患者排便，以清洁肠道，便于药物吸收，尽量不采取大量不保留灌肠，以免刺激肠蠕动，使药液不易保留。

（2）备齐用物携至床前，向患者解释治疗目的及方法。

（3）测量药液温度 39～41 ℃，倒入灌肠筒或输液瓶内，挂在输液架上，液面距肛门 30～40 cm。

（4）摆好体位，根据病变部位取左侧或右侧卧位，臀下垫一次性治疗巾，并用小枕抬高臀部 10 cm 左右，暴露肛门。

（5）润滑肛管前端，与输液器连接，排气后夹紧输液管，轻轻插入肛门 10～15 cm，用胶布固定，松开活塞，调节滴速，60～80 滴/分。压力要低，以便药液的保留，保留时间越长越好，有利于肠黏膜的充分吸收。

（6）待药液滴完时，夹紧输液管或灌肠筒的连管，拔出肛管，放入弯盘。用卫生纸轻揉肛门部。

（7）整理床铺，协助患者取舒适卧位，嘱咐患者尽量保留药液 1 h 以上。

（8）整理用物，洗手，记录。

【实训过程】

（1）教师示教，边操作边讲解。药物保留灌肠疗法操作流程见图 A-3。

（2）指导学生分组练习。

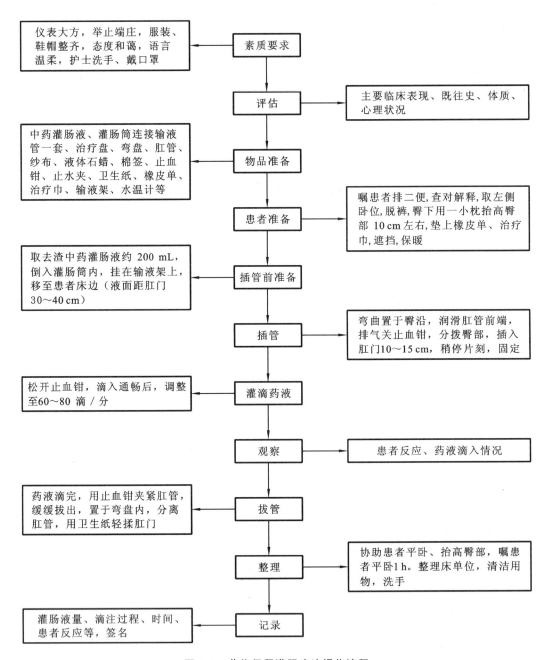

仪表大方，举止端庄，服装、鞋帽整齐，态度和蔼，语言温柔，护士洗手、戴口罩	**素质要求**	
	评估	主要临床表现、既往史、体质、心理状况
中药灌肠液、灌肠筒连接输液管一套、治疗盘、弯盘、肛管、纱布、液体石蜡、棉签、止血钳、止水夹、卫生纸、橡皮单、治疗巾、输液架、水温计等	**物品准备**	
	患者准备	嘱患者排二便,查对解释,取左侧卧位,脱裤,臀下用一小枕抬高臀部 10 cm 左右,垫上橡皮单、治疗巾,遮挡,保暖
取去渣中药灌肠液约 200 mL,倒入灌肠筒内,挂在输液架上,移至患者床边（液面距肛门 30~40 cm）	**插管前准备**	
	插管	弯曲置于臀沿,润滑肛管前端,排气关止血钳,分拨臀部,插入肛门10~15 cm,稍停片刻,固定
松开止血钳，滴入通畅后，调整至60~80 滴／分	**灌滴药液**	
	观察	患者反应、药液滴入情况
药液滴完,用止血钳夹紧肛管,缓缓拔出,置于弯盘内,分离肛管,用卫生纸轻揉肛门	**拔管**	
	整理	协助患者平卧、抬高臀部,嘱患者平卧1 h。整理床单位,清洁用物,洗手
灌肠液量、滴注过程、时间、患者反应等，签名	**记录**	

图 A-3　药物保留灌肠疗法操作流程

（3）教师讲评练习效果。

【实训报告】

（1）记录药物灌肠疗法的过程。

（2）简述药物灌肠疗法的目的和注意事项。

实训四 针 刺 法

【实训目的】

(1) 掌握针刺的基本手法,掌握针刺异常状况的处理。

(2) 了解特殊腧穴进针的角度、深度及禁忌证。

(3) 耐心周到地护理患者。

【实训准备】

(1) 物品:毫针、治疗盘、弯盘、酒精、棉签,必要时备屏风。

(2) 护士:衣帽整洁,仪表端庄,戴口罩,用肥皂水洗手。核对医嘱,和蔼地向患者解释清楚操作程序,使之主动、积极配合治疗。协助患者松开衣着,嘱其放松,暴露针刺部位,注意保暖。

【实训方法】

(1) 患者取合适的针刺体位,暴露针刺部位,放松,缓解紧张情绪。冬季注意保暖,必要时用屏风。

(2) 取穴:按腧穴定位方法选取腧穴,用指甲在体表轻掐,做好标记,用酒精棉球消毒腧穴及周围皮肤,双手用酒精消毒。

(3) 施针:根据不同的体表部位选用不同的进针方法,快速透皮,询问患者有无针感,防止出现刺激过强出现晕针等不适;根据病情选择针刺深度、针刺手法、留针时间;观察患者的反应,询问患者有无不适。

(4) 出针:拔针时用酒精棉球轻压针孔,观察患处皮肤有无红肿、出血、瘀斑等。

(5) 整理:协助患者整理衣着,收拾好针灸用具,洗手。

【实训过程】

(1) 教师采用针灸模拟人或学生患者扮演者示范各种针刺的手法和注意事项。针刺法操作流程见图 A-4。

(2) 指导学生分组练习。

(3) 教师讲评练习效果。

【实训报告】

(1) 记录针刺的部位、方法和体会。

(2) 简述针刺的注意事项和常见的进针方法。

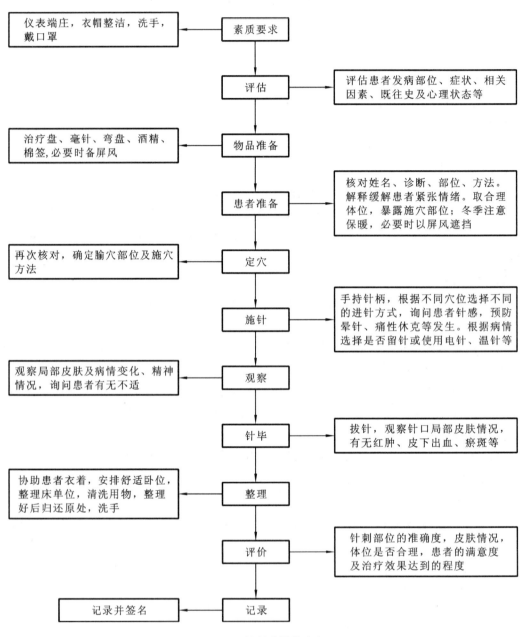

图 A-4 针刺法操作流程

实训五　灸　法

【实训目的】

（1）掌握艾条灸、艾炷灸及温针灸的操作程序。

（2）能熟练进行艾条灸、艾炷灸及温针灸的操作。

（3）耐心周到地护理患者。

【实训准备】

（1）物品：艾条（或艾柱）、毫针、火柴、凡士林、棉签、棉球、镊子等。间接灸时酌情准备姜片等物品。必要时备浴巾及屏风。

（2）护士：衣帽整洁，仪表端庄，戴口罩，用肥皂水洗手。核对医嘱，和蔼地向患者解释清楚操作程序，使患者主动、积极配合治疗。协助患者松开衣着，嘱其放松，暴露施灸部位，注意保暖。

【实训方法】

（1）艾条灸：手持艾条，将其一端点燃，在距离腧穴皮肤 2～3 cm 处进行熏灸，可将灸条上下移动，像小鸡啄食一样。每处灸 5～10 min，以皮肤呈现红晕为宜。

（2）艾炷灸：在施灸腧穴的皮肤上涂少许凡士林，放置大小适宜的艾炷点燃，待艾柱燃剩 2/5 左右，患者稍有灼痛时，取下燃剩艾柱并更换另一炷点燃，一般灸 5～7 壮。隔姜灸时，先将直径 2～3 cm、厚 0.2～0.3 cm 的姜片中间用针刺数孔，放在涂有凡士林的施灸腧穴上，再将艾炷放在姜片上点燃，待艾炷快燃尽时除去余灰，更换另一壮再灸，一般灸 3～5 壮，以皮肤红润而不起疱为宜。

（3）温针灸：术者首先对自己的双手及施治的腧穴进行消毒，然后按适当针法进针、行针，使其获得针感，再将艾绒搓团裹于针柄上点燃，直至艾绒燃完为止。按针法要求起针，用干棉球轻压针孔。

【实训过程】

（1）教师采用针灸模拟人或学生患者扮演者示范各种灸法的使用和注意事项。艾条灸操作流程见图 A-5。

（2）指导学生分组练习。

（3）教师讲评练习效果。

【实训报告】

（1）记录艾条灸的部位、方法和体会。

（2）简述灸法使用的目的和注意事项。

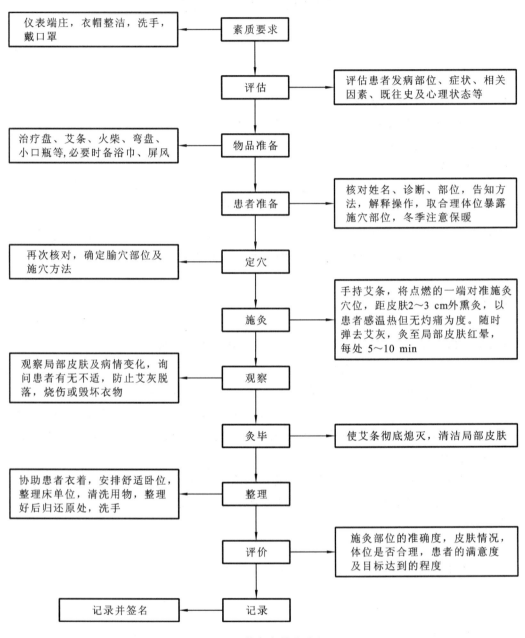

仪表端庄，衣帽整洁，洗手，戴口罩	←	素质要求
		评估	→	评估患者发病部位、症状、相关因素、既往史及心理状态等
治疗盘、艾条、火柴、弯盘、小口瓶等,必要时备浴巾、屏风	←	物品准备
		患者准备	→	核对姓名、诊断、部位，告知方法，解释操作，取合理体位暴露施穴部位，冬季注意保暖
再次核对，确定腧穴部位及施穴方法	←	定穴
		施灸	→	手持艾条，将点燃的一端对准施灸穴位，距皮肤2～3 cm外熏灸，以患者感温热但无灼痛为度。随时弹去艾灰，灸至局部皮肤红晕，每处 5～10 min
观察局部皮肤及病情变化，询问患者有无不适，防止艾灰脱落，烧伤或毁坏衣物	←	观察
		灸毕	→	使艾条彻底熄灭，清洁局部皮肤
协助患者衣着，安排舒适卧位，整理床单位，清洗用物，整理好后归还原处，洗手	←	整理
		评价	→	施灸部位的准确度，皮肤情况，体位是否合理，患者的满意度及目标达到的程度
记录并签名	←	记录

图 A-5 艾条灸操作流程

实训六　拔　罐　法

【实训目的】

(1) 掌握拔罐法的操作方法。

(2) 能熟练进行各种拔罐法的操作。

(3) 耐心周到地护理患者。

【实训准备】

(1) 物品：治疗盘、火罐、止血钳、95％酒精棉球、火柴、小口瓶等。

(2) 环境：病室安静、温暖舒适,有保暖用物,避开风口,防止受凉。

【实训方法】

(1) 术者需服装、鞋帽整洁,仪表大方,举止端庄,态度和蔼。遵照医嘱要求,对患者评估正确、全面。用肥皂水洗手,戴口罩。备齐用物,携至床边,做好解释,核对医嘱。

(2) 协助患者取合理体位,暴露拔罐部位,注意保暖。

(3) 点火：检查罐口有无损坏,酒精棉球干湿适当,点燃明火后在罐内中下段环绕,不烧罐口,准确扣在已经选定的部位,罐内形成负压,吸附力强。

(4) 拔罐：根据医嘱选择适宜的方法,使局部皮肤呈现红紫现象为宜。拔罐过程中随时检查火罐的吸附情况,观察局部皮肤颜色情况,询问患者是否感觉疼痛,过紧应立即起罐。

(5) 起罐：一手扶罐,另一手按压罐外皮肤,使空气进入,将罐取下。

(6) 操作完毕,协助患者衣着,整理床单位,安排舒适体位。

(7) 清理用物,做好记录并签名。

【实训过程】

(1) 教师采用学生自愿扮演患者的方式,示范拔罐的操作方法及注意事项。拔罐法操作流程见图 A-6。

(2) 学生互相扮演施术者和患者进行分组练习,教师逐一指导。

(3) 教师讲评练习效果。

【实训报告】

(1) 记录拔罐常用的方法。

(2) 简述拔罐的功效和适应证。

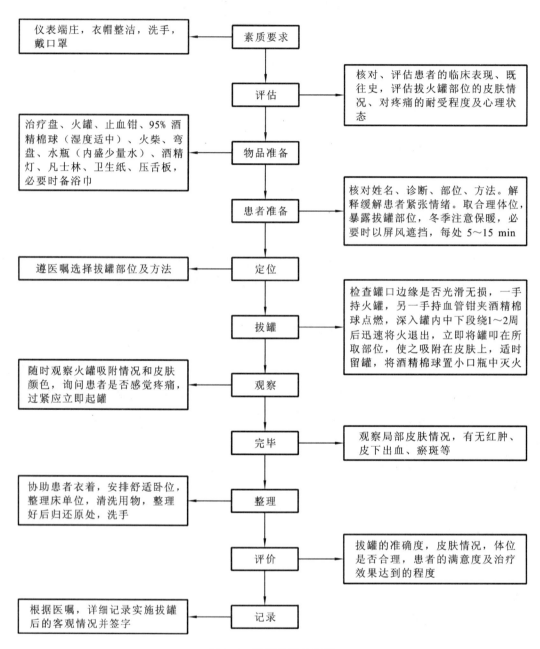

仪表端庄，衣帽整洁，洗手，戴口罩 → 素质要求

评估 → 核对、评估患者的临床表现、既往史，评估拔火罐部位的皮肤情况、对疼痛的耐受程度及心理状态

治疗盘、火罐、止血钳、95%酒精棉球（湿度适中）、火柴、弯盘、水瓶（内盛少量水）、酒精灯、凡士林、卫生纸、压舌板，必要时备浴巾 → 物品准备

患者准备 → 核对姓名、诊断、部位、方法。解释缓解患者紧张情绪。取合理体位，暴露拔罐部位，冬季注意保暖，必要时以屏风遮挡，每处5～15 min

遵医嘱选择拔罐部位及方法 → 定位

拔罐 → 检查罐口边缘是否光滑无损，一手持火罐，另一手持血管钳夹酒精棉球点燃，深入罐内中下段绕1～2周后迅速将火退出，立即将罐叩在所取部位，使之吸附在皮肤上，适时留罐，将酒精棉球置小口瓶中灭火

随时观察火罐吸附情况和皮肤颜色，询问患者是否感觉疼痛，过紧应立即起罐 → 观察

完毕 → 观察局部皮肤情况，有无红肿、皮下出血、瘀斑等

协助患者衣着，安排舒适卧位，整理床单位，清洗用物，整理好后归还原处，洗手 → 整理

评价 → 拔罐的准确度，皮肤情况，体位是否合理，患者的满意度及治疗效果达到的程度

根据医嘱，详细记录实施拔罐后的客观情况并签字 → 记录

图 A-6　拔罐法操作流程

实训七　推拿疗法

【实训目的】

（1）掌握穴位按摩的操作方法。

（2）能熟练进行穴位按摩的操作。

（3）耐心周到地护理患者。

【实训准备】

（1）物品：治疗巾、治疗单、按摩油等。

（2）环境：诊室内通风换气，并注意保暖，室温保持在 20 ℃左右。

【实训方法】

（1）在老师的指导下进行。

（2）术者需服装、鞋帽整齐，仪表大方，举止端庄，态度和蔼。遵照医嘱，对患者评估正确、全面。剪短指甲，用肥皂水洗手，戴口罩，手部温暖。备齐用物，携至床边，做好解释，核对医嘱。

（3）协助患者取合理体位，暴露按摩部位，在按摩部位铺按摩巾，注意保暖。

（4）遵医嘱准确选择腧穴部位及按摩手法，并能正确运用。

（5）根据患者的症状、发病部位、年龄及耐受性，选用适宜的手法和刺激强度，进行按摩。用力均匀，禁用暴力，按摩时间、频率合理。进行腰腹部按摩时，嘱患者先排空膀胱。

（6）操作过程中观察患者对手法的反应，若有不适，应及时调整手法或停止操作，以防发生意外。

（7）操作完毕，协助患者衣着，整理床单位，安排舒适体位休息。

（8）清理用物，做好记录并签名。

【实训过程】

（1）教师在推拿实训室用推拿模拟人或者学生患者扮演者示范各种推拿手法并配合讲解推拿手法实施的要点。推拿疗法操作流程见图 A-7。

（2）教师示范施术中如何同患者沟通，并观察患者的反应，及时调整手法和力度。

（3）学生扮演施术者和患者，互相练习，教师逐一指导。

（4）教师讲评练习效果。

【实训报告】

（1）记录推拿常见的基本手法、基本原则和体会。

（2）简述推拿疗法的功效和适应证。

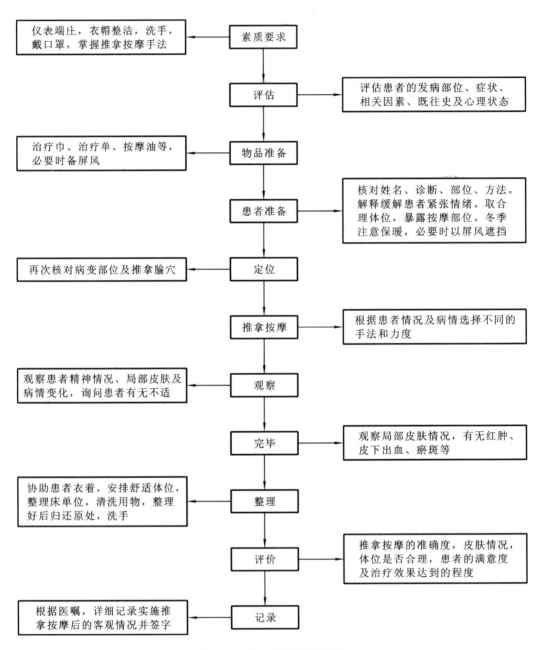

素质要求 → 仪表端庄，衣帽整洁，洗手，戴口罩，掌握推拿按摩手法

评估 → 评估患者的发病部位、症状、相关因素、既往史及心理状态

物品准备 → 治疗巾、治疗单、按摩油等，必要时备屏风

患者准备 → 核对姓名、诊断、部位、方法。解释缓解患者紧张情绪。取合理体位，暴露按摩部位。冬季注意保暖，必要时以屏风遮挡

定位 → 再次核对病变部位及推拿腧穴

推拿按摩 → 根据患者情况及病情选择不同的手法和力度

观察 → 观察患者精神情况、局部皮肤及病情变化，询问患者有无不适

完毕 → 观察局部皮肤情况，有无红肿、皮下出血、瘀斑等

整理 → 协助患者衣着，安排舒适体位，整理床单位，清洗用物，整理好后归还原处，洗手

评价 → 推拿按摩的准确度，皮肤情况，体位是否合理，患者的满意度及治疗效果达到的程度

记录 → 根据医嘱，详细记录实施推拿按摩后的客观情况并签字

图 A-7　推拿疗法操作流程

实训八 舌 诊

【实训目的】

(1) 掌握舌诊的内容、方法、步骤及注意事项。

(2) 熟悉正常舌象及淡白舌、红舌、绛舌、白苔、黄苔、齿痕舌、裂纹舌、芒刺舌等病理舌象及主病。

(3) 了解中医舌诊的临床意义。

【实训准备】

(1) 物品:舌象模型 4 套、舌象采集仪一台、已消毒的压舌板、消毒纱布条、清洁水、多媒体投影仪一台、舌象幻灯片等。

(2) 护士:衣帽整洁,仪表端庄,戴口罩,洗手。核对医嘱,和蔼地向患者解释操作程序,让患者主动、积极配合治疗。检查诊室光线要否充足,避开有色光源。检查患者的体位是否符合舌诊要求,对不符合要求者,可以指导患者调整体位,以符合要求。

【实训方法】

(1) 方法:护士姿势可略高于患者,以便俯视口舌部位。患者取坐位或仰卧位,面向自然光线,精神放松,头略上扬,尽量张口,舌体尽量自然伸出,舌尖向下,舌面展平充分暴露舌面。望舌的顺序是先看舌尖,再看舌中、舌边,最后看舌根部。

(2) 舌质:主要是观察舌质的神、色、形、态的变化,评估脏腑气血之盛衰。舌神主要从舌质的荣、枯来评估;舌色正常为淡红色,注意了解淡白舌、红舌、绛舌等病理舌象及主病。注意观察舌形,了解胖大舌、瘦薄舌、裂纹舌等病理舌象及主病。注意舌态的观察,了解强硬舌、痿软舌、颤动舌等病理舌象及主病。

(3) 舌苔:舌苔是舌面附着的苔状物,反映胃气的强弱、病邪的性质及病邪的浅深等情况。望舌苔应注意苔色的变化,熟悉白苔、黄苔、灰苔等病理舌象及主病;苔质的厚薄、润燥、腐腻、剥脱等病理舌象及主病。

【实训过程】

(1) 集体观看录像和幻灯片。

(2) 采用舌象模型或学生扮演患者,教师示范舌诊的操作方法和注意事项。舌诊操作流程见图 A-8。

(3) 指导学生分小组练习舌诊的操作方法。观看舌象模型,注意观察各种病理性舌象的特征。

(4) 用舌象采集仪采集舌象标本,观察比较正常舌象和异常舌象。

(5) 教师讲评每组代表性舌象分析结果。

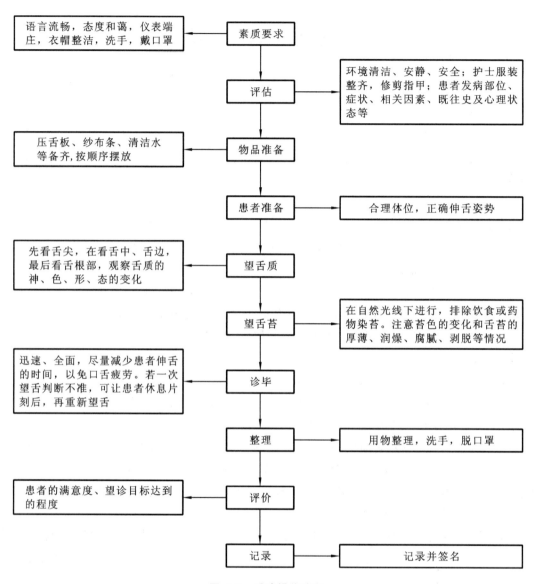

图 A-8 舌诊操作流程

【实训报告】

（1）舌诊方法和观察要点。

（2）本组代表性舌象的初步分析。

实训九　脉　　诊

【实训目的】

(1) 掌握切脉方法,体会常见脉象的指感特征,掌握常见病脉的脉象特征及主病。

(2) 具备识别常见 16 种重点脉象的能力。

(3) 通过脉诊仪鉴别正常脉象和常见病脉,让学生感受中医之神奇,增强学生的求知欲。

【实训准备】

(1) 物品:桌子、椅子、脉枕、脉诊议、模拟患者。

(2) 护士:衣帽整洁,仪表端庄,戴口罩,洗手。核对医嘱,和蔼地向患者解释操作程序,使其主动、积极配合治疗。协助患者取正确体位,暴露脉诊部位,嘱患者放松。

【实训方法】

(1) 体位:诊脉时患者取坐位或仰卧位,前臂自然向前平展,手掌向上平放与心脏处在同一水平,腕下放一脉枕,使寸口部充分暴露伸展,气血畅通,便于诊察脉象。

(2) 指法:护士用左手按诊患者的右手,用右手按诊患者的左手。先用中指定关部,再用食指按寸部,无名指按尺部,三指呈弓形按在同一水平,以指腹接触脉体。布指的疏密要和患者的身高相适应。以轻、中、重三种不同指力诊察脉象。

(3) 平息:护士在诊脉时要保持呼吸均匀,思想集中,全神贯注,保持室内安静,一次切脉时间不能少于 1 min。

(4) 使用脉诊议:注意操作说明,在教师指导下用脉诊仪模拟切脉。

【实训过程】

(1) 教师采用脉诊议或学生模拟患者,示范脉诊的方法和注意事项,包括定指、布指、运指等方法。脉诊操作流程见图 A-9。

(2) 通过脉诊仪鉴别正常脉象和常见病脉。正常脉象为寸关尺三部皆有脉,不浮不沉,不快不慢,一息 4～5 至,相当于 70～90 次/分,不大不小,从容和缓,节律一致,尺部沉取有力。常见病脉按频率分数、迟;按力量分虚、实;按节律分结、代、促;按形态分滑、细、洪、弦、紧等。

(3) 指导学生分组练习脉诊方法,体会和辨别脉位深浅、脉率快慢、脉力强弱、脉体大小、脉形特点、节律正常与否等。

(4) 教师讲评练习效果。

【实训报告】

(1) 记录脉诊的方法。

(2) 写出正常脉象的特点和异常脉象的主病。

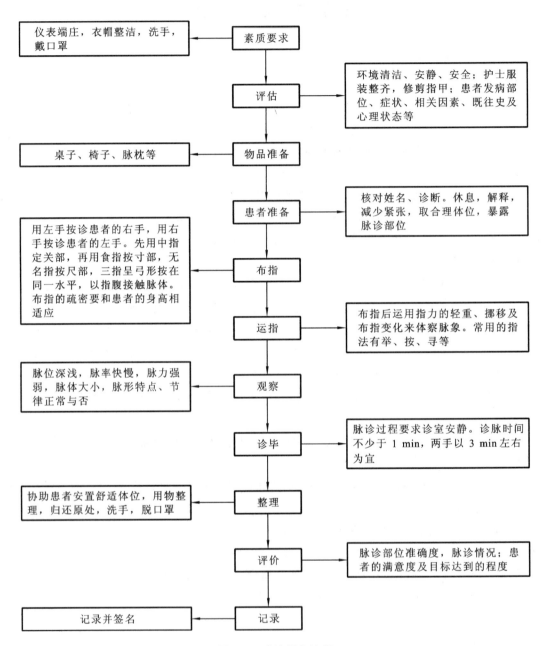

图 A-9　脉诊操作流程

实训十　中医病证评估

【实训目的】

(1) 掌握中医病证的评估程序。

(2) 掌握常见病证的施护方法。

(3) 了解中医病证的辨证施护思维过程。

【实训准备】

教师准备适当形式的病案若干。

【实训方法】

分析并评估三个中医病案,并确立护理原则和护理措施。

(1) 病案一:

患者,女,40 岁,2015 年 3 月 27 日初诊。

主诉:咳嗽,咯痰黄稠量多,胸痛 1 周。

现病史:患者于 1 周前因衣着单薄而不慎受凉,初起鼻塞清涕,恶寒微发热,曾服用六君子汤加苏梗、川朴等数剂,咳嗽加重,咳剧时胸痛连腹,痰黄稠量多,咽干而痒,口干但饮水不多,大便稍干,小便色黄,咽红,舌红,苔黄腻,脉滑数。

(2) 病案二:

患者,女,32 岁,2015 年 12 月 7 日初诊。

主诉:胃脘疼痛反复发作 3 年,加重 2 天。

现病史:三年前因饮食生冷导致胃脘疼痛,呕吐腹泻,经治疗后好转。以后经常因食生冷或受凉而反复发作,时轻时重。2 天前又因受凉而导致胃痛复发,但疼痛不显,喜温喜按,空腹加重,得食痛减,纳差,便溏,神疲乏力,四肢不温,喜热饮,舌淡苔薄白,脉濡缓。

(3) 病案三:

患者,男,46 岁,2014 年 7 月 18 日初诊。

主诉:反复双下肢水肿、尿少 1 年余,复发半月。

现病史:患者自诉 1 年来每因劳累后出现双下肢水肿,尿量减少,夜尿多,头晕,乏力,畏寒,面色苍白,到当地医院就诊,诊断为"慢性肾小球肾炎",经服用中药治疗后,症状时有好转,但病情反复出现,半月来下肢水肿复发,尿量少,腰酸乏力,畏寒肢冷,进食少,腹部胀满,面色苍白,舌质淡胖,苔白,脉细。

【实训指导】

(1) 教师指导学生查阅资料,依据三名患者的病情分别分析和评估。

(2) 教师指导学生分组讨论,各组学生代表发言,发表评估结果,讨论护理原则和护理措施是否准确和完备。

附录 B 评分标准

一、汤剂的煎煮方法的评分标准

（标准分：100分）

姓名：_____ 考核日期：_____ 监考人：_____ 得分：_____

程序	规范项目	分值	评分标准	扣分	得分
操作前准备（20分）	（1）仪表端庄，着装整洁	2	一处不符合要求扣1分		
	（2）核对：医嘱、处方单（卡）	5	未核对扣5分；一处不符合要求扣1分		
	（3）评估： ①当前主要症状、临床表现、既往史及药物过敏史 ②方剂的组成、药物之间的配伍、禁忌等	6	未评估扣6分；评估不全一处扣3分		
	（4）洗手	2	未洗手扣2分		
	（5）用物准备：药物准备、清水、煎煮工具（带盖的砂锅或者搪瓷器皿）、搅拌工具等	5	少一件或一件不符合要求扣1分		
操作过程（60分）	（1）按照中药付数、所煎药物质量、药物质地、煎煮时间及煎药量计算加水量，用自动加水机进行计算并加水	10	未计算扣6分；计算出错扣4分		
	（2）多数药物宜用冷水浸泡，一般药物可浸泡20～30 min，以种子、果实为主的药可浸泡1 h	10	未浸泡扣6分；浸泡方法不对扣4分		
	（3）先煎：因某些中药有效成分不易煎出或毒性较大，为增强疗效或减少毒性，应先煎30 min左右再纳入其他药同煎，保证用药安全	10	未先煎扣10分；不能叙述先煎目的扣6分		
	（4）后下：因其有效成分煎煮时容易挥发或破坏而不耐煎煮者，入药宜后下，待他药煎煮完毕再将其纳入，煎煮5～10 min即可	10	未后下扣10分；不能叙述后下目的扣6分		
	（5）为充分利用药材、避免浪费、保证疗效，一剂药最好煎煮两次，将两煎药汁混合后再分装。应当在常压状态煎煮药物，且煎药温度一般不超过100 ℃。观察药剂液面高度，防止火大导致药液溢出或糊锅现象	10	未按要求煎煮两次后混合扣5分；药液溢出或糊锅扣5分		

续表

程序	规范项目	分值	评分标准	扣分	得分
操作过程（60分）	(6)应当根据儿童和成人分别确定剂量。儿童每剂一般煎至 100～300 mL,成人每剂一般煎至 400～600 mL,一般每剂按两份等量分装,或遵医嘱。包装药液的材料应当符合药品包装材料国家标准	8	未确定成人、儿童剂量扣4分;未等量分装扣4分		
	(7)记录:在治疗单执行者及时间栏上签名、签时间	2	一处不符合要求扣1分		
操作后评价（15分）	(1)按汤剂煎煮规范要求处理使用后的物品	3	一处不符合要求扣1分		
	(2)正确指导患者: ①告知患者服药时间 ②告知患者汤剂的味道 ③告知患者身体如有不适时,立即报告	5	未指导扣5分;一项指导不全扣1分		
	(3)语言通俗易懂,态度和蔼,沟通有效	2	语言、态度不符合要求各扣1分;沟通无效扣2分		
	(4)全过程动作熟练、规范,符合操作原则	5	一处不符合要求酌情扣1～2分		
回答问题（5分）	(1)特殊煎服法有哪些? (2)胶类、贝壳类中药煎药时,如何处理?	5	酌情给分		

二、膏贴疗法的评分标准

（标准分:100分）

姓名:_____ 考核日期:_____ 监考人:_____ 得分:_____

程序	规范项目	分值	评分标准	扣分	得分
操作前准备（20分）	(1)仪表端庄,着装整洁	2	一处不符合要求扣1分		
	(2)核对:患者床号姓名、诊断、部位及方法	5	未核对扣5分;一处不符合要求扣1分		
	(3)评估: ①当前主要症状、临床表现、既往史及药物过敏史 ②患者体质及贴药部位的局部皮肤情况 ③对疼痛的耐受程度 ④患者目前的心理状况	6	未评估扣4分;评估不全一处扣1分,未解释扣2分		
	(4)洗手	2	未洗手扣2分		
	(5)用物准备:治疗盘,遵医嘱配制药物,贴膏药时备酒精灯、火柴、剪刀、棉花、纱布、胶布、绷带、保险刀、滑石粉、汽油、棉签等	5	少一件或一件不符合要求扣0.5分		

续表

程序	规 范 项 目	分值	评 分 标 准	扣分	得分
操作过程（60分）	（1）暴露患处,揭开原药贴方法正确	10	未暴露患处扣5分,未用正确方法揭开原药贴扣5分		
	（2）药散要挤平,有2次试温	10	未挤平药散扣5分,未试温扣5分		
	（3）用松节油清洁患处皮肤	10	未用松节油清洁患处扣10分		
	（4）用干棉签抹干	10	未用干棉签抹干扣10分		
	（5）烘烤膏药适度,能揭开	10	未烘烤适当扣10分		
	（6）药物要贴平贴稳,不易脱落	10	未贴平贴稳药物扣10分		
操作后评价（15分）	（1）整理患者床单位、用物分类处理、消毒手后记录、交班并签名	3	一处不符合要求扣1分		
	（2）确保安全,防止烫伤。贴药平整、不易脱落	5	发生烫伤扣5分		
	（3）语言通俗易懂,态度和蔼,沟通有效	2	语言、态度不符合要求各扣1分;沟通无效扣2分		
	（4）操作熟练,动作轻巧、稳重,清洁皮肤彻底,体贴、保护患者	5	一处不符合要求酌情扣1~2分		
回答问题（5分）	膏贴的禁忌证是什么?	5	酌情给分		

三、药物保留灌肠疗法的评分标准

（标准分:100分）

姓名:_____ 考核日期:_____ 监考人:_____ 得分:_____

程序	规 范 项 目	分值	评 分 标 准	扣分	得分
操作前准备（20分）	（1）仪表端庄,着装整洁	2	一处不符合要求扣1分		
	（2）核对: ①核对医嘱及治疗卡,准确无误 ②核对患者床号、姓名、床尾卡	5	未核对扣5分;一处不符合要求扣1分		
	（3）评估:评估患者的病情、治疗情况、既往史、药物过敏史及合作程度	6	未评估扣4分;评估不全一处扣1分,未解释扣2分		
	（4）洗手	2	未洗手扣2分		
	（5）用物准备:治疗盘、药液、治疗巾、小枕、胶布、输液瓶、输液管、一次性导尿管（PVC管）、卫生纸等	5	少一件或一件不符合要求扣0.5分		

程序	规 范 项 目	分值	评 分 标 准	扣分	得分
操作过程（60分）	（1）携用物至患者床旁，对照治疗卡片上所写核对床号、姓名、床尾卡并做好解释	4	未解释或未核对一项扣1分		
	（2）关闭门窗，屏风遮挡	2	未关闭门窗或用屏风遮挡各扣1分		
	（3）协助患者松开衣着，视病变部位取左侧或右侧卧位，用小枕抬高臀部10 cm左右，垫一次性中单，露出肛门，保暖	6	未松开衣领、未改变卧位、未抬高臀部、未垫一次性中单、未露出肛门或未保暖各扣1分		
	（4）核对药物，测量药液温度（39～41 ℃），将药液装入输液瓶或灌肠筒，（如用输液瓶，则插上输液器，将输液器针头端剪下），挂在输液架上	6	未核对药物、未测量药液温度或未将输液器针头端剪下各扣2分		
	（5）戴手套，用液体石蜡棉球润滑肛管前端，肛管连接输液管，排气后关闭水止。一手垫卫生纸分开臀部肛门区肌肉，暴露肛门口，嘱患者深呼吸，另一手将肛管轻轻插入10～15 cm。左手固定肛管，右手调节滴数	10	未带手套、未固定肛管各扣5分		
	（6）灌肠过程中，密切观察筒内液面下降速度和患者情况	6	未关注筒内液面下降速度或患者情况各扣3分		
	（7）药液灌完时，关闭水止，一手用卫生纸包住肛管，压住肛门，另一手捏紧肛管并轻轻拔出后，包住肛管前端放入弯盘内，擦净肛门。嘱患者保留药液1 h以上	10	未压住肛门或未擦净肛门各扣5分		
	（8）操作后查对	6	未查对扣6分		
	（9）整理用物：协助患者取舒适卧位、穿好衣裤、盖好盖被，整理床单位，开窗通风，对患者的配合表示感谢	10	未协助患者一项扣2分，未表示感谢扣2分		
操作后评价（15分）	（1）洗手	3	一处不符合要求扣3分		
	（2）对物品进行分类处理：输液器、一次性肛管、一次性中单、手套、液体石蜡棉球、卫生纸放入医疗垃圾筒内；治疗巾、弯盘放在污染区待消毒；其他未污染的物品放回原处	5	未处理一项扣1分		
	（3）语言通俗易懂，态度和蔼，沟通有效	2	语言、态度不符合要求各扣1分；沟通无效扣2分		
	（4）操作熟练，动作轻巧、稳重，清洁皮肤彻底，体贴、保护患者	5	一处不符合要求酌情扣1～2分		

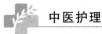

续表

程序	规 范 项 目	分值	评 分 标 准	扣分	得分
回答问题（5分）	灌肠疗法的作用： (1)药物直达病所,使药物高浓度作用于病灶 (2)药物通过直肠中下静脉丛吸收,减少肝脏的首过效应,提高生物利用度 (3)药物不经过胃,避免了胃酸等消化液对药物的影响,既解决了患者服药的困难,又充分发挥了药效,减少了对上消化道的刺激	5	一项内容回答不全或回答错误扣2分		

四、针刺法评分标准

（标准分：100分）

姓名：_____　考核日期：_____　监考人：_____　得分：_____

程序	规 范 项 目	分值	评 分 标 准	扣分	得分
操作前准备（20分）	(1)核对医嘱、治疗卡、床号、姓名	2	一项未核对或核对不准确扣2分		
	(2)评估患者：病情及意识状态,体质及自理能力,合作程度;扎针部位皮肤有无瘢痕、感染、破溃出血、炎症,有无恐惧焦虑及对疾病与针刺疗法的认知程度	5	一项未评估扣1分,扣完为止		
	(3)评估环境：环境整洁、舒适、安静、安全,光线充足,避风	2	一项不符合要求扣1分,扣完为止		
	(4)预期目标：各种急、慢性疾病症状解除或缓解	2	回答不正确全扣,不完整酌情扣1~1.5分		
	(5)准备： ①医生自身准备：衣、帽、鞋、口罩穿戴整洁,修剪指甲,洗手	3	一项不到位每项扣1分,未洗手或洗手方法不正确扣2分,扣完为止		
	②用物准备：治疗盘,毫针,棉签,弯盘,酒精。必要时备屏风	5	缺一项扣1分,扣完为止		
	③患者准备：解除紧张情绪,进食进饮,排空大小便	1	未向患者说明准备事项扣1分		

续表

程序	规 范 项 目	分值	评 分 标 准	扣分	得分
操作流程（60分）	（1）备齐用物携至床旁。再次核对医嘱、治疗卡、床头卡、床号、姓名,做好解释工作	5	一项不合要求扣1分,未与患者解释交流全扣,解释不到位酌情扣1～4分		
	（2）协助患者松开衣着,注意保暖,按针刺部位取合适体位	3	一项不合要求扣2分,扣完为止		
	（3）取穴位,用拇指按压穴位后,询问患者感觉	6	一项不合要求扣4分,扣完为止,选穴不正确全扣		
	（4）消毒进针部位,选取合适的毫针,同时检查针柄是否松动、针身和针尖是否弯曲或带钩	8	一项不合要求扣2分,扣完为止,未检查毫针或检查不到位及违反无菌操作原则全扣		
	（5）消毒持针手指皮肤,选择相应的进针方法,正确进针 ①单手进针法:右手拇指、食指夹持针柄或针身,中指指端靠近穴位,指腹抵住针尖或针身下端,当拇指、食指用力时,中指随之屈曲,针尖迅速刺进皮肤 ②指切进针法:左手拇指指甲切按在穴位旁,右手持针,紧靠左手指甲,将针刺入皮下 ③舒张进针法:左手拇指、食指将针刺部位的皮肤向两侧撑开绷紧,右手将针从左手拇、食指的中间刺入	15	三种进针方法不正确或进针失败每项（次）扣5分,扣完为止		
	（6）选择正确的行针与补泻手法,患者局部产生酸、麻、重、胀等感觉,或向远处传导,即"得气"。得气后调节针感,一般留针10～20 min	5	一项不合要求扣3分,扣完为止,行针方法不正确全扣		
	（7）密切观察患者有无晕针、滞针等情况。认真询问患者感觉,消除紧张心理。出现意外,紧急处理	5	未密切观察病情,出现意外未及时发现或未及时处理全扣		
	（8）出针:一般用左手拇、食指按住针孔周围皮肤,右手持针柄,边捻边退,迅速拔针,随即用无菌干棉签轻压针孔片刻	5	出针方法不正确全扣,出针后未用无菌干棉签轻压针孔扣2分		
	（9）检查针数,防止遗漏	3	未检查或检查数量不正确全扣		
	（10）操作完毕,协助患者穿好衣裤,取舒适卧位,整理床单位,清理用物,洗手,记录	5	一项不合要求扣2分,扣完为止,未记录或记录错误扣5分		

续表

程序	规范项目	分值	评分标准	扣分	得分
操作后评价（15分）	(1)患者:体位合适,症状改善	10	一项不合要求扣2分,扣完为止		
	(2)医生:取穴准确,方法正确,操作熟练,针刺时得气快,坚持查对制度,无菌观念强	5	一项不合要求扣1分		
回答问题（5分）	针刺注意事项	5	酌情扣分		

五、灸法评分标准

（标准分:100分）

姓名:_____ 考核日期:_____ 监考人:_____ 得分:_____

程序	规范项目	分值	评分标准	扣分	得分
操作前准备（20分）	(1)仪表端庄,着装整洁	2	一处不符合要求扣1分		
	(2)核对:医嘱、注射单(卡)	5	未核对扣5分;一处不符合要求扣1分		
	(3)评估: ①患者当前主要症状、主要临床表现及既往史 ②患者体质及施灸部位的皮肤情况 ③对疼痛/热的耐受程度 ④心理状况 ⑤环境是否符合隐私保护和保暖要求 ⑥解释操作目的、方法、告知注意事项,取得患者配合	6	未评估扣4分;评估不全一处扣1分,未解释扣2分		
	(4)洗手	2	未洗手扣2分		
	(5)用物准备:治疗盘、艾条、火柴、酒精灯、弯盘(或烟灰缸)、插扦、竹签、钟表、小口瓶、治疗单、笔,必要时备浴巾、屏风	5	少一件或一件不符合要求扣1分		

续表

程序	规 范 项 目	分值	评 分 标 准	扣分	得分
操作过程（60分）	(1)携用物至患者床旁,核对患者床号、姓名,必要时为患者遮挡	5	未核对扣3分;未遮挡扣2分		
	(2)向患者解释,取合适体位,暴露施灸部位,注意保暖	5	体位不舒适扣3分;未注意保暖扣2分		
	(3)定位:确定施灸腧穴,用指痕作标志	5	定位不准确扣5分;不能叙述定位方法扣3分		
	(4)施灸: ①再次核查患者、施灸穴位、方法 ②弯盘(或烟灰缸)置于适当处 ③施灸部位:先上后下,先头顶、胸背,后腹部、四肢 ④施灸方法: a.温和灸:将艾条一端插在插扦上,另一端点燃后对准施灸穴位(距皮肤2～3 cm)熏灸,使患者局部有温热感而无灼痛为宜,灸至局部皮肤红晕,每处5～10 min b.雀啄灸:手持艾条,将点燃的一端对准施灸穴位,先灸至患者感觉热时,再行雀啄灸,如鸟雀啄食般,一上一下移动,反复熏灸,每处约5 min c.回旋灸:先灸至患者感觉热时再来回旋转移动,反复熏灸,每处5～10 min	25	未再次查对扣3分;核查不全扣1～3分;灼伤患者扣10分;烧坏衣物扣5分;一处不符合要求扣2分		
	(5)观察: ①施灸过程中随时观察局部皮肤及病情 ②随时询问患者有无灼痛感,及时调整距离 ③随时除掉艾灰,防止艾条脱落,造成患者灼伤或毁坏衣物	10	未观察、未询问各扣5分;发现异常,未及时处理扣6分		
	(6)灸毕: ①将艾条燃烧面置于灭火瓶中彻底熄灭艾火 ②清洁局部皮肤,观察皮肤情况,协助衣着,取舒适体位,整理床单位,询问患者对操作的感受,告知注意事项。致谢 ③洗手	8	未清洁、未观察皮肤,体位不舒适各扣3分;未询问患者感受、未告知注意事项各扣5分;一处不符合要求扣2分		
	(7)记录:在治疗单执行者及时间栏上签名、签时间	2	一处不符合要求扣1分		

续表

程序	规范项目	分值	评分标准	扣分	得分
操作后评价（15分）	(1)按消毒技术规范要求处理使用后的物品	3	一处不符合要求扣1分		
	(2)正确指导患者： ①告知患者施灸过程中可能出现烫伤、水疱等情况 ②告知患者艾绒点燃后可闻到较淡的中药燃烧气味 ③告知患者施灸过程中局部皮肤有烧灼、热烫感觉时，立即报告 ④告知患者施灸后皮肤出现微红灼热，属正常现象，如出现水疱，无需处理，可自行吸收	5	未指导扣5分； 一项指导不全扣1分		
	(3)语言通俗易懂，态度和蔼，沟通有效	2	语言、态度不符合要求各扣1分；沟通无效扣2分		
	(4)全过程动作熟练、规范，符合操作原则	5	一处不符合要求酌情扣1～2分		
回答问题（5分）	(1)目的： ①温通经络，调和气血，消肿散结，祛湿散寒，回阳救逆，防病保健，治病强身 ②解除或缓解各种虚寒性病证的临床症状 (2)注意事项： ①施灸时要调整好患者体位，随时刮艾灰 ②注意观察施灸部位的情况，对昏迷、感觉迟钝、小儿患者施灸时，操作者食、中两指置于施灸部位两侧，以测知患者局部受热程度，随时调节施灸距离，防止烫伤 ③凡发热者、有大血管的部位、孕妇的腹部和腰骶部不宜施灸 ④如施灸局部出现水疱，可用消毒针头刺破或抽出疱内液体，外涂烫伤膏，覆盖无菌纱布，保持干燥，防止感染	5	一项内容回答不全或回答错误扣0.5分		

六、拔罐法评分标准

（标准分：100分）

姓名：_____　考核日期：_____　监考人：_____　得分：_____

程序	规范项目	分值	评分标准	扣分	得分
素质要求（10分）	(1)仪表大方，举止端庄，态度和蔼	5	一处不符合要求扣1分		
	(2)服装、鞋帽整齐	5	一处不符合要求扣1分		

续表

程序		规范项目	分值	评分标准	扣分	得分
操作前准备（25分）	护士	(1)遵照医嘱要求,对患者评估正确、全面	5	一处不符合要求扣1分		
		(2)洗手,戴口罩	2	未核对扣5分;一处不符合要求扣1分		
	物品	治疗盘,95％酒精棉球,止血钳,火罐,火柴,小口瓶等	6	少一件或一件不符合要求扣1分		
	患者	(1)核对姓名、年龄、诊断,介绍并解释,患者理解与配合	6	未核对扣5分;一处不符合要求扣1分		
		(2)体位舒适合理,暴露拔罐部位,保暖	6	体位不舒适扣3分;未注意保暖扣3分		
操作过程（35分）	定位	再次核对;检查罐口有无损坏	5	未再次核对扣3分;未检查罐口扣2分		
	拔罐	(1)酒精棉球干湿适当	5	不符合要求扣5分		
		(2)点燃明火后在罐内中下段环绕,不烧罐口	5	操作不符合要求扣5分		
		(3)准确扣在已经选定的部位,罐内形成负压,吸附力强。安全熄火,点燃的明火稳妥、迅速地投入小口瓶	10	定位不准确扣3分;未能吸附扣3分;一处不符合要求扣2分		
	观察	随时检查火罐吸附情况、局部皮肤红紫的程度、皮肤有无烫伤或小水疱;留罐时间5～15 min,询问患者的感觉	5	未观察扣2分;发现异常,未及时处理扣2分;未询问扣1分		
	起罐	一手拿住罐具使之倾斜,另一手将罐口边缘皮肤按压下,使空气进入罐内,取下即可	5	未正确起罐扣5分		
操作后评价（15分）	整理	(1)整理床单位,合理安排体位	3	一处不符合要求扣1分		
		(2)清理用物,归还原处,洗手;火罐处理符合要求	5	一处不符合要求扣1分		
	评价	拔罐部位准确与否、操作熟练程度、皮肤情况、局部皮肤吸附力、患者感觉、目标达到的程度	5	一处不符合要求扣1分		
	记录	按要求记录并签名	2	未记录及签名扣2分		
技能熟练（5分）		操作熟练;拔罐部位、方法正确,手法稳、准、快	5	一处不符合要求酌情扣1～2分		
回答问题（10分）		(1)拔火罐的体位选择 (2)出现水疱的处理 (3)各种罐斑的意义	10	回答不全或回答错误酌情扣1～2分		

七、推拿疗法评分标准

（标准分：100分）

姓名：_____　　考核日期：_____　　监考人：_____　　得分：_____

程序	规范项目	分值	评分标准	扣分	得分
操作前准备（20分）	(1)仪表端庄,着装整洁	2	一处不符合要求扣1分		
	(2)核对:医嘱、治疗单(卡)	5	未核对扣5分;一处不符合要求扣1分		
	(3)评估: ①患者当前主要症状、临床表现及既往史 ②体质及按摩部位皮肤情况 ③环境是否符合隐私保护和保暖要求 ④心理状况 ⑤解释操作目的、方法,嘱排二便,取得患者配合	6	未评估扣4分;评估不全一处扣1分;未解释扣2分		
	(4)剪指甲、洗手	2	一处不符合要求扣1分		
	(5)用物准备:治疗单、治疗巾、按摩油、钟表、笔,必要时备屏风	5	少一件或一件不符合要求扣1分		
操作过程（60分）	(1)携用物至患者床旁,核对患者床号、姓名,必要时为患者遮挡	5	未核对扣3分;未遮挡扣2分		
	(2)向患者解释,取合适体位,注意保暖	5	体位不合适扣3分;未注意保暖扣2分		
	(3)定位:确定按摩部位	10	定位不准确扣5分;不能叙述定位方法扣3分		
	(4)施术: ①再次核查患者、按摩部位、方法 ②根据患者的症状、发病部位、年龄及耐受性,选用适宜的手法和刺激强度进行按摩,操作时压力、频率、摆动幅度均匀,动作柔和、持久,禁用暴力。时间一般控制在15~20 min	20	未再次查对扣3分;核查不全扣1~3分;损伤皮肤或违反禁忌扣20分;一处不符合要求扣2分		
	(5)观察: ①随时询问患者对手法的反应,及时调整手法及力度或停止操作 ②随时观察施术部位的皮肤情况	8	未观察、未询问各扣5分;发现异常,未及时处理扣6分		
	(6)术毕询问患者对操作的感受	3	未询问扣3分		
	(7)整理:协助衣着,取舒适体位,整理床单位,致谢	5	一处不符合要求扣2分		
	(8)洗手	2	未洗手扣2分		
	(9)记录:在治疗单执行者及时间栏上签名、签时间	2	一处不符合要求扣1分		

续表

程序	规范项目	分值	评 分 标 准	扣分	得分
操作后评价（15分）	（1）按消毒技术规范要求处理使用后的物品	3	一处不符合要求扣1分		
	（2）正确指导患者：告知患者按摩时局部出现酸胀的感觉属正常现象	5	未告知扣5分		
	（3）语言通俗易懂，态度和蔼，沟通有效	2	语言、态度不符合要求各扣1分；沟通无效扣2分		
	（4）全过程动作熟练、规范，符合操作原则	5	一处不符合要求酌情扣1～2分		
回答问题（5分）	（1）目的： ①疏通经络，调动机体抗病能力，达到防病治病、保健强身目的 ②缓解各种急慢性疾病的临床症状 （2）注意事项： ①操作前应修剪指甲，以防损伤皮肤 ②操作时用力要均匀、柔和、持久，禁用暴力 ③各种出血性疾病、妇女月经期、孕妇腰腹、皮肤破损及瘢痕等部位禁止按摩	5	一项内容回答不全或回答错误扣0.5分		

八、舌诊评分标准

（标准分：100分）

姓名：_____　考核日期：_____　监考人：_____　得分：_____

程序	规范项目	分值	评 分 标 准	扣分	得分
操作前准备（20分）	（1）仪表端庄，着装整洁	2	一处不符合要求扣1分		
	（2）核对：医嘱、注射单（卡）	5	未核对扣5分；一处不符合要求扣1分		
	（3）评估： ①患者当前主要症状、主要临床表现 ②患者既往史、体质情况 ③心理状况 ④环境光线是否适宜 ⑤患者伸舌姿势是否正确 ⑥解释操作目的、方法，告知注意事项，取得患者配合	6	未评估扣4分；评估不全一处扣1分，未解释扣2分		
	（4）洗手	2	未洗手扣2分		
	（5）用物准备：已消毒的压舌板、纱布条、清洁水、治疗单、笔等，必要时备屏风	5	少一件或一件不符合要求扣1分		

续表

程序	规 范 项 目	分值	评 分 标 准	扣分	得分
操作过程（60分）	(1)携用物至患者床旁，核对患者床号、姓名，必要时为患者遮挡	5	未核对扣3分；未遮挡扣2分		
	(2)向患者解释，取合适体位，尽量张口，舌体尽量自然伸出，舌尖向下，舌面展平充分暴露舌面	5	体位不合适扣3分；伸舌姿势不对扣2分		
	(3)望舌质：光线自然充足，避免有色光线。先看舌尖，再看舌中、舌边，最后看舌根部，观察舌质的神、色、形、态的变化	10	未查对光线扣3分；舌诊顺序不正确扣4分；不能叙述观察内容者扣4分；一处不符合要求扣1分		
	(4)望舌苔： ①光线充足自然，避免有色光线 ②排除饮食或药物染苔：如舌苔与病情不符，可通过揩舌、询问饮食、服药等情况进行鉴别 ③注意其他因素对舌苔的影响如牙齿残缺可造成同侧舌苔偏厚；张口呼吸，可以使舌苔增厚、干燥 ④苔色：熟悉白苔、黄苔、灰苔等病理舌象及主病 ⑤苔质：熟悉舌苔的厚薄、润燥、腐腻、剥脱等病理舌象及主病 ⑥避免时间太久且多次嘱患者伸舌	20	未查对光线扣3分；未询问病情排除染苔5分；未观察苔色扣5分；未观察苔质扣4分；时间太久且多次嘱患者伸舌扣3分		
	(5)评估病情： ①舌象观察全面 ②询问病史 ③正确分析、评估病情	10	观察、询问不全面扣2分；不能分析舌象扣5分；不能正确评估病情扣3分		
	(6)诊毕： ①协助患者安置舒适体位，用物整理，洗手 ②询问患者对操作的感受，告知注意事项，致谢	8	未协助患者安置舒适体位扣3分；未询问患者感受、未告知注意事项各扣5分		
	(7)记录：在治疗单执行者及时间栏上签名、签时间	2	一处不符合要求扣1分		

程序	规范项目	分值	评分标准	扣分	得分
操作后评价（15分）	(1)按消毒技术规范要求处理使用后的物品	3	一处不符合要求扣1分		
	(2)正确指导患者： ①告知患者舌诊内容 ②告知患者不适当光线、染苔会影响评估 ③告知患者舌诊体位和伸舌姿势 ④告知患者伸舌疲乏可以休息片刻	4	未指导扣4分；一项指导不全扣1分		
	(3)语言通俗易懂,态度和蔼,沟通有效	4	语言、态度不符合要求各扣1分；沟通无效扣2分		
	(4)全过程动作熟练、规范,符合操作原则	4	一处不符合要求酌情扣1～2分		
回答问题（5分）	(1)目的:能客观地反映人体脏腑的虚实、气血的盛衰、津液的盈亏、病邪的性质、病位的深浅、病情的进退及病证的转归与预后 (2)望舌的内容:望舌主要是观察舌质和舌苔两个方面的变化。舌质,又称舌体,是舌的肌肉脉络组织;舌苔,是舌体上附着的一层苔状物,由胃气所生 (3)注意事项: ①在自然光下进行,或在无色光源下进行 ②排除饮食或药物染苔 ③注意口腔对舌象的影响	5	一项内容回答不全或回答错误扣1分		

九、脉诊评分标准

（标准分：100分）

姓名：_____　考核日期：_____　监考人：_____　得分：_____

程序	规范项目	分值	评分标准	扣分	得分
操作前准备（20分）	(1)仪表端庄,着装整洁	2	一处不符合要求扣1分		
	(2)核对:医嘱、注射单(卡)	5	未核对扣5分;一处不符合要求扣1分		
	(3)评估: ①患者当前主要症状、主要临床表现及既往史 ②患者既往史、体质情况 ③心理状况 ④环境是否安静 ⑤环境是否符合隐私保护和保暖要求 ⑥解释操作目的、方法,告知注意事项,取得患者配合	6	未评估扣4分,评估不全一处扣1分;未解释扣2分		
	(4)洗手	2	未洗手扣2分		
	(5)用物准备:桌子、椅子、脉枕、治疗单、笔,必要时备屏风	5	少一件或一件不符合要求扣1分		

续表

程序	规范项目	分值	评分标准	扣分	得分
操作过程（60分）	(1)携用物至患者床旁,核对患者床号、姓名,必要时为患者遮挡	5	未核对扣3分;未遮挡扣2分		
	(2)向患者解释,取舒适体位,暴露脉诊部位	5	体位不舒适扣3分;未充分暴露脉诊部位扣2分		
	(3)布指:确定脉诊部位。用左手按诊患者的右手,用右手按诊患者的左手。先用中指定关部,再用食指按寸部,无名指按尺部,三指呈弓形按在同一水平,以指腹接触脉体。布指的疏密要和患者的身高相适应	10	定位不准确扣5分;指法不准确扣5分		
	(4)运指: ①保持环境安静 ②以轻、中、重三种不同指力诊察脉象。用轻指力按在皮肤上称"举",又称"轻取";用重指力按在筋骨间称"按",又称"重取";指力适中,按至肌肉,不浮不沉称"寻",又称"中取"。诊脉必须注意举、按、寻之间的脉象变化 ③平息:要保持呼吸均匀、思想集中、全神贯注,保持室内安静,每次脉诊每手应不少于1min,两手以3min左右为宜	20	未查对环境扣3分;不能以轻、中、重三种不同指力诊察脉象扣6分;不能表述举、按、寻之间脉象变化扣3分;未平息,思想不集中扣5分;未把握好时间,时间过短或者过长扣3分		
	(5)评估: ①脉位深浅,脉率快慢,脉力强弱,脉体大小,脉形特点、节律正常与否 ②询问病史 ③正确分析、评估病情	10	观察、询问不全面扣2分;不能分析脉象扣5分;不能正确评估病情扣3分		
	(6)诊毕: ①协助患者安置舒适体位,用物整理,洗手 ②询问患者对操作的感受,告知注意事项,致谢	8	未协助患者安置舒适体位扣3分;未询问患者感受、未告知注意事项扣5分		
	(7)记录:在治疗单执行者及时间栏上签名、签时间	2	一处不符合要求扣1分		

续表

程序	规 范 项 目	分值	评 分 标 准	扣分	得分
操作后评价（15分）	(1)按消毒技术规范要求处理使用后的物品	3	一处不符合要求扣1分		
	(2)正确指导患者： ①告知患者脉诊体位及安静环境 ②告知患者脉诊的各种干扰因素，待患者休息后进行 ③告知患者脉诊的时间 ④告知患者脉诊方法	4	未指导扣4分；一项指导不全扣1分		
	(3)语言通俗易懂，态度和蔼，沟通有效	4	语言、态度不符合要求各扣1分；沟通无效扣2分		
	(4)全过程动作熟练、规范，符合操作原则	4	一处不符合要求酌情扣1～2分		
回答问题（5分）	(1)目的：脉象的形成，与各脏腑气血密切相关。通过诊察脉象的变化，可以识别疾病的病位和病性，推测病因和病证，评估疾病的预后和转归 (2)注意事项： ①时间以清晨未起床、未进食时最佳。应保持诊室安静，患者处于安静状态下，脉诊时间两手以3 min左右为宜 ②体位取坐位或仰卧位，前臂自然向前平展，手掌向上平放与心脏处在同一水平，腕下放一脉枕，使寸口部充分暴露伸展 ③指力指法：定三关，注意举、按、寻之间的脉象变化 ④平息 (3)正常脉象：寸关尺三部皆有脉，不浮不沉，不快不慢，一息4～5至，相当于70～90次/分，不大不小，从容和缓，节律一致，尺部沉取有力	5	一项内容回答不全或回答错误扣1分		

（魏素芳）

References ┤   参考文献

[1] 孙治安,李兵.中医药学基础[M].北京:人民卫生出版社,2015.

[2] 温茂兴.中医护理学[M].3 版.北京:人民卫生出版社,2014.

[3] 孙广仁,郑洪新.中医基础理论[M].9 版.北京:中国中医药出版社,2012.

[4] 申惠鹏.中医护理[M].2 版.北京:高等教育出版社,2011.

[5] 韩新荣,朱文慧.中医护理[M].北京:科学出版社,2016.

[6] 宏亚丽.中医护理学[M].北京:军事医学科学出版社,2015.

[7] 孙秋华.中医护理学[M].3 版.北京:人民卫生出版社,2012.

[8] 宋立富,马芳.中医药学基础[M].2 版.西安:第四军医大学出版社,2015.

[9] 韦绪性.中医护理[M].北京:中国中医药出版社,2013.

[10] 张波,刘冰.中医护理[M].郑州:河南科学技术出版社,2014.

[11] 刘琳.中医护理学[M].北京:中国医药科技出版社,2013.

[12] 张延模.临床中药学[M].北京:中国中医药出版社,2004.

[13] 何晓晖.中医基础学[M].北京:学苑出版社,2016.

[14] 汪安宁.针灸学[M].3 版.北京:人民卫生出版社,2014.